健康大讲堂

——中医治未病

根据作者数十年 500 余场健康科普讲座内容精心整理

主 编 ◎ 邓旭光

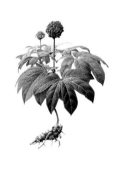

人民卫生出版社
·北京·

图书在版编目（CIP）数据

健康大讲堂：中医治未病 / 邓旭光主编 . —北京：
人民卫生出版社，2021.9
ISBN 978-7-117-31625-5

Ⅰ.①健… Ⅱ.①邓… Ⅲ.①中医学 —预防医学
Ⅳ.①R211

中国版本图书馆 CIP 数据核字（2021）第 175881 号

人卫智网	www.ipmph.com	医学教育、学术、考试、健康，购书智慧智能综合服务平台
人卫官网	www.pmph.com	人卫官方资讯发布平台

健康大讲堂——中医治未病
Jiankang Dajiangtang——Zhongyi Zhiweibing

主　　编：邓旭光
出版发行：人民卫生出版社（中继线 010-59780011）
地　　址：北京市朝阳区潘家园南里 19 号
邮　　编：100021
E - mail：pmph @ pmph.com
购书热线：010-59787592　010-59787584　010-65264830
印　　刷：三河市尚艺印装有限公司
经　　销：新华书店
开　　本：710×1000　1/16　　印张：17　　插页：4
字　　数：314 千字
版　　次：2021 年 9 月第 1 版
印　　次：2021 年 9 月第 1 次印刷
标准书号：ISBN 978-7-117-31625-5
定　　价：46.00 元

打击盗版举报电话：010-59787491　E-mail：WQ @ pmph.com
质量问题联系电话：010-59787234　E-mail：zhiliang @ pmph.com

健康大讲堂——中医治未病

编委会

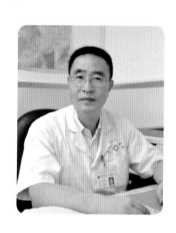

邓旭光,深圳大学第一附属医院(深圳市第二人民医院)治未病中心主任,主任医师,教授,硕士研究生导师,深圳市名中医。

中华中医药学会亚健康分会副秘书长,中华中医药学会治未病分会常务委员,世界中医药学会联合会亚健康专业委员会常务理事,广东省卫生系列高级职称评审委员,广东省老年保健协会养生专业委员会主任委员,广东省中西医结合学会治未病专业委员会常务委员,深圳市健康促进协会健康睡眠分会会长。

多年来,应邀在电视台、电台、网络媒体、学校、企事业单位开展中医养生讲座 500 余场,应邀在报刊、杂志发表养生治未病科普文章 100 余篇,在好大夫网发表中医科普文章 64 篇。1995 年创办全国第三家、广东省第一家社区健康服务中心——深圳市莲花北社区健康服务中心,深受居民好评,并被中央电视台等多家权威媒体报道。

21 世纪人类共同面临三大健康问题：亚健康问题、慢性复杂性疾病问题、老年人健康问题。因人群广泛，加之亚健康者多是创造社会财富的中坚力量，处于健康和疾病之间的亚健康成为健康医学的主题之一，将引领 21 世纪医学发展的新方向。

伴随医学目的和医学模式的转变，人们越来越深刻地认识到中医特色预防保健服务在维护人类健康方面的重要性，在中医药文化底蕴深厚的中国，以"治未病"理念为指导的防治亚健康事业也将获得快速发展的良好契机。

我欣喜地看到，邓旭光教授主编的《健康大讲堂——中医治未病》一书，以较大篇幅讨论了未病与亚健康、治未病与亚健康调理的关系问题，提出了治未病的主场和重中之重是阻击亚健康的观点，详细介绍了阻击亚健康五大类简便、有效、实用的方法，这将是广大亚健康朋友们的福音。

今天，中医治未病又一硕果付梓出版，我非常欣慰，特为之作序，愿更多人从此书中受益，也愿中医治未病事业越来越好！

孙　涛

世界中医药学会联合会亚健康专业委员会会长

中华中医药学会亚健康分会创会主任委员

2020 年 6 月于北京

中医治未病作为中医药领域中最具特色的原创思想,在当代大健康时代背景下焕发了新的生命力。2016年,《国务院关于印发中医药发展战略规划纲要(2016—2030年)的通知》中明确指出,要充分发挥中医药在治未病中的主导作用,将治未病作为我国中医药事业发展的重要板块。中医治未病也开始形成一门独立的学科,具有其完整的学术体系与实践体系。

中医治未病健康工程从2008年实施至今已有十几年的历程。随着中医治未病健康工程的实施推进,中医治未病这一古老而又生机勃勃的中医学思想在医疗与养生保健领域发挥了重大作用。中医治未病开始向系统化、规模化发展。治未病中心作为中医治未病健康工程的重要落脚点,成为中医治未病思想服务大众与文化传播的重要窗口。近些年来,大健康产业的迅速发展使中医治未病的事业不仅仅局限于医疗服务领域,而且在非医疗养生保健领域有了更广阔的的发展空间。

经历了疫情的考验、互联网的冲击和市场的巨变之后,新的历史时期,中医治未病亟待全面升级。回顾这十余年来中医治未病事业发展历程中取得的成绩与面临的困境,以问题为导向,为新的中医治未病健康工程实施方案做好规划。这关系着我国中医治未病事业在未来几年的发展方向和工作重点,也是新的历史背景下对中医治未病事业提出的新要求。

中医治未病发展至今,已形成较为完整的学科体系。然而治未病的生命力在于生活化,融入人们的衣食住行。中医治未病的理念如何以恰当的语言和方式传播给大众是值得商榷的重要问题。目前,人们对中医治未病的相关概念、内涵与外延还缺乏系统的正确认识;目前各种养生节目以及相关资讯专业水平参差不齐,业内尚缺乏权威而正确的中医治未病理念与科普知识传播的渠道和载体。中医治未病的科普宣传工作仍然需要进一步加强。

《健康大讲堂——中医治未病》一书紧紧围绕"中医治未病"展开,紧扣主题,逻辑清晰,结构严密,科学性强。通过一个核心(未雨绸缪,及早干预)、两个开始(从现在开始,从体质辨识开始)、三大法宝(中医养生,中医内调,中医外治)、四大效益(保持健康、阻击亚健康、促进康复、益寿延年),将中医治未病的理念和方法有机地融合在了一起。

本书言之有物,广接地气。对于相关理论,本书结合实际应用作了必要的诠释和解读,以方便大众理解。以通俗易懂的语言,从不同人群、不同疾病、养生误区等大众熟悉关心的话题入手,从中学习到实用的养生方法。同时,还指出了当前养生治未病方面存在的错误观念及行为,具有较高的实用价值。以此作为中医治未病的科普宣传工具,具有较高的实用价值。

本书主编邓旭光教授是深圳大学第一附属医院(深圳市第二人民医院)治未病中心主任,中华中医药学会亚健康分会副秘书长,是治未病领域的知名专家。其编写团队广东省老年保健协会养生专业委员会利用专家资源优势,整合中医治未病及健康卫生相关领域的专家和教授,集思广益精心编撰此书,确保了内容的专业性和严谨性。

希望以本书的出版为契机,期待更多更好的治未病科普作品推出,服务于广大人民群众的身心健康;也希望通过这些优秀的科普作品,将中医治未病的宣传科普工作推向一个新的台阶。

何清湖

中华中医药学会治未病分会主任委员

2020 年 6 月于长沙

医学的目的仅仅是救死扶伤吗？能治好病的医生就是好医生吗？20世纪末，法国总统密特朗邀请75位诺贝尔奖得主，以"21世纪的挑战和希望"为主题会聚巴黎并发布了著名的《巴黎宣言》："医学不仅是关于疾病的科学，更应该是关于健康的科学；好的医生应该是使人不生病，而不是仅仅是治病的医生"。《巴黎宣言》全面地诠释了医学的目的和医生的职责：维护和促进更高水平的健康。

进入21世纪，中国面临着人口老龄化和重大慢性病快速增长的巨大挑战，这是个人、家庭、社会、政府都无法回避的现实问题，而且未来将更加严峻。面对这一现实，医学需要以"健康"为中心，加强健康管理，改变"重疾病救治，轻预防和康复"的局面。中医学是中华文化的瑰宝，治未病的思想体现了中医学是关于健康的科学。中医学将人体生命曲线公式总结为"未病—欲病—已病"；而根据疾病的发生、发展、转归趋势，现代医学对于生命曲线的公式可归纳为"健康—亚健康—疾病"，二者理念完全一致。"治未病"思想包括"未病先防、既病防变、瘥后防复"3个方面的内涵，涵盖了健康、亚健康和疾病状态的健康管理。"治未病"思想与健康管理可谓殊途同归，为健康管理提供了重要的思想指导、丰富多彩的方法和行之有效的技术手段。

邓旭光主任率广东省老年保健协会养生专业委员会的专家团队，编辑出版《健康大讲堂——中医治未病》一书，全面阐述了中医治未病的健康长寿之道，并提供了许多保持健康、阻击亚健康、促进康复和尽享天年的知识和方法。

我与邓旭光主任结识于1995年，受原卫生部委托，我和几位专家来到深圳市莲花北村考察社区卫生工作，发现这里的工作很有特色，随后我们经过认真讨论决定应该称之为"社区健康服务中心"，成为了特区的一张健康名片。卫生和健康的区别，不仅是叫法的不同，而是理念的差异。当时的我对于深圳特区敢闯敢试的精神有了深刻体会，而创建这家社区健康服务中心的主任,就是年轻的邓旭光医生。如今,邓旭光主任与团队专家将中医治未病这个健康长寿的法宝介绍给广大民众,以期从源头上维护与促进健康,愿更多的人从中获益。

郭　清
中华医学会健康管理学分会候任主任委员
中华预防医学会初级卫生保健分会主任委员
2020 年 6 月于杭州

从 2003 年暴发的严重急性呼吸综合征(SARS),到 2020 年暴发的新型冠状病毒肺炎(COVID-19),中医药在抗击疫情中都扮演了非常重要的角色。很多人从开始不相信中医,到现在相信中医、关注中医、并学习运用中医治未病理念来进行养生保健,以延年益寿,由此可以看出,中华传统文化的精粹中医药已经深入民心。

　　目前,我国的大健康产业发展如火如荼。在党和政府"大力发展中医"的倡导下,中医养生、治未病及亚健康调理等各类机构如雨后春笋般涌现。各种养生知识传播火热,但方法、理念和效果迥异,甚至有一些错误的观点和做法,暴露出行业缺乏普适标准、从业人员缺乏专业化训练、老百姓急需建立科学养生理念的问题。欣闻广东省老年保健协会养生专业委员会在主任委员邓旭光教授的带领下,即将编辑出版《健康大讲堂——中医治未病》一书,这是一件顺应社会需求,非常有意义的事情,我十分激动和期待。

　　成立治未病专业委员会及养生专业委员会的目的,都是希望借助专委会与全省同行团结协作,学科共建、资源互补、平台共享,突出中医特色,发挥中医药养生治未病优势。在政府、专家、健康服务机构、保健企业和民众之间架设桥梁,搭建宣教平台、服务平台、交流平台、项目平台、互联网＋养生平台 5 个平台,提高群众养生保健意识,推动全省治未病服务水平整体提高。让人民群众"体质更优,延年益寿,大病易瘥,小病不生",更好地服务中医药强省战略,助力打造健康广东。

　　多年来,我们始终传承国医大师邓铁涛教授"养生重于治病"的理念,并坚持落实"中医到基层"。专业委员会的专家们经常到各地传授中医养生文化,努力向广大人民群众推广中医治未病思想。在传承中医药治未病、养生的道路上,特别见证了广东省老年保健协会养生专业委员会自 2015 年成立以来的发展历程,我感慨良多。深圳市名中医邓旭光教授作为广东省老年保健协会养生专业委员会的主任委员,同时还兼任我们广东省中西医结合学会治未病专业委员会常务委员,这些年来,一直致力于中医治未病事业。他不仅积极向广大人民群众大力宣传中医治未病思想,还在实际问题上给予民众更专业的指导,提供切实可行的解决方案,并取得很好的临床疗效。

邓旭光教授主导并带领养生专业委员会的各位专家共同专精覃思,倾尽心血编写完成了著作《健康大讲堂——中医治未病》。本书整合了多方专家资源,用幽默风趣的语言,以专业的视角,深入浅出地把中医治未病的源流、理论方法及实践经验介绍给大家。

身体从健康、亚健康状态到生病是有一个过程的,但是如果我们能未雨绸缪、及早干预,从现在开始,从体质辨识开始,采用中医养生、中医内调、中医外治三大法宝,是能够保持健康、阻击亚健康、促进康复、益寿延年的。不管你是中医药卫生领域的专业人士,还是从事大健康、养生保健事业及产业的人员,又或者是爱好中医、想获得更多专业养生知识的普通大众,这本书都会让您受益良多。

陈瑞芳

广东省中西医结合学会治未病专业委员会主任委员

2020 年 6 月于广州

我与本书主编邓旭光主任,相识于 2017 年 11 月,他邀请我在其组织的"养生治未病与健康管理高峰论坛"上做中医养生学术报告,并邀请我担任养生专业委员会专家顾问,此后我们多次联合组织学术活动,共同在中医养生领域耕耘努力,增进了了解和友谊。

　　邓旭光主任多年来一直从事中医养生及治未病的专业工作,有着扎实的理论基础和丰富的临床经验,其担任广东省老年保健协会养生专业委员会主任委员,领导组织广东省内同行开展学术交流和专业合作。邓旭光主任对中医治未病的专业现状有着深刻的理解,其一直想组织有关专家,共同编写一本系统介绍中医治未病理论和应用的科普著作。2019 年 12 月,邓旭光主任在东莞组织举办"养生治未病与健康管理高峰论坛",同期组织了《健康大讲堂——中医治未病》的编委骨干会议,我应邀参会,并担任了该著作的顾问工作。

　　早在二千多年前,《黄帝内经》提出的"上工治未病",一直是中医及养生的重要指导思想。本书以中医"治未病"为主题,将中医养生理念和方法有机整合,将其作为中医"治未病"的三大方法之一(中医养生、中医外治、中医内调),形成了独具特色的逻辑架构,正确地处理了不同干预方法的关系,这是恰当到位的。

　　我本人是从事中医养生教学和科研工作的,提出了"全养生"的理念。全养生基于中医的整体观念,大道至简,突出"全"字。其科学内涵:一是注重生命全周期,按生命的每个阶段的生理特点以及养生的关键;二是追寻理论的全包容,探讨儒释道的"全养生"思想根源;三是涵盖生活的全方位,从生活中的每一件小事,着手构筑坚实的身体基础。

　　本书的内容与我本人主张的全养生理念一脉相承。本书的部分章节分别是中医治未病,促进健康之道、阻击亚健康之道、疾病康复之道、安享天年之道,这些是中医治未病的重要应用领域,符合全养生的全周期理念。本书在论述相关主题时,尽量引用了中医古籍原文,符合全养生的全包容理念。本书在不同章节,全面介绍了饮食起居、四季养生、夫妻好合等内容,体现了生活小事中维护健康,符合全养生的全方位理念。

　　邓旭光主任以及编委会骨干们今天终于完成文稿,邀请本人审阅并作序言。综观当今中医发展形势,民众对于中医,特别是中医养生、治未病等的了解确实仍然有限,本人非常乐见这样一本集科学性与通俗性于一体的中医科普著作的面世,让更多的人了解这一中医瑰宝。欣然为之作序,愿更多人能从本书中对中医治未病多一些了解,多一份收益。

刘焕兰

国家中医药管理局中医养生学重点学科和学术带头人

广州中医药大学教授、博士生及博士后导师

2020 年 6 月于广州

中医药源远流长,几千年来,维护着中华民族的繁衍昌盛,功勋卓著。在新时代的今天,其依然发挥着不可替代的作用。2020 年抗击新冠肺炎疫情,中医药发挥了重要作用。《中医药发展战略规划纲要(2016—2030 年)》指出:中医药具有 5 种资源,应充分发挥 3 种作用助力健康中国建设,并充分肯定了中医药的重要作用和地位。而"中医药在治未病中的主导作用"居于三种作用之首,进一步明确了"预防"是最经济、最有效的健康策略。治未病是中医药的特色优势,要求中医药在疾病预防控制方面发挥重要作用。

没有全民健康,就没有全面小康。我们已经进入一个大健康时代,国家重视和强调中医在健康服务方面的重要作用,作为医务工作者,应该怎样促进全民健康呢?是治愈更多的患者吗?显然不全是。那么,中医的健康大道是什么?"治未病"是一个重要的途径。在当前医学模式从以疾病为中心向以健康为中心转变的社会背景下,系统研究、整理与传播中医治未病理念、方法和实践经验,对于提升民众健康意识、防控常见慢性病、减轻医疗负担等均具有十分重要的意义。但是,中医治未病的内涵、外延及其相关理论、方法和技能并不为普通大众知晓和理解。很多人对中医治未病缺乏了解,即使在卫生健康行业,除了从事中医治未病的专业工作者外,能真正理解和弄清中医治未病思想的人也并不多,更谈不上如何正确地运用中医治未病思想于实践之中。基于上述认识和情况,我们编写了《健康大讲堂——中医治未病》一书,传承精华、守正创新,以我们的专业为大健康贡献一份力量!

为了更好地满足社会对中医治未病学习的需求,我们广东省老年保健协会养生专业委员会利用专家资源优势,整合中医治未病及健康卫生相关领域的专家和教授,集思广益精心编撰此书。一方面,以专业的视角,对中医治未病的源流、理论方法及实践经验进行科学系统全面的归纳整理;另一方面,以非专业读者的视角,对全书目录、逻辑结构、文字表达等,进行语言优化,力求为读者呈现一本有趣味、有内涵、有营养的好书。让读者能够轻松愉悦地畅读本书,学习治未病的技术方法,感悟治未病的健康之道。

本书介绍了治未病的概念、源流、内容,并具体阐述治未病是保持健康之道、阻击亚健康之道、促进康复之道、尽享天年之道,强调中医治未病是促进健康和健康事业的大道。本书的特色主要包括以下几点:

1. **紧扣主题　构思独特**　本书紧紧围绕中心主题"中医治未病"而展开,并且通过一个核心(未雨绸缪,及早干预)、两个开始(从现在开始,从体质辨识开始)、三大法宝(中医养生,中医内调,中医外治)、四大效益(保持健康、阻击亚健康、促进康复、益寿延年),将中医治未病的理念和方法有机地整合在了一起,使得本书紧扣主题,逻辑清晰,结构严密,科学性强。

2. **旁征博引　有血有肉**　虽然本书在结构上紧扣主题、逻辑严密,但是在内容表达上,进行了适当的发散发挥,围绕各个主题引用了一定的名人名言、历史典故、成语故事、热点事件、病案病历等,使内容有血有肉,极大地增加了本书的趣味性和可读性。

3. **深入浅出　幽默风趣**　本书定位为一本具有专业高度的科普著作,撰写文风尽量深入浅出、幽默风趣,尽量按照科普大众化的语言去表达,把复杂的问题简单说,深奥的理论比拟说,文言文以白话文说,正话反说,提问题说,长话短说,编顺口溜说,使本书言简意赅,深入浅出,又不失幽默风趣。

4. **杜绝空洞　联系实际**　本书杜绝空洞的理论,强调言之有物,广接地气。对于相关理论,本书结合实际应用做了必要的诠释和解读,以方便大众理解。而对于操作方法,本书则在相关章节有针对性地穿插介绍。同时,还指出了当前养生治未病方面存在的错误观念及行为,具有较高的实用价值。

5. **附录规范　提升素养**　为实现《"健康中国 2030"规划纲要》目标,国家卫生行政部门先后发布了《中国公民健康素养——基本知识与技能》《母婴健康素养—基本知识与技能(试行)》《中国公民中医养生保健素养》。这三大健康素养界定了现阶段我国公民健康素养的基本内容,对普及健康生活方式应具备的基本知识和技能进行了规范。三大健康素养的特点是:基础、简练、权威、实用,对全面提升公民基本素养有很大的帮助。将三大健康素养作为附录附于书末,以期对全书起到一个画龙点睛的作用。

全书集专业性与科普性于一体,读者受众面广,既适合中医药卫生领域的专业人士,也适合普通大众,主要包括但不限于以下人员:

1. 具有一定文化水平的重视健康、爱好中医的非医学专业人员;

2. 健康相关领域研究者;

3. 医学及相关专业,特别是中医药大专院校学生;

4. 从事大健康、养生保健事业及产业人员;

5. 基层、社区卫生技术人员及全科医生;

6. 大健康及卫生行政管理人员。

本书得以编成出版,首先要感谢深圳大学第一附属医院(深圳市第二人民医院)支持我于 1995 年创建深圳市莲花北社区健康服务中心,2012 年调我担任治未病中心主任,这些工作经历为我编写本书积累了丰富的实践经验。非常感谢广东省老年保健协会领导、广东省老年保健协会养生专业委员会各位委员给予的大力支持和积极帮助。特别感谢本书顾问广州中医药大学中医养生学博士生导师刘焕兰教授,还要感谢特邀编委广州中医药大学黄理杰、陈炜两位养生学博士。

在编写过程中,各位作者付出了辛勤努力,他们大多是卫生健康领域的知名专家、治未病及相关科室主任,尽管工作繁忙,但都能亲自撰稿,并对书稿反复推敲修改,确保了本书的编写质量和学术水准。谨在此一并表示感谢!

此外,在成书过程中,参考借鉴了相关文献资料、中医养生治未病成果和其他健康科普读物,谨在此向原作者深表谢意!

由于我们能力和水平有限,书中难免存在诸多疏漏和不足之处,敬请广大读者提出宝贵意见;同时也期望有关专家、同道不吝赐教,以便我们进一步修订完善。

邓旭光

2021 年 6 月 6 日

目录

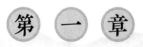

概　述

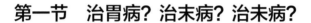

第一节　治胃病? 治末病? 治未病?

近年来,国内不少医疗机构增加了一个新科室——"治未病中心"。人们在初接触时,曾经闹出过不少笑话。有一位刚认识的朋友问我:"您在医院的哪个科室上班?""治未病中心。"我回答。"那太好了! 我正好有胃病。"朋友高兴地说:"请您帮我好好调理一下。"还有一次,一位老太太在我们治未病中心门口,指着科室铭牌问道:"你们这个治'末病'中心是干什么的?""阿姨,我们不治末病,是'治未病',治末病得上 ICU 重症监护室啦。"我与老太太开了一个小小的玩笑。

那么,治未病到底是什么意思? 它是新词汇、新概念吗?

一、"治""未""病"释义

"治"有多重含义,为管理、处理、整理和研究等。如:治理、治国、治水、治学等。不要看到治就只想到治疗。

"未"的本义是没有、不,但未字否定过去,不否定将来,与不有别,不过有时候也当不字讲。相当于没有、不曾、尚未。

"病"就是疾病。那么,什么是疾? 什么是病? 什么是疾病呢? 它们之间的异同之点又是什么呢? "疾",在甲骨文中是会意字,像一个人中箭的样子,指疾病。由生病引申为痛苦,又引申为憎恶、痛恨,还有快、急速、猛烈的意思。轻微的病叫疾。《说文解字》认为:"疾,病也。"清代段玉裁《说文解字注》这样解释:"析言之则病为疾加,浑言之则疾亦病也。"关于"病",《说文解字》认为:"病,疾加也。"《玉篇》曰:"病,疾甚也。"病是一个形声字,疒旁,丙为读音。"疒"与"丙"联合起来表示"在体内自然发生的身患"。本义:就是

1

"身体的内患"。"病"与"疾"的区别，一是"病"指身体内患，如肺痨、肿瘤之类。"疾"指身体外患，如骨折、兵创之类。二是"疾"指病的程度轻，如《韩非子·喻老》说："君有疾在腠理，不治将恐深。""病"指病的程度重，如：病入膏肓。"疾病"则是泛指身体的内患外患、轻疾重病。

二、什么是"未病"

"未病"从上面"疾"与"病"的含义可以看出，它既可以指无疾未病，即完全健康。也可以指已疾未病，即初期轻浅的疾病。按照中医的观点来讲，除完全健康这种情况外，未病已疾就是指身体已经出现了阴阳、气血、脏腑的不平衡状态。

总之，"未病"不应该仅仅理解为完全无病，而应该理解为"未病"是一个相对概念，除了完全健康之外，只要后面还有一个更严重的疾病阶段，这个相对轻浅的阶段就是未病。因此，"未病"主要包括体健未病、病潜未发、既病未传、病愈未复四个方面。

三、什么是"治未病"

什么是"治未病"呢？治未病就是在中医理论指导下，对于健康、亚健康状态、疾病相对轻浅、临床稳定或痊愈阶段及早给予管理、调理或治疗，以保持健康、延年益寿。通俗地讲，治未病就是在你体健未病、病潜未发、既病未传或病愈未复时，尽早进行中医养生和中医内调外治，使你不生病、少生病，得了病不加重或病愈不复发，让你健康长寿。

第二节　治未病的产生

一、《黄帝内经》与治未病

在现代许多人的眼里，"治未病"是一个新词。实际上，它已经有两千多年历史了。治未病来源于中医四大经典之首《黄帝内经》。《素问·四气调神大论》曰："是故圣人不治已病治未病，不治已乱治未乱，此之谓也。夫病已成而后药之，乱已成而后治之，譬犹渴而穿井，斗而铸锥，不亦晚乎。"意思是医术造诣高深之人不会等疾病已经发生再去治疗，而是治疗在疾病发生之前；不会等气机已乱再去治疗，而是在气机未乱时就调理好。疾病发生后再去用药，气机乱了再去治疗，就像口渴了才去打井，开战了才去造武器，不就太晚了吗？

《素问·刺热》曰："病虽未发,见赤色者刺之,名曰治未病。"就是说已经有先兆小疾存在,即疾病时期症状较少且又较轻的阶段,及时发现,早期诊断治疗,就是"治未病"。《灵枢·逆顺》也说:"上工治未病,不治已病。"意思是说,高明的医生会在人体处于未病阶段去管理和治疗,不会等疾病已经发生、加重或者复发了再去治疗。"才德全尽谓之圣人",黄帝内经中的圣人是指道德高尚、医术造诣高深者。"工"是古代医者之称谓。《说文·酉部》曰:"医,治病工也"。在古代,"上工"是指高明的医生。《内经》和《难经》对"上工"都有具体明确标准。"上工者十全九",即指高明的医生治疗疾病其治愈率可达90%;"中工"为中等医疗水平的医生,"中工者十全七",即指中等医疗水平的医生治疗疾病其治愈率可达70%;"下工"为医疗技术较差的医生,"下工者十全六",即指医疗技术较差的医生治疗疾病其治愈率可达60%。从圣人、上工治未病,我们可以看出,治未病是中医的最高境界,治未病可以大幅提高疾病的治愈率。

二、"治未病"的思想渊源

研究表明,早在《内经》成书之前的先秦时期,有关预防的观念已经凸显出来。《周易》及诸子百家具有代表性著作的文献中,体现未雨绸缪预防思想的诸多闪光语言,成为了后世防患意识的根源,也成为《内经》中"治未病"理论的思想源泉。

《周易》作为群经之首,被认为是中国传统文化的源头,书里不少内容都显示出居安思危、未病先防的思想。如《周易·系辞下》曰:"君子安而不忘危,存而不忘亡……",从告诫君子处事原则的角度提出了预防的思想。《易传·象》中有"君子以思患而预防之"的观点。虽然这些认识不是针对医学而言,但是作为一种意识存在于中国文化思想的源头,而成为指导预防思想文化的闪耀点。

老子是道家的鼻祖,在其《道德经》著作中,表达了那些微小的物质经过一定的量变而最终发生让人不可思议的宏观巨变;察觉到事物的变化从无到有、从小变大的渐变的过程,也是从简单到复杂、从少量到质变的过程。做事情若是等到形成一定规模之后,就难再加以控制了。如《道德经》第六十三章言:"图难于其易,为大于其细,天下难事,必作于易,天下大事,必作于细。"就是说做事情要从简单开始下手,从事情微小时开始着手,看似容易其实是最容易忽视的。在《道德经》第六十三章指出:"知不知,尚矣。不知知,病也。圣人不病,以其病病,夫唯病病,是以不病。"就是说要经常忧患自己所不知道的,延伸至医学,指出圣人正是因为常思患而预防,故能长寿。

《论语》是儒家重要的经典著作,其中也不乏防微杜渐、高瞻远瞩的哲语。

如《卫灵公第十五》曰:"人无远虑,必有近忧。"就是说不管干什么都要有长远的眼光和视野,未雨绸缪,才能无忧。

管子的思想集中于《管子》一书,其中《管子·牧民》曰:"惟有道者能备患于未形也,故祸不萌"。反映了把握事物要在萌芽阶段,在事物形成的最初时期,做好扎实的基础工作,只有这样做才能避免灾祸发生,体现了救患于萌芽的思想。

《淮南子》一书中也多处论述了防患的意识,如《淮南子·人间训》曰:"千里之堤,以蝼蚁之穴漏,百寻之屋,以突隙之……是故人皆轻小害,易微事,以多悔。患至而后忧之,是犹病者已倦而索良医,虽有扁鹊……犹不能生也。"指出要提防蝼蚁之穴毁千里之堤,不能忽视小的危险,否则会造成大麻烦。在医学中,告诉人们不能等到疾病已经形成再去寻求良医,如是那样,扁鹊在世,也不一定获救。书中还有较多的地方以医学现象而提出防患意识,如《淮南子·说山训》中说:"良医者,常治无病之病,故无病。圣人者,常治无患之患,故无患……"再三警示世人,要有忧患意识,建立未雨绸缪的思想观念,在疾病治疗范畴中建立"治无病之病"的思想观念,即治未病。

三、历代治未病思想的发展

我国唐代医学家孙思邈将疾病分为"未病""欲病""已病"三个层次。他认为"上医医未病之病,中医医欲病之病,下医医已病之病"。金元时代的医学家朱震亨指出"与其求疗于有病之后,不若摄养于无疾之先。""未病而先治,明摄生之理,何患之有?"他认为,只要未病先治,掌握养生的规律,就可以不生病。明代医学家张景岳认为:"祸始于微,危因于易,能预此者,谓之治未病,不能预此者,谓之治已病。知命者,其谨于微而已矣。"他指出"谨于微"是治未病的关键所在。清代名医叶天士在《温热论》中指出"务在先安未受邪之地"。他认为温病属热证,热偏盛则易出汗,极易伤津耗液,故保津护阴是既病防变、控制温病发展的积极措施。

总体说来,自《黄帝内经》提出"治未病"两千多年以来,治未病并没有获得大的发展,以致普通老百姓并不知晓治未病这个概念。

第三节　治未病的发展现状

斗转星移,历史长河进入了二十一世纪,犹如铁树开花、枯木逢春,治未病迎来了快速发展时期。

一、开启治未病新纪元

2008 年 1 月,国家中医药管理局主办了首届"治未病"高峰论坛暨"治未病"健康工程启动仪式。2008 年 8 月,国家中医药管理局发布了《"治未病"健康工程实施方案(2008—2010 年)》。2010 年 1 月,时任卫生部副部长、国家中医药管理局局长王国强,在第三届"治未病"高峰论坛上宣布,我国"治未病"预防保健服务体系框架初现雏形。会议认为:截至目前,全国已先后确定 4 批共 103 家"治未病"预防保健服务试点单位,涵盖了除西藏自治区以外的 30 个省(区、市)和部队系统,涉及中医医院、社区卫生服务机构、预防保健机构及其他医疗卫生机构。

二、治未病成效初显

2010 年,国家中医药管理局一项调查结果显示:试点单位中采用的中医干预方法,使用频次从高到低依次是灸法、针刺、火罐、推拿、敷贴、耳穴、膏方、熏蒸、点穴、足疗、刮痧、药膳、药浴、脐疗;接受"治未病"预防保健服务满 6 个月的人群,表示不适表现比半年前"好多了"和"好一些"的比例超过 73%。

中国科学院院士、上海中医药大学原校长陈凯先认为,无论是未病之人、欲病之人,还是已病之人,人的整体状态都是可调的,适时地采取个性化干预,提升状态,实现"治其未生,治其未成,治其未发",可防范、控制疾病发生的风险。

"治未病"旨在运用中医特色预防保健服务的功能,推动以"病"为中心向以"人"为中心的根本转变。为了更好地体现"防大于治",国家中医药管理局以扩大服务覆盖面为核心,着力推进"治未病"预防保健服务试点工作。

三、治未病成果与规范

近年来,治未病的研究成果主要有三个方面:一是提出治未病的领域应涵盖养生保健、疾病治疗、慢病康复等领域;二是提出治未病应以健康文化为基础,以健康管理为核心,以健康保险为保障;三是提出了体质辨识,针对不同的体质提供不同的调养方案。

国家中医药管理局正在建立中医预防保健服务机构,人员的准入制度,完善服务规范和技术标准,创立中医预防保健服务项目,完善服务价格政策等方面加快制度创新,充分发挥政策的推动与保障作用。

第四节　治未病的未来

想要了解治未病的未来,就要首先了解医学发展的方向和趋势。世界卫生组织在《21世纪的挑战》报告中强调:"21世纪的医学,不应该继续以疾病为主要领域,应当以人的健康作为医学的主要发展方向……"从以疾病为中心的疾病医学模式向以健康为中心的健康医学模式的转变,是当前医学发展的方向和趋势,以健康为中心的健康医学模式将成为未来医学发展的新阶段。中医治未病将在未来的健康医学模式中发挥重要的作用。

一、医学发展的方向

（一）从以疾病为中心向以健康为中心转变

我们通过近几年医学领域的一些重大事件和国家政策,直观地体会认识到从以疾病为中心的疾病医学模式,向以健康为中心的健康医学模式的转变趋势。2016年8月19日至20日,全国卫生与健康大会在北京召开,中共中央总书记、国家主席、中央军委主席习近平出席会议并发表重要讲话,指出:"把以治病为中心转变为以人民健康为中心""将健康融入所有政策"。2016年10月《健康中国2030规划纲要》出台,提出了一系列健康相关政策:"健康优先。把健康摆在优先发展的战略地位……'共建共享,全民健康'是建设健康中国的战略主题。核心是以人民健康为中心……以落实预防为主,推行健康生活方式,减少疾病发生,强化早诊断、早治疗、早康复,实现全民健康……"2017年7月25日,《国务院办公厅关于建立现代医院管理制度的指导意见》(国办发〔2017〕67号)发布,指导医院改革,其基本原则是:"坚持以人民健康为中心……坚持公立医院的公益性。"2018年3月27日,国家卫生健康委员会正式挂牌。"健康"被提高到与卫生同等重要的地位。

我们可以看出,当前国家已经将"健康"放在优先发展的战略地位,推进健康医学模式的发展落地。

（二）健康医学模式是对疾病医学模式的继承和发展

我国的医疗卫生服务正在从以疾病为中心的疾病医学模式向以健康为中心的健康医学模式转型。那么,什么是疾病医学模式,什么是健康医学模式呢?我们需要对此有一些基本了解。

1. 什么是医学模式　医学模式是人们对健康和疾病的总体认识和实践活动。历史上先后出现了神灵医学、经验医学、生物医学、生物-心理-社会医学等不同医学模式。目前以生物医学模式、生物 - 心理 - 社会医学模式为典型代表。可以这样简单地理解，不同的医学模式下，人们对健康和疾病的认识不同，处理方式也不同，因此形成了不同的诊疗风格特点。例如，在神灵医学模式中，人们认为疾病是得罪了神灵而受到的惩罚，或者是被魔鬼附身，因此，治疗疾病的方法就是祭祀神灵，或者驱除魔鬼。在生物医学模式中，人们认为疾病是某些致病微生物导致的，因此，治疗疾病的方法就是消灭病原微生物。在生物 - 心理 - 社会医学模式中，人们则考虑到心理、社会因素对人体的影响，因此，考虑通过心理、社会手段来防治疾病。

从不同角度看待医学模式，也会有不同的分类方法。如果从疾病和健康的角度来看，医学模式又有疾病医学模式和健康医学模式的分别。当前，我们正处于从疾病医学模式向健康医学模式转变的转型期。

2. 对医学模式的整体认识 对健康与疾病的总体认识，受思维方式、研究视角、研究方法等影响。历史上有三种常用方法：第一种是古代朴素整体论方法，以中医学方法为典型代表，其从整体角度去认识事物，但缺乏对事物内部结构的认知。第二种是近代还原论方法，其将整体还原分解为组成部分，并从组成部分中去认识事物，但缺乏对整体性和各组分关系的认知。第三种是现代系统论方法，其综合以上两者，从多个角度、整体角度和事物内部结构关系中去认识事物。基于系统论的角度和方法，可整合各个角度的研究成果，避免了单个角度和局部角度的局限性，是认识事物的根本角度和根本方法。简单地说，还原论倾向于局部，系统论倾向于整体。

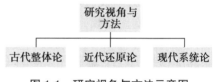

图 1-1 研究视角与方法示意图

如果站在系统论的角度来看，人体是一个具有意识的复杂巨系统。人体作为一个系统，存在内部系统状态，且保持相对的稳定。健康与疾病都是系统的一种状态，健康维护与疾病防治都是对人体系统状态的干预。人体系统状态维护有"自组织"和"他组织"两种机制。一种来自于内部，强调内部力量——内因，称之为"自组织"。通过生活方式调整，依靠人体内部调节能力、自愈能力等维护健康，就是自组织。一种来自外在，强调外部力量——外因，称之为"他组织"。依靠药物、手术等对人体系统的干预来维护健康，就是他组织。

很多人对医学都有一些看法，比如说：中医讲究整体观念，重视内因和自组织。西医讲究还原分析，重视外因和他组织。这些都是简单的一刀切的做法。客观地说：西医与中医，以及历史上的所有医学模式，均重视内外因，均重视自组织和他组织。而现实情况是，在某个历史阶段，在某个具体情境下，人们受到认识能力、科学水平、思维方式等局限，可能存在一定的倾向和偏差。

3. 当前医学实践的倾向——疾病医学模式 受历史上还原论的影响,当前医学发展确实存在一定的倾向和偏差。当前医学实践倾向于从外因和他组织去认识问题,以疾病为研究对象,将疾病看作一个我们自身之外的存在物,以去除疾病为目标。干预上采取"对抗"思维,重视外因,重视他组织,强调通过外在的药物、保健品、手术等治疗疾病。忽视内因、忽视自组织,对人体内在免疫能力、调节能力、修复能力、生活方式等因素重视不足。这正是当前疾病医学模式的核心特点。疾病医学模式就是基于"疾病"视角研究人体健康与疾病等形成的总体认识和实践。

4. 医学发展的新方向——健康医学模式 医学发展的正确方向,应该是站在系统论的高度,从内外因和自他组织的整体角度认识问题。并且将健康作为核心的研究对象,将健康看作一种内在的系统平衡状态,以保持和恢复人体健康为目标。干预上强调"调整"思维,重视内因,重视自组织,重视人体体质、免疫力等内在因素。强调通过一系列方法,如饮食调整、运动训练等生活方式改良,或者行为疗法发挥人体内部免疫力、调节力等自组织机制,维护和提升人体健康水平,减少对药物、手术的过度依赖,减少不必要的医疗干预。这正是以"健康"为中心的健康医学模式的核心特点。健康医学模式是基于"健康"视角研究人体健康与疾病等形成的总体认识和医疗实践。

5. 健康医学模式是对疾病医学模式的继承和发展 健康医学模式是在吸收整合疾病医学模式相关成果的基础上的一次飞跃,是一个否定之否定辩证发展的过程,而非对疾病医学模式的简单否定。健康医学模式站在系统论的高度,将健康与疾病看作不同的人体系统状态,首先实现了健康与疾病的整合统一。进而健康医学模式将药物、手术等医疗手段看作他组织,将自身生活方式改变提升自身健康看作自组织,通过自组织和他组织实现了对所有医疗手段和健康管理手段的整合统一。健康医学模式从整体上看待人、从整体上看待健康和疾病、从整体上看待所有干预手段。让医学各个学科、各个部门、各种技术各归其位,共同服务于人的整体健康。健康医学并不是要颠覆疾病医学,对疾病视而不见,而是要找回我们自身因素在疾病防治中的作用,将健康管理和疾病治疗等有机结合起来,更好地预防治疗疾病、提升健康水平。

二、治未病与健康医学模式

了解了医学模式,我们在此提出一个问题,中医治未病与医学模式是什么关系?中医治未病属于疾病医学模式范畴吗?中医治未病属于健康医学模式范畴吗?

(一)治未病的表述以疾病为中心

如前所述,治未病是中医采取一定的措施防止疾病产生和发展的治疗原则,其内容包括四个方面:未病养生,防病于先;欲病救萌,防微杜渐;已病早治,防其传变;瘥后调摄,防其复发。从中我们可以看出,治未病实际包括了现代医学所讲的预防疾病、治疗疾病、疾病康复等内容,治未病是研究疾病防治的。从这一点我们可以认为,中医治未病以疾病为中心,属于疾病医学模式范畴。

（二）治未病的内涵以健康为中心

实际上,如果我们对治未病的内涵进行深入剖析,会发现治未病的理念和方法,与健康医学模式的理念高度一致。

通过培养正气预防疾病、维护健康是中医治未病的重要理法之一。《黄帝内经》有两句至理名言,第一句是:"正气存内,邪不可干。"意思是内部正气强大,外部邪气不能侵入。第二句是:"邪之所凑,其气必虚。"意思是外部邪气之所以能够侵入,是因为存在内部正气亏虚的条件。这两句话从正反两个方面强调人体正气的重要性。中医认为,正邪交争如同两兵交战,正胜邪去就能保持健康,正虚邪胜则会发生疾病。疾病的发生发展,是外邪和人体两方面作用的结果。是否发病、发病轻重、预后良差,不仅仅取决于外邪一方,而更取决于人体一方。人体正气尤为重要。

无论是维护健康,还是预防疾病,中医治未病强调人体内在正气的重要性。而培养人体正气,其实与发挥人体的自组织机制相当。中医治未病的这一核心理念,与健康医学模式强调人体内因、强调人体自组织的理念高度一致。从治未病的内涵来看,中医治未病以健康为中心,则属于健康医学模式范畴。

三、治未病在未来医学模式中的作用

中医治未病的科学内涵,与健康医学模式高度一致,其未来必将成为健康模式的中坚力量,发挥重要的作用。

（一）从抗击疫情来看中医治未病的价值

中医中药在抗击新型冠状病毒肺炎疫情中发挥了重要的作用。其治疗思想,就体现了中医治未病的思想。

依据相关资料,新冠肺炎多数患者采用正确的中医药干预治疗,效果较好,少数患者病情危重,老年人和有慢性基础疾病者预后较差;部分新冠病毒感染者自身无症状,不发病。

这启示我们:身体素质好,不容易发病或发病比较轻微,预后也比较良好;身体素质差或基础性疾病多,则发病较重,预后差,甚至死亡。所以,身体条件在疾病的发生发展中起到了重要的作用。新冠肺炎的治疗和康复,不仅要靠必要的医疗手段,更要依靠人体自身免疫力。新冠肺炎的发生发展,是病毒和人体两方面作用的结果。是否发病、发病轻重、预后良差,不仅仅取决于病毒一方,而更取决于人体一方。新冠肺炎干预路径可从正邪两个方面入手:邪气方面就是通过研究筛选特效药物消灭病毒;正气方面就是通过人体正气消灭病毒。

消灭病毒是疾病医学思维,维护正气是健康医学思维。这次新冠肺炎诊疗,中医药参与其中,包括中药、传统运动等,都发挥了重大作用,其中很重要的就是顾护人体正气,提升人体免疫力,防止轻症转变为重症,促进重症转为轻症,促进患者更快康复等。这实际上就是中医治未病思想的实际运用,也是健康医学模式诊疗形式的一种体现。

(二)治未病在健康医学模式中的作用

治未病在未来的健康医学模式中将发挥重要作用,这种作用总体上体现在以下几个方面。

1. 治未病为健康医学模式提供思想指导　中医治未病中的预防思想、整体观念等将为健康医学模式提供重要的思想指导。

2. 治未病为健康医学模式提供理论支撑　除了哲学思想层面的指导,中医治未病拥有大量医学理论。如"正气存内、邪不可干",强调重视人体内在正气,为健康医学模式提供了理论支撑。

3. 治未病为健康医学模式提供操作技术　中医治未病,作为中医体系的一个重要组成部分,拥有成熟的实践经验和操作技术。内治外调方法、中医养生运动、中医食疗等方法的合理应用,将极大地丰富健康医学模式的技术手段。

4. 治未病为健康医学模式提供组织人才　目前中医机构多数设置有治未病中心,已经构建了健全的组织机构,培养了大量治未病人才,形成了成熟的服务队伍,这些将为健康医学模式的实施和发展,提供组织人才保障。

(三)即使是疾病医学模式,治未病仍大有作为

退一万步,即使是在疾病医学模式下,中医治未病仍然非常重要。如前所述,健康医学模式是在吸收疾病医学模式的基础上,所发展形成的一种新的医学模式。其并非对疾病医学模式的完全颠覆和否定,而是对疾病医学模式的吸收和升华,因此必然包含整合了疾病医学模式的合理内容。也可以说,未来的健康医学模式,本身是包含了疾病医学模式在其中,只不过是针对疾病医学模式存在的问题,从健康的角度进行了修正、完善和提升。中医治未病其本身的理念和技术,决定了其价值,即使是在疾病医学模式下,治未病仍然大有作为。因此,无论是从疾病角度,还是从健康角度看待问题,未来医学模式无论是疾病医学模式,还是健康医学模式,中医治未病都将是医学服务重要的一部分,在未来必将成为中坚力量,发挥重要的作用。

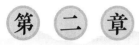

治未病的大家庭与朋友圈

看到前面的内容，也许不少人认为：中医治未病不过就是一个思想，一种理念而已。是这样吗？肯定不是，治未病已经发展成一个庞大的系统，我们比喻为"大家庭"。当然，还有与之密切相关的学科，我们比喻为"朋友圈"。

第一节　治未病之至亲

治未病的大家庭中有几个"核心成员"，即治未病之"至亲"。他们分别是：一个核心、两个开始、三大法宝。如果进一步比喻的话：一个核心就是父母亲，两个开始就是两个女儿，三大法宝就是三个儿子。

如果说"防患于未然""及早干预"是治未病的核心，是治未病大家庭中的"父母"。那么，"从现在开始，""从体质辨识开始"就是治未病大家庭中的两个宝贝"女儿"。治未病大家庭还有三个能干的"儿子"，那就是"长子"中医养生、"次子"中医内调和"三子"中医外治。

一、治未病的一个核心

治未病的一个核心是指防患于未然、及早干预的核心理念。防患于未然是指灾祸尚未形成时就加以预防，它出自《周易·既济》："君子以思患而豫防之。"意思就是说有学问和修养的人总是想着可能发生的祸害，预先做好防范。

根据周易这种预防思想，《黄帝内经》提出了治未病的理念，它的核心就是：防患于未然，及早干预。治未病是一个大家庭，防患于未然（知），及早干预（行）是一对"夫妻"，知行合一，是大家庭中最重要的核心成员。

二、治未病的两个开始

（一）治未病的第一个开始

治未病的第一个开始是指治未病要从现在开始。"她"是治未病的"大女儿"，性子急说干就干。治未病为什么要从现在开始呢？因为要防患于未然、抢占先机。这样就可以无病之时力保健康长寿，欲病之时预防发病，病初未盛早治早愈，既病之后防止加重，病将痊愈防止复发及后遗症。

（二）治未病的第二个开始

治未病的第二个开始是指治未病要从体质辨识开始。"她"是治未病的"小女儿"，人比较冷静理性。治未病为什么要从体质辨识开始呢？因为中医的健康观是阴阳平衡。人的体质分九种，一种平和，八种偏颇。平和体质表明人体的阴阳处于一种相对平衡的状态，因此它是健康之源。而其余的八种偏颇体质表明人体的阴阳不平衡，因此中医认为它是百病之因。怎样使阴阳不平衡的偏颇体质转为平和体质呢？中医养生、调理和治疗的原则是：寒者热之、热者寒之；虚者补之、实者泻之；养生调理阴阳以平为期。所谓以平为期就是以把人体阴阳的偏盛偏衰调整到"阴平阳秘"的相对平衡状态为期望、为目的。

针对个人体质特点寻求养生调理方法，这就是中医的个体化原则。比如：穿衣讲究量体裁（择）衣、射箭讲究有的放矢。我们不少人健康意识虽然较强，但不知道自己的体质，使用的养生调理方法、措施与自己的体质不符，甚至恰恰相反，导致疗效不佳、无效，甚至会适得其反。

几年前，我记得有一个40多岁的朋友，他在一次聚餐中与同桌人聊健康话题，诉说自己未老先衰，腰酸腿软。同桌另一位朋友说："这好办，服补肾名药六味地黄丸啊"。于是，第二天"土豪"朋友去药店买了一大箱六味地黄丸。每天服用，近一个月过去了，没有见效果，反而人越来越怕冷了。这是怎么回事呢？在朋友的推荐下，他来到了我所在的中医健康调养门诊咨询。我告诉他："您先辨中医体质。"他的体质辨识结果为阳虚，我又给他望闻问切后，说："您吃错药了。""你才吃错药了！"他反击道。我解释说："您是阳虚体质，辨证是肾阳虚。虽然六味地黄丸是补肾的，但它是滋阴补肾，主要针对肾阴虚，而不是肾阳虚，所以说您吃错药，也就是说刚好吃反了。""那咋办？""我给您开金匮肾气丸服"，我回答。"这次您就不要买一大箱了，拿一两小瓶去。"我笑着说。两周后，他高兴地告诉我："这次没有吃错药，我腰酸腿软、怕冷的症状好多了。"

（三）何谓体质

体质是什么意思？体质可分可辨吗？所谓体质就是人体形态结构、生理功能和性格心理相对稳定的特性。它与先天禀赋和后天调养密切相关。具体来说就是，人有高的矮的胖的瘦的；有怕冷怕热体强体弱的；外向内向开朗抑郁的等等,这些相对稳定的特性就构成了每一个人的体质。体质的形成既与父母亲的遗传相关,同时也离不开后天的调养。体质可分可辨、物以类聚、人可群分、九种体质,人各有质、一种平和、八种偏颇。疾病与体质密相关:体质平和是健康之源;而体质偏颇则是百病之因。患者通过问卷答题,输入体质辨识系统,就可辨清他们的体质类型。

三、治未病的三大法宝

治未病有哪三大法宝呢? 治未病的三大法宝是指中医养生、中医内调、中医外治。

(一)中医养生——治未病第一大法宝

治未病的第一大法宝是中医养生。它是治未病的"长公子",名气很大是网红。那么,什么是中医养生呢?

在回答这个问题前,我们首先要弄清楚什么是养生? 所谓养,即保养、调养、补养。所谓生,就是生命、生存、生长。养生又称摄生、道生、养性、卫生、保生、寿世等。总之,养生就是根据生命的发展规律,达到保养生命、健康精神、增进智慧、延长寿命的目的的科学理论和方法。一句话,养生即保养生命。所谓中医养生就是以传统中医理论为指导,通过各种方法颐养生命、增强体质、预防疾病,从而达到延年益寿的一种医事活动。

"养生"一词,最早见于先秦、战国时期的《灵枢·本神》:"故智者之养生也,必顺四时而适寒暑,和喜怒而安居处,节阴阳而调刚柔,如是则僻邪不至,长生久视。"意思是说,最有智慧之人的养生,必然会顺从于四季的变化而适应于寒暑的迁移,平和于七情的喜怒而定安于清静的居处,和谐于阴阳的运化而协调于刚柔的属性,这样邪气就不能侵袭,从而会使生命得以长久。

(二)中医内调——治未病第二大法宝

治未病的第二大法宝是中医内调。它是治未病的"二公子",名气也不小。中医内调是中医通过口服给药的方法调节人体内部的脏腑、气血、阴阳等,使之协调平衡以恢复健康的方法。它是与中医外治相对应的治疗方法。用于治未病调理的中医内调主要包括:中药汤剂、中药膏方、中成药三大类。

1. 中药汤剂　是指将药材饮片或粗颗粒加水煎煮或沸水浸泡后,去渣取汁而得到的液体制剂。其优点为:辨证施治,组方灵活,随时调整,起效快捷。其缺点为:味苦量大,须临时制备。

2. 中药膏方　是指在中医理论指导下具有高级营养滋补和治疗预防综合作用的成药。其优点为:私人定制,口感较好,便于一段时间服用。它是在大型复方汤剂的基础上,根据人的不同体质、不同临床表现而确立不同的处方,经浓煎后掺入某些辅料而制成的一种稠厚状半流质或冻状剂型。其中,处方中药材尽可能选用道地药材,全部制作过程操作严格,只有经过精细加工的膏方最终才能成为上品。

3. 中成药 是指在中医药理论指导下,以中药材为原料,按照规定的处方、生产工艺和质量标准生产出来的药品,分内服、外用和注射三种。人们常说的中成药主要指内服药,如各种口服的膏、丹、丸、散、片、胶囊、冲剂、口服液等。其优点为:便于携带,服用方便。其缺点为:成分配比固定,针对性较差,起效较缓。

(三)中医外治——治未病第三大法宝

治未病的第三大法宝是中医外治。它是治未病的"三公子",名气虽不及老大老二,但大有后来者居上之势。外治一词历史悠久,早在《素问·至真要大论》便有"内者内治,外者外治"之说。外治是与内治(口服用药)相对而言,泛指施于体表或从体外进行治疗的方法。外治有广义、狭义之分。广义外治还包括导引、音乐、体育等疗法。现在所讲的外治通常为狭义外治法。中医和现代医学都有外治法。

中医外治是指在中医学基本理论指导下,用药物、手法或器械作用于体表皮肤或黏膜、经络腧穴或从体外进行的调理治疗方法,包括针灸、推拿、刮痧、拔罐、熏洗、药熨、敷贴、膏药、脐疗、足疗、耳穴疗法等多种方法。中医外治历史悠久、疗效独特、作用迅速,具有简、便、廉、验之特点,与内治法相对应,具有"殊途同归,异曲同工"之妙,故有"良丁(良医)不废外治"之说。

第二节 治未病之七大姑八大姨

治未病是一个大家庭,除了"父母兄弟姊妹"外,还有"七大姑八大姨","她们"分别是:治未病之组织;治未病之服务对象;治未病之设备;治未病之服务;治未病之产品;治未病之文化宣传以及治未病之其他。下面,我们就来逐一介绍"她们"。

一、治未病之组织

治未病之组织,是指以中医治未病的理念为宗旨,面向广大市民开展有中医特色的健康检测、健康状态评估、体质调理、养生方法干预等服务,并以传播健康理念、传承治未病经验与发展创新为己任的工作单位和社会团体。2008年,国家中医药管理局启动全国中医"治未病"健康工程战略,提出构建中医特色的预防保健服务体系的战略计划。经过10多年的发展,中医养生观念渗透到内、外、妇、儿、全科、骨伤等中医临床各学科,形成亚健康管理、慢病管理、

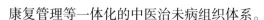

康复管理等一体化的中医治未病组织体系。

（一）医院治未病中心

现代医学正逐步从以疾病为主导转向以人的健康为主导,疾病的防治重心前移。经过几千年的沉淀,中医药在养生和疾病预防管理方面积累了独特的理论和实践经验,是当前我国医疗卫生以"预防为主"的战略方针中的宝贵财富和有力担当。

医院治未病中心是医院医务部门管理下的一个一级业务科室和技术平台。在院内开展对社会人群的健康状态的辨识与分类指导,并与各临床科室加强业务合作,协同完成治未病中医干预,形成分工明确、组织完善、有机和谐的中医防治体系。中医医院治未病中心以贯彻国家"预防为主,防治结合"的卫生工作方针,把医院的服务对象从已病人群扩展到未病人群,从以治病为中心转到以预防、健康为中心,满足初级卫生保健的需要,满足服务社区、预防疾病的需要,并与其他医疗机构治未病中心、社区群众组织、社会上其他养生保健类机构等沟通互联,使中医医院的社会功能得到进一步的完善和充分的发挥。

医院治未病中心非常注重服务的整体性、实用性和可持续性。通过构建健康状态信息采集与辨识评估、健康咨询与指导、健康干预与治疗、健康宣教、健康管理等功能模块,把健康、亚健康、易患病人群、慢性病患者及病后康复患者纳入健康服务范畴,从理念传播、生活方式干预、情志疏导、饮食调养、运动指导等方面,开展贯穿全生命周期的中医治未病服务。

2007年3月底,全国首个治未病中心在广东省中医院挂牌成立。2007年6月24日,国家中医药管理局决定通过试点,在3~5年内建成一批成熟开展治未病工作的中医院,并将工作经验在全国范围内推广。2008年,国家中医药管理局启动全国中医"治未病"健康工程战略。经过十多年的发展,各大医院治未病中心从组织、运行、管理、目标定位到社会功能都日益清晰和成熟,走向系统化、专业化和规范化。

（二）社区健康服务中心

中医特色的社区健康管理服务在社区卫生服务中心的"治未病"和"中医公共卫生服务"工作中同步开展,也可依托于以社会养生保健机构为代表的社会中医健康管理组织开展社区健康服务。

社区健康服务中心主要定位于社区和乡镇,以国家基本公共卫生中医药健康管理服务要求的重点人群为目标,并与家庭医生责任制度配合,可根据不同群体的需求,优化设计服务项目、形式和内容等,从而保证中医社区健康管理的工作有效性。例如,按居住地进行划分的社区人群,治未病服务对象多以老年常住人口、儿童、孕产妇和慢性病人群为主。中医健康管理服务内容除了公共卫生服务项目外,还包括为服务对象提供中医电子健康档案管理服务、中医健康教育服务、单项疾病的中医诊疗服务等。在家庭层面,可依托社区自我管理小组,由社区医务人员指导居民开展居家自行操作的中医适宜技术、传授中医健康管理理论和知识等。

此外,也有人提出功能社区的概念。即按职能或处境相似人群来划分,如党政机关、企事业单位、学校和商业楼宇等可视为功能社区;以白领人群、职业人群、学生等服务人群。功能社区可能涵盖一个甚至多个地域内的社区居民,这类人群的健康服务需求最容易被忽视,也是治未病领域最具发展潜力的群体。

总之,将治未病业务延伸到居住社区、乡镇和农村为代表的初级卫生保健体系,以及以功能社区为代表的普适性群体,可以逐步形成一个群众性中医养生预防网络,实施"预防为主"的战略,有利于实现增强人民体质、预防疾病的目标。

二、治未病之服务对象

治未病的服务对象主要有以下五类。

1. **中医体质偏颇人群**　根据 2009 年中华中医药学会颁布的《中医体质分类判定标准》,健康体检人群中体质辨识结果符合气虚质、阳虚质、阴虚质、痰湿质、湿热质、气郁质、血瘀质或特禀质等偏颇体质者。

2. **亚健康人群**　处于亚健康状态者,表现为一定时间内的活力降低、功能和适应能力减退的症状,但不符合现代医学有关疾病的临床或亚临床诊断标准。亚健康状态涉及的范围主要有以下两方面:一是机体或精神、心理上的不适感或表现,如疲劳、虚弱、情绪改变,或易感冒、胃肠功能失调、睡眠质量下降等;二是与年龄不相符的组织结构或生理功能的表现,如记忆力减退、性生活质量下降等。

3. **病前状态人群**　病前状态是指具备与具体疾病相关的风险因素,或出现理化指标异常,但未达到相关疾病的诊断标准,容易向疾病状态转化的一种疾病前持续状态。常见病前状态有临界高血压、肥胖等。

4. **慢性疾病需实施健康管理的人群**　指已达到相关疾病的诊断标准,处于疾病稳定期,愿意接受中医健康管理,通过生活方式改变与自我保健,可以提高生活质量、促进疾病向愈的人群。

5. **其他关注健康的特殊人群**　如儿童(生长发育)、育龄期女性(孕前调理)、男性(育前保健)、老年人(延年益寿)等。

三、治未病之设备

科技创新不但为中医传统的"望、闻、问、切"插上翅膀,也提高了在疾病初期早筛查、早发现、早干预的可能性。治未病设备是在中医理论指导下,为中医养生保健开发,并应用于中医治未病服务的设备。按照主要功能可分为检测类和干预类设备。

（一）用于检测方面

治未病检测设备包括中医体检设备和个体生命状态测评设备。中医体检设备主要围绕体质辨识、四诊信息采集、经络检测、耳穴探测等开展中医特色的体检项目。个体生命状态测评设备根据不同的评估内容,可分为生命医用红外热成像议、超声骨密度仪、人体阻抗评测分析仪、身体成分分析仪等。

1. 中医体质辨识系统 中医体质辨识系统是治未病检测中使用最广泛的设备之一。体质是人体在形态结构、生理功能、心理状态和适应能力四方面相对稳定的固有特质。体质形成于先天,和遗传关系密切,同时也随着个体的生长环境、饮食习惯和生活方式的改变而变化。传统的体质辨识通过"望、闻、问、切"获取关于神态、面色、声音、气息、生活习惯、饮食偏颇及触脉象等信息,四诊合参,分辨体质类型。现代最常用的体质辨识软件是参考中华中医药学会《中医体质分类与判定》标准的九种体质量表进行体质分型,并对每种体质的总体特征、常见表现、形体特征、心理特征、发病倾向和对外界的适应能力进行概括,为进一步的体质干预和调理做准备。现代中医体质研究正在走向多学科交叉之路,从分子生物学、免疫遗传学、流行病学到代谢组织学等方面探索中医体质的本质。

2. 常用中医检查设备 常用中医检查设备有中医四诊仪、中医经络检测仪、耳穴探测仪等。

（1）中医四诊仪:中医四诊包括"望、闻、问、切"四种诊察手段,均具有较强的主观性。为了提高中医诊断证据的可靠性,越来越多客观性较强的四诊仪应用于临床。中医四诊仪是基于中医诊断学"望、闻、问、切"的基本原理,采用数码相机、脉搏图和图像量化工具,将患者舌诊、脉诊、面诊和问诊数据整合后,经计算机处理分析出患者的证型,使中医特有的诊查指标更加客观化、科学化,更利于疗效的评估。

（2）中医经络检测仪:又名中医经络健康检测仪。20世纪50年代以来,经络穴位电学特性成为中医经络的研究热点。穴位普遍存在低电阻的特性,且左右两侧的原穴、井穴导电量大体相同。研究表明经络电流测定值与受试者的健康状态和年龄等有密切关系,穴位电阻变化可以反映器官的生理和病理情况,与疾病相关的同名经络可见穴位电阻失衡。这种通过测量人体十二经络原穴的电阻,再利用主机转换器将电阻值转换为可明确显示人体功能的测量值(经络能量指数)的设备,可以反映人体经络气血阴阳的状况,辅助评价人体的健康状态。

(3)耳穴探测仪:耳穴探测仪主要利用耳部穴位和经络脏腑的对应关系,把探测到的异常信号作为治疗和诊断的参考的仪器。当人体某一脏器或部位患病,在其耳部就会有相应的电阻降低的敏感点或敏感区。敏感点电阻比体表电阻降低10倍左右,这种电阻值的差异对特定脏腑经络的病变有参考意义。研究表明,相应反应区低电阻点可在一定程度上与肿瘤、肝病、胃病、头痛、痹证、颈椎病、面瘫、腰腿痛、痤疮、失眠、高血压、高血脂等疾病相互印证,刺激局部耳穴可以起到不同程度的干预治疗效果。

3. 医用红外热成像检测仪 生命活动与新陈代谢密不可分,人体无时无刻不在进行着物质转化和能量的传递。热辐射是通过皮肤表面散发热量到外环境的过程,其主要成分是远红外光波。医用红外热成像检测仪如何检测人体健康或者疾病的信号呢? 简单来说,就是人体各部分体温的探测。在正常情况下,体温在产热和散热的严密调控下,处于动态平衡中。当疾病发生时,局部组织、结构、代谢和血流速度发生相应的变化,产热和散热平衡被打破,导致病变部位的温度升高或降低。

一般女性温度略高于男性,左右基本对称,躯干与头颈温度高于四肢,躯干温度左侧略高于右侧,脂肪堆积厚的地方温度降低。此外,人体体温还受到情绪、生理活动、昼夜节律、外界环境(如温度、气流、湿度)等的影响。同一个人在不同的时间、地点,体温都会发生变化。不同体质人群的热态特征也呈现不同的规律。不同体质的人,其脏腑阴阳气血和功能代谢活动也存在差异。艾灸、拔罐等可以通过调节机体的温度、皮肤电导、血氧饱和度等进行体质调理。临床上多用于组织形态与功能异常的检测,包括疼痛、炎症、血管功能、肿瘤、疑难杂症、亚健康筛查等,在骨科、妇科、肿瘤科、心脑血管科、治未病科均有应用。具有能快速、无创、动态地反映人体新陈代谢情况的特点,且不需要与人体进行接触,不会对人体造成辐射伤害,具有其他影像技术无可替代的优点和价值。

4. 虹膜全息检测仪 常言道:眼睛是心灵的窗口。"西方医学之父"希波克拉底也曾说过:"有什么样的眼睛,就有什么样的身体。"中、西医学均对眼睛情有独钟,无论是中医诊断学的"目诊",还是西医的虹膜诊断学,都肯定了眼虹膜形态学在诊断人体健康状态中的重要性。

中医"目诊"认为,人眼作为一个独立的器官,与人体内各脏腑器官、经络共同构成有机整体。它们在生理上相互协调,在病理上相互影响。西医"虹膜诊断学"认为,虹膜是人脑的延伸,身体的某个部位若发生病变会刺激相应的内分泌系统产生某种激素,此激素会在神经系统产生反应并反映在虹膜的相应反射区上。大量的医学研究也从实验数据和临床数据的角度证实了虹膜表面纹理变化与人体亚健康或疾病的相关性。

虹膜全息理论是在生物全息理论的前提下，把虹膜这个人体的小系统，借助观察它所反映的整体巨系统的广泛信息，来诊断全身性疾病的理论。虹膜全息检测仪借助虹膜图像采集仪器采集观察对象的虹膜图像，结合虹膜图谱来分析，从而确定人体脏腑的病变情况，以及病变部位和器官功能紊乱的一种诊断方法，是一种操作简单、对观察对象无创伤、无需侵入机体的一种检测手段。通过虹膜来做健康检测，是治未病领域的一种极有价值的检测技术，将有利于人类及早发现疾病根源，并且及时进行针对性的调理，在亚健康人群具有积极的意义。

5. 身体成分分析仪　身体成分分析仪采用生物电阻抗技术，利用接触电极和多频方法对人体进行节段分析，得出各成分在体内占据的比重。人体由肌肉、骨骼和脂肪等多种成分构成，当内环境发生变化时，机体代谢就会发生相应的变化，继而导致身体各成分的比例也发生改变。随着年龄的增长，肌肉的含量和力量都呈现下降的趋势，这种肌肉减少症可能引起胰岛素抵抗，进而出现如糖尿病、高血压、肥胖、高血脂等一系列的心脑血管疾病的危险因素，增加老年人骨质疏松、行动障碍和跌倒所致的骨折风险。与此同时，肌肉的减少常伴发脂肪的增加，少肌性肥胖与现代人体力活动的减少，以及能量摄入大于消耗的生活方式有关。肌肉含量的减少和脂肪的过度累积均可能引起代谢紊乱，引发血糖、血脂代谢异常，进而诱发心脑血管疾病。根据身体成分分析的结果，及早干预，可以有效控制代谢性疾病的发生和进展。

（二）用于干预方面

中医干预技术具有"多靶点""多层次""双向调节"的特点，不但可以降低各种慢性非传染性疾病的发病率，同时有利于健康状态的维持和巩固，在预防医学中可发挥巨大潜力。

根据药物作用方式的不同，治未病干预类设备分为药物干预和非药物干预两类设备。药物干预设备是通过物理原理将中药成分导出，并用特定的器皿和工具进行干预治疗的设备，如智能熏蒸仪、离子导入仪、中药封包综合治疗仪等设备。非药物干预类设备则包括电子灸治疗仪、多功能艾灸仪、电刮痧治疗仪、恒温电热针、激光针灸治疗仪、远红外线治疗仪、智能罐疗仪、远红外按摩理疗床、亚健康调理仓等。

1. 智能熏蒸仪　中药熏蒸疗法是一种传统的中医外治法，也是一种纯天然绿色疗法，最早记载见于《五十二病方》。当时利用熏蒸疗法治疗痔、瘢痕、痛证、蛇伤等多种病证。《黄帝内经》记载"其有邪者，渍形以为汗"和"摩之浴之"的早期熏蒸疗法。"渍形""浴之"相当于现代中医的熏蒸和浸泡疗法，其首次将熏蒸疗法列为常用的治法。现代智能熏蒸仪是用蒸汽疗法，使皮肤通过"药与热蒸汽相融合"的煎煮模式，让中药的有效成分以微小粒子状态渗透进入肌肤,使皮肤表面迅速地软化,毛孔增大,辅助加快吸取中药精华物质来修复病损组织的仪器。中药熏蒸疗法具有活血化瘀、祛风除湿、温经通络的作用,在常见病、慢性病的治疗以及防病保健等方面都具有较高的临床价值。临床上多用于改善睡眠、预防"三高"等代谢性疾病、预防上呼吸道疾病等方面。

2. 经络导平治疗仪　经络导平治疗仪是采用数千伏高压超低频的单向矩形脉冲电流,直接输通人体的病灶区及相应的经络配穴点,在体内形成强电流回路,促使人体自由电子形成有秩序的运动,促进神经传导功能恢复,经络通畅的治疗仪。选择合适的穴位进行经络导平治疗,既有低频电刺激的治疗作用,又有经络穴位本身的调整治疗作用,从而发挥出更好的协同治疗作用。临床常用于止痛、消炎、退肿、调理内脏、调节内分泌、促进神经肌肉康复、抗过敏和增强机体免疫机制等。

3. 医用远红外治疗仪　医用远红外治疗仪是利用医用远红外热效应原理,将远红外热能传递到人体皮下较深层部分的仪器。被人体吸收后的远红外线,可与体内分子产生共振,使生物体细胞处于最高振动能级,产生共振效应。通过共振,产生温热效应,使产生的温热由内向外散发,从而发挥扩张毛细血管,促进微循环,强化各组织之间的新陈代谢,增加组织的再生能力,提高机体的免疫能力等作用。医用远红外治疗仪被广泛应用于医疗保健以及肩周炎、腰肌劳损、膝骨性关节炎、筋膜疼痛以及颈椎病引起的疼痛及不适的辅助治疗。

4. 中药封包综合治疗仪　中药封包治疗是中医外治法之一。常用的封包中药包括制川乌、草乌、细辛、威灵仙等性温味辛、具有走散通利功效的药物,取其通利经脉、祛风散寒、温经镇痛之功效。中药封包综合治疗仪是将封包直接作用于患处,在热敷药热效应的作用下,可起到温经散寒、理气散结、活血化瘀、强筋壮骨,从而达到推陈出新、改善血液循环、缓解疼痛的作用。而且因其操作简便,起效快,副作用少的优点,深受群众的喜爱。

四、治未病之服务

治未病服务是在治未病机构中开展的,面向健康、亚健康、易患疾病人群、慢性病患者、病后康复患者等服务对象,以现代化的检测设备为辅助手段,以中医特色的健康辨识与评估、中西医结合健康体检和中医健康干预为主要内容,从理念传播、生活方式干预、情志、饮食、运动等方面为患者提供个性化的贯穿全生命周期的有中医特色的健康服务。

(一)中医健康辨识与评估服务

中医健康辨识与评估是借助中医特色的辅助健康检查设备,如上文提到的体质辨别系统、中医四诊仪、十二经络仪、耳穴检测仪、医用红外热成像检测仪等,通过检测设备采集的个体健康信息,了解机体健康状况,为后续的健康评估和健康干预服务做好准备。

中医健康辨识与评估的内容有哪些? 主要是人体的脏腑、经络、气血所表现出来的外部状态。人作为一个独立的生命体,在"生、长、壮、老、已"不同的阶段,人体的脏腑、经络、气血会有不同年龄阶段的特点,在生活环境、地域、教育、家庭、社会等因素的不断变化中,人体的脏腑、经络、气血又会对此作出调整以适应内、外环境变化,使生命表现出不同的状态。如未病、欲病、已病的状态。

其中,中医健康辨识最重要的是辨体质。世界上没有两片相同的树叶,也没有完全相同的两个人,不同的人体质也不同。中医认为,疾病的发生是体内正气与病邪相互较量的结果,正气胜则安,邪气实则病。正气强弱是发病的根本,是由个体的体质所决定的。根据中华中医药学会《中医体质分类与判定》的标准,人体的体质可分为平和体质和偏颇体质。其中,偏颇体质又可分为气虚质、阳虚质、阴虚质、痰湿质、湿热质、血瘀质、气郁质、特禀质八种。平和体质的人,精力总是很充沛,不容易疲劳,很少生病。气虚体质的人容易疲乏、气短、出汗,常见于胃下垂患者。阴虚体质的人一般体型偏瘦,性格急躁,容易口干。阳虚体质的人比较怕冷,手足不温,遇冷容易拉肚子。湿热体质的人容易长痘,瘀血体质的人容易长斑,特禀质的人容易过敏。

因此,体质与病情的发展、传变、预后和转归有着密切的关系。只有抓住体质的根本,以"求其本"为初衷,才能找到预防和治疗的切入点。体质辨识与评估的准确度和干预得当与否,直接影响后续治未病的效果和个体的生命质量。

(二) 中医特色健康体检

中医特色健康体检是中医健康状态辨识与评估及西医健康体检相结合的体检。

随着社会经济的发展,威胁居民健康的疾病已经转变为与生活方式相关的慢性病为主,高血压、心脑血管疾病、恶性肿瘤、糖尿病等疾病已成为重要的公共卫生问题,中医药健康知识在防治慢性病、养生保健中都具有独特的优势。

在中国这片中、西医学都充分发展的土地上,中医健康体检展现了中西合璧的魅力。作为最受欢迎的中医治未病服务,中医健康体检与西医健康体检套餐互为补充。西医擅长于借助先进的检测手段,在疾病筛查、诊断和精准治疗方面具有优势,其缺点是对疾病一视同仁,考查疾病时往往容易忽视对患病个体的综合考虑,对亚健康人群的诊断、预防和治疗无明显优势。中医健康体检是在西医健康体检项目的基础上,增加中医特色健康评估项目,包括体质辨识、四诊检查、经络检测、中医体检报告解读和中医养生保健知识宣教等内容，与中医治未病干预手段结合后，从而更好地满足人们改善亚健康、促进健康的需求，既可弥补健康领域的不足，又把中医治未病"简、易、便、廉、效"的服务提供给人民群众。

（三）中医健康干预服务

中医健康干预服务包括中医体质调理和中医传统特色干预。

1. 中医体质调理　体质是决定健康与疾病的基础和条件，它既决定于先天禀赋，又与后天的地域、环境和饮食、生活习惯密切相关，具有人群中的共性和个体间的差异性，同时一定范围内具有可调性、动态可变性。清代华岫云曰："治法总宜辨其体质阴阳，斯可以知寒热虚实之治。"指出了体质辨识是干预治疗的前提。《养老寿亲书》曰："善治病者，不如善慎疾；善治药者，不如善治食。"强调了膳食疗法的重要性。《黄帝内经·素问》曰："黄黍、鸡肉、桃、葱皆辛，小豆、犬肉、李、韭皆酸，粳米、牛肉、枣、葵皆甘，麦、羊肉、杏、薤皆苦，大豆、豕肉、栗、藿皆咸。辛散，酸收，甘缓，苦坚，咸软，各有所利，四时五脏，随五味所宜也。"对食物、谷物等的偏性予以归纳总结和提出使用原则。四时补法以"春季升补，夏季清补，秋季平补，冬季温补"为原则。以春季为例，春季应"升补"，以应天地生发之气，饮食宜减酸益甘，食疗可适当加党参、金橘、麦芽等健脾消食。温病医家王孟英首先在其《随息居饮食谱》中进行食物分类（水饮、调味、蔬菜、水果、谷物和肉食）、性味、功能主治的记载，还包括食疗、食物组方、药食组方和食汤煎药、食用禁忌等内容，以及对部分食物的来历、风俗和民间偏方等，对人们的日常生活饮食提供了借鉴。

2. 中医传统特色干预　中医传统特色干预包括针灸、刮痧、穴位敷贴、推拿、火罐；耳穴、脐疗、足疗；药膳、膏方；药浴、熏蒸；传统运动干预等。

（1）针灸、刮痧、穴位敷贴、推拿、火罐：在中医基础理论和脏象学说、经络腧穴基础理论的指导下，运用针刺、推拿手法、火罐、刮痧、敷贴药物等方法进行防病治病的干预，通过疏通经络、调和气血、扶正祛邪、平衡阴阳，从而达到治疗的目的。针刺疗法是在中医基础理论的指导下，采用金属制成各种不同形状的特定针具，刺激人体的一定穴位，使患者产生酸、麻、胀，重感，以调整机体功能，达到治疗疾病的一种方法。艾灸疗法是指以艾绒为主要燃烧材料，烧灼、熏熨体表的一定部位或腧穴，通过经络腧穴的作用，以达到防治疾病的一种方法。刮痧疗法是采用刮痧工具，使皮下毛细血管轻微出痧，以去除络脉病邪，有利于调畅气机、疏经通络、调理脏腑。穴位贴敷治疗是指在中医经络学说等理论的指导下，选取一定的穴位贴敷某些药物，通过腧穴刺激疗法和药物外治法的共同作用，起到扶正祛邪、防治疾病的一种疗法。通过疏通经络、调和气血、扶正祛邪、平衡阴阳，从而达到治疗目的。

（2）耳穴、脐疗、足疗：根据生物全息规律，人体是由脏腑气血经络组成的复杂巨系统，这个复杂整体中又存在着一些小系统，它们之间通过经络气血相联系，可以观察小系统的变化反映的整体的广泛信息，以诊断全身性疾病，称为微诊系统。耳针、足疗、脐疗法等就是以微诊系统进行诊断和干预治疗。耳与经络有着密切的关系，人体某一脏器或部位患病时，以探测器来感知局部电阻的变化，可以发现在其耳部上相应区域会出现电阻降低的反应点，也可以此作为治疗点施针治疗。足疗是一种非药物的外治疗法，也称为足部按摩治疗，主要是通过对足部各个反射区的刺激使体内的生理功能得到调整，提高自身免疫系统的功能，从而起到强身健体的保健作用。脐疗法是中医治未病的特色疗法，是指将药物做成适当剂型（如糊、散、丸、膏等）敷于脐部，或在脐部给以某些物理刺激（如艾灸、针刺、热敷、拔罐等）以防治疾病的方法。

（3）药膳、膏方：药膳是中医营养学和治未病理念的有机结合。俗话说：民以食为天。利用食物中的营养价值和发掘药用价值使用之，是最深受老百姓喜爱和接受度最高的一种养生方法，而且历史悠久。孙思邈的《千金要方·食治》简称《千金·食治》，是现存最早的食疗专篇。孟诜的《食疗本草》则是我国现存第一部集食物、中药为一体的药膳学专著，共收集食物 241 种，详细记载了食物的性味、保健功效，过食、偏食后的副作用，以及其独特的加工、烹调方法。但要把药膳理论运用得当，必须巧用、妙用食疗原则，才能产生理想的治未病功效，如中医辨证施膳的指导，对食物本身性味偏向、营养价值的熟悉和把握好个体体质、地域及天时的不同而灵活运用等原则。

膏方是治未病领域中滋补纠偏法的代表，将单味或多味药物根据配伍组方，经多次滤汁去渣，加热浓缩，再加入辅料，如冰糖、饴糖、蜂蜜、黄酒及阿胶、龟板胶、鹿角胶等进行收膏而制成的半液体剂型。因其根据整体观念、辨证论治思想，以体质辨识为本，临床应用较广，在祛除疾病、改善体质、补益虚羸方面发挥着独特的作用，深受百姓的喜爱。膏方尤其适用于以下群体：一是身体虚弱经常感冒，但又无慢性疾病者；二是工作压力大，精力和睡眠质量下降，难以自我恢复者；三是曾患慢性疾病，但已经恢复，或虽未治愈，但又相对稳定者；四是大病后、手术后、出血后处于恢复阶段者，包括化疗、放疗及手术后的肿瘤患者。

（4）药浴、熏蒸：药浴、熏蒸属于中医外治法。根据中医经络学理论，经络分布于全身各处，内联五脏六腑，外络四肢百骸，是运行人体气血的通路，可以起到贯穿上下、沟通内外的作用。药浴疗法正是利用经络这种特性，将一定处方的中草药加水煎煮后，滤出其药液，加入温水中淋洗、浸浴全身或局部，用药于体表皮肤与穴位，使其有效成分通过经络作用于五脏六腑，以达到发汗退热、温经通脉、祛风散寒、调畅气血、消肿生肌、止痒止痛等目的，在临床各科大有应用之处。熏蒸疗法则是借"热"和"药"二力双管齐下，实现"皮肤吃药"的物理疗法,具有活血化瘀、祛风除湿、温经通络的作用,在改善睡眠方面效果甚优。

(5)传统运动干预:中医传统功法是以阴阳学说、整体观念为主要理论指导的锻炼方法,起源于古代导引、气功术包括太极拳、八段锦、五禽戏等功法。这些功法是古人用以修炼形体、强身健体、防病治病的主要手段。研究表明,太极拳可以增强体质、提高运动能力,改善帕金森患者的步态,减轻跌倒率,被用于研究老年慢性疾病,如神经性疾病、慢性呼吸道疾病、心血管疾病、免疫系统疾病、疼痛症状疾病、骨科疾病、恶性肿瘤疾病等。适当强度的锻炼,有利于改善心理健康,调节情绪,可改善失眠、提高生活质量,与药物治疗配合,可使高血压、冠心病、慢阻肺、慢性支气管炎等心肺慢性疾病患者的自主神经系统得到调整,降低交感神经兴奋性,使大脑皮质有序化,从而引起血管舒张,使血压下降,并稳定在较低水平。八段锦通过伸展肢体与呼吸相配合来调心、调息、调身,长期练习可以平衡阴阳、调和气血、疏通经络、培育元气,鼓舞正气,从而达到养生保健、扶正祛邪、防治疾病的作用。

五、治未病之产品

(一)用于防疫及辟邪

疫病是急性烈性传染性疾病的总称,有播散迅速、传染性强、病情严重、病死率高的特点,中国古称为疫疠、时行、天行、瘟疫等,与现代传染病学的天花、霍乱、肺结核、军团病、HANT病毒、鼠疫、2003年非典和2020年全球蔓延的新型冠状病毒感染疾病属同一范畴。从古到今,疫病带给人类的是触目惊心的苦难。中医学在同疫病作斗争的过程中,积累了宝贵的经验和丰富的理论。中医学的历史,很大部分示是一部防治传染病的医学史。

中医学的防疫辟邪方法众多,种痘预防天花的方法最早在发明于中国,至今仍在全世界广泛使用。《黄帝内经》中记载了疫病的防护要注意自我保护,如"虚邪贼风,避之有时""避其毒气",还强调注意调摄养生,如"正气存内,邪不可干","精神内守,病安从来"。《素问·刺法论》介绍了"折郁扶运"的针法,"将入千疫室"之前的意念护体法,"于春分之日"的吐法,"于雨水日后"的药浴取汗法,小金丹每日1丸连服10天等预防疫病的方法。晋·葛洪《肘后备急方》的"治瘴气疫疠温毒方"介绍了20种防疫方法,如雄黄丸、赤散、太乙流金散等服药预防法、川芎、白芷、藁本筛粉涂身法、用中药苍术烧烟的空气消毒法,蒸煮患者用过的所有衣物的高温灭菌法。

此外,挂香囊既是端午节的一种风俗,也是我国古人巧妙地将中药用于保健防疫的好方法,制作和佩戴防疫香囊的习俗一直沿用至今。人们以五颜六色的棉织品用丝线绣成人物、器皿、花卉、五谷、瓜果、鸟兽、鱼虫等形状,内装具有芳香气味的中药,如藁本、白芷、苍术、细辛、菖蒲、丁香、甘松、雄黄等制成的。香囊可以综合发挥这些中药散浊化湿、灭毒驱虫、醒脑爽身的作用和功效，而且外形美观，佩戴方便，非常利于推广使用。后世还有灸关元、足三里等的灸法防疫，流传于民间的菖蒲浴、熏艾香、雄黄酒、屠苏酒、菊花酒等也都是有效的防疫措施。

（二）用于养生及强身

中成药、膏方、中药茶饮等的应用，遵循中医"阴阳五行学说""脏腑学说""精气学说"的指导，以中医整体观念和辨证论治贯穿始终，以改善体质和防治疾病为最终目的。

1. **中成药** 中成药是对单味中药或多味中药进行组合、炮制而成的药物制剂，主要有膏、丹、丸、散以及喷雾剂等剂型，具有便于服用、储存、携带的优点，疗效突出的中成药在市场上广受欢迎。《中医药发展战略规划纲要（2016—2030年）》中提出，到2030年中医药应该在治未病中发挥主导作用，在重大疾病治疗中起到协同作用，在疾病康复中发挥核心作用。从现在的医疗市场看，中成药在改善亚健康，预防慢病传变以及某些传染性疾病的发生方面，都可以大有作为。

2. **膏方** 近代名医秦伯未在《膏方大全》中指出："膏方者，盖煎熬药汁成脂液，而所以营养五脏六腑之枯燥虚弱者也，故俗称膏滋药"膏方是将单味或多味药物根据配伍组方，经多次滤汁去渣，加热浓缩，再加入辅料，如冰糖、饴糖、蜂蜜、黄酒及阿胶、龟板胶、鹿角胶等进行收膏而制成的半液体剂型。以"损有余而补不足"和"春夏养阳、秋冬养阴"为指导原则，以平调气血阴阳，调和脏腑功能为目的，可发挥扶正驱邪，抗衰延年，纠偏祛病的作用。膏方适用于以下群体：一是身体虚弱经常感冒但又无慢性疾病者；二是工作压力大，精力和睡眠质量下降，难以自我恢复者；三是曾患慢性疾病但已经恢复或虽未治愈但又相对稳定者；四是大病后、手术后、出血后处于恢复阶段者，包括化疗、放疗及手术后的肿瘤患者。

3. **中药茶** 中药茶首见于宋代王怀隐的《太平圣惠方》"药茶诸方"篇，是以植物的叶、茎、花、实、根等，或以单味或小复方中药材为原料，经过适当加工，配用或不配用茶叶，以沸水冲泡或加水稍煎后饮用的一种中药传统饮品，以扶正祛邪、防病保健为目的，具有配伍精简、药力专一的特点，现代药理研究显示，中药茶具有发汗解表、清热解毒、滋补强壮、养心安神、明目降压、健脾消导、利尿渗湿的功效。中药茶适用于有防病治病、强身益寿需求的健康和亚健康人群的疾病前偏颇体质人群使用。

六、治未病之文化宣传

"治未病"健康服务的推广，须强化大众对"治未病"的认知和认同。中医健康讲座和健康咨询，是针对健康体检中发现的问题，如亚健康人群的共性健康风险等,为其提供中医养生保健相关知识讲座,同时通过发放健康教育处方、养生保健知识手册等宣传材料,以及与媒体如报纸、电视台等合作的方式,传播中医养生知识。

很多医疗机构和社区卫生服务机构在积极寻找有效的健康教育与健康促进传播渠道,如与所辖居民委员会协作,结合当地医疗服务的资源及优势,利用电子屏幕、群体健康教育讲座、黑板报等不同形式,播放"养生保健""康复指导"等普及性宣传片和光盘,印制小册子、图片、宣传画,以及制作音频、中医药知识简报,发放中医健康教育处方。同时组建专家团队和中医健康讲师团进社区、进单位、进校园,开展中医药健康巡回宣讲,将"治未病"融入日常医疗保健服务中,加强居民关注健康的意识。

七、治未病之其他

近年来我国政府在"互联网+"医疗、区域协作医疗、社区服务医疗、家庭健康医疗等方面开展探索,互联网和信息技术产品在"治未病"领域有广阔应用前景。

一直以来,传统中医判断疾病以望、闻、问、切为主要方法,通过四诊合参,捕捉患者的反映于外的生理病理信号,以此为依据进行辨证施治,但由于缺乏客观统一的标准,所获得的信息和判断具有较为浓厚的主观色彩,个体差异较大,使中医的辨证论治体系受到诸如"缺乏定量化如何定性"的质疑。

随着"互联网+"和可穿戴设备的逐渐兴起,各种生理信息记录仪和体感信息转化设备被应用于中医诊断领域,有望弥补诊断信息难以定量化的空白。随着智能电子设备的发展,传感器、蓝牙装置、电源等设备被用于体感数据采集设备中,用于记录人体参数和数据,起到连续采集人体信息的作用。如智能手环、运动手表等可以记录佩戴者日常生活中的锻炼、睡眠等实时数据,并将这些数据与手机、平板等电子设备同步,主要用于失眠、睡眠呼吸障碍、周期性肢动障碍、昼夜节律失调性睡眠障碍等睡眠障碍的评估。这一技术为广大失眠患者的睡眠数据采集提供关键信息,为后续的健康干预提供有力依据。

总之,在大数据社会背景下,结合互联网和通信技术,将中医与现代科技相结合,借助互联网四诊技术,研发适合推广的和评价治未病措施疗效的应用管理系统,可使中医治未病插上科技的翅膀,飞得更高、更远。

第三节　治未病之朋友圈

治未病之朋友圈,以朋友圈为喻,介绍治未病相关学科。与治未病关系密切之学科,其实也非常多,其中以健康管理、身体活动、营养学、心理学四大学科,影响较大,关系密切,本节做一简单介绍。

一、治未病之好友——健康管理

中医院有治未病中心,西医院有健康管理中心,治未病与健康管理相对应,是一对好朋友。我们会想到一些问题,治未病就是健康管理吗? 有什么相同和不同? 两者就像中西医结合一样能够相互结合吗? 我们一起来了解下这些问题。

(一) 什么是健康管理

20 世纪 50 年代末,美国最先提出健康管理的概念,主要是医疗保险机构通过对其客户(包括疾病患者或高危人群)开展系统的健康管理,有效控制疾病的发生或发展,显著降低出险概率和实际医疗支出,从而减少医疗保险赔付损失。它还包括医疗保险机构和医疗机构之间签订最经济适用处方协议,以保证医疗保险客户可以享受到较低的医疗费用,从而减轻医疗保险公司的赔付负担。

健康管理在我国还是一个较新概念,中共中央、国务院 2016 年发布了《"健康中国 2030"规划纲要》,把全民健康水平提高到国家战略高度,根据"规划",群众健康将从医疗转向预防为主,不断提高民众的自我健康管理意识。

在疾病医学模式下,自然发展形成临床医学学科,相应的,基于健康医学自身发展要求,自然发展形成"健康管理"新学科。中华医学会健康管理学分会、《中华健康管理学杂志》编委会联合发表的《健康管理概念与学科体系的中国专家初步共识》,将健康管理的概念表述为:以现代健康概念(生理、心理和社会适应能力)和新的医学模式(生理-心理-社会)以及中医治未病为指导,通过采用现代医学和现代管理学的理论、技术、方法和手段,对个体或群体整体健康状况及其影响健康的危险因素进行全面检测、评估、有效干预与连续跟踪服务的医学行为及过程。其目的是以最小的投入获取最大的健康效益。

这个定义专业性强,不易理解,下面我们从健康管理的服务流程、临床医学的对比等多个角度做进一步介绍,以增进理解。

健康管理服务流程一般包括信息采集、健康评估、健康干预三个组成部分,并且形成动态循环。为了做好健康管理,我们首先了解服务对象的相关资料,这个了解的过程就是信息采集的过程。在收集到服务对象相应的健康信息后,就需要对这些信息进行评估,为下一步健康干预提供依据。根据健康评估的结果,针对服务对象的健康状态、影响因素和健康风险,我们就可以制定健康干预措施,达到改善健康状况的目的。健康干预的措施可有狭义和广义之分,狭义措施主要是生活方式干预,包括:合理膳食、科学运动、戒烟限酒、心理平衡、充足睡眠等,广义的健康管理措施,将临床诊疗也纳入其中,对于已经发生疾病的人群,应该给予临床诊疗干预。

为了进一步理解健康管理,我们将健康管理与临床诊疗做一个对比,见表2-1:

表2-1　临床诊疗与健康管理比较表

维度 项目	服务对象	评估 技术	评估内容	干预手段	服务流程	服务性质
临床诊疗	患者	临床诊 断技术	所患疾病	药物 手术	信息采集 临床诊断 治疗方案	治疗为主
健康管理	健康者 亚健康者 慢病康复期 患者	健康评 估技术	危险因素 疾病风险等	膳食 运动 心理 中医调理	信息采集 健康评估 改善计划	预防为主

(二)中医治未病与健康管理的关系

中医治未病和健康管理的关系如何呢? 有哪些相同点和不同点? 从服务目的这个角度来看,健康管理和中医治未病两者是一致的,都是更好地维护健康、防治疾病。在指导理论上,中国健康管理主动将中医治未病吸收进了自己的学术体系,中医治未病成为了中国健康管理的重要指导理论之一。现代健康管理的服务主体,是具有现代健康管理技能的医生或者健康管理师。中医治未病的服务主体,则是掌握了中医治未病理论和方法的中医医生或者中医养生专家。健康管理和中医治未病两者的服务对象是一致的,主要包括健康人群、亚健康人群(亚临床人群、慢性非传染性疾病风险人群)以及慢性非传染性疾病早期或康复期人群。体系不同,评估技术、干预技术有所不同。现代健康管理的评估技术,主要是评估现在的健康状态、影响因素、健康风险等内容。中医治未病,则从整体上辨识服务对象的心身状态。现代健康管理的干预手段,主要是对健康影响因素的干预。中医治未病的干预方法,主要包括中医养生、中医外治、中医内调三大措施等。

两者的异同,我们集中在表2-2中体现:

(三)中医治未病与健康管理的整合

中医治未病与现代健康管理可以结合起来、有必要结合起来,而且必须结合起来,系统整合应用,才能更好地为人们的心身健康服务。

我们从中华医学会对健康管理的定义来看,健康管理的指导思想主要包括三个方面,其中之一就是中医治未病。从这里来看,在我们中国大地上发展形成的健康管理,已经将中医治未病纳入了健康管理体系,成为了健康管理的重要指导理论和组成部分。

表 2-2　健康管理与中医治未病比较表

项目	服务目的	指导理论	服务主体	服务对象	评估技术	干预手段
健康管理	维护健康 预防疾病 促进康复	现代医学理论 健康医学理论 中医治未病	医生或健康管理师	健康、亚健康、慢性非传染性疾病早期或康复期人群	健康状态评估 危险因素评估 健康风险评估 等	健康影响因素干预
中医治未病	维护健康 预防疾病 促进康复	中医治未病理论	中医生或中医养生专家	健康、亚健康、慢性非传染性疾病早期或康复期人群	辨证论治 体质辨识等	中医养生 内调 外治法等

治未病与健康管理的结合,可以看作中西医结合的一个重要组成部分。人体生命现象极其复杂,现代医学已经相对比较发达,但是到目前为止,我们都不能说已经对人体生命、健康疾病有了彻底的认识,对于很多问题现代医学仍然束手无策。而中医学同样是人类医学实践的结晶,有着悠久的历史,有着自己的成熟理论和诊疗方法,在认识人体生命现象和疾病诊疗、健康维护方面有独到之处。尤其是中医的整体观念、辨证论治等思想,对于指导认识健康维护和疾病诊疗,具有重要的实践意义。具体到健康管理这一新兴学科,其发展还不成熟,深受疾病医学模式影响,对健康干预、自身健康责任等重视不足。中医治未病的"正气存内、邪不可干"的理念,恰恰可以弥补健康管理的这一短板,中医治未病的相关技术,丰富健康管理的实施手段,弥补健康管理在人体整体状态评估、整体状态调整等方面的不足。

其实反过来,从另一个角度来看,健康管理也可以弥补中医治未病的不足。现代健康管理已经形成了信息采集、健康评估、健康干预的完备流程,其对危险因素的研究与干预也比较成熟,这些均可以直接拿来为中医治未病服务,丰富中医治未病的内涵。

治未病与健康管理的结合,可以取长补短,如同中西医结合一样,发挥各自优势,更好地为健康服务。

二、治未病之好友——营养学

营养保健是现代健康管理的重要内容之一,并且形成了现代营养学学科体系。中医治未病也有自己的营养学,具体体现在中医食疗里。现代营养学与中医食疗可以看作一对好朋友。那么,营养学与中医食疗有什么关系? 各有什么特点? 有什么异同和优劣? 可否结合? 下面我们和大家做一个简单介绍。

（一）什么是营养学

营养学涉及几个名词概念，比如营养、营养素、营养学等。营养就是人体摄取、消化、吸收和利用食物中营养素维持生命活动的整个过程。营养素是指食物中含有的、提供人体物质和能量、调节人体生理功能、以促进生长发育与组织修复、维护生命和健康的化学物质。营养学是研究食物营养、人体营养规律、营养与健康关系，指导人合理膳食、提高素质、维护健康、防治疾病的科学。

俗话说得好，人是铁饭是钢，一顿不吃饿得慌。人作为一个生命体，需要从外界获得物质和能量，才能维持生命的新陈代谢，才能够使得生命存在。这个获得的物质能量，主要通过口鼻获得，一个是进入食管的食物，另一个是进入气道的空气。气道提供的是新陈代谢所需的氧气，而从口而入的食物，提供的主要是营养物质或者营养素。

人体所需的营养素分为六大类：蛋白质、脂肪、碳水化合物、维生素、无机盐（即微量元素）和水。总体上，营养素对人体的功用可分为三个方面：①作为人体结构的基本物质，参与组织细胞的构成、更新与修复，如蛋白质、脂肪等；②作为人体代谢的物质基础，提供人体从事劳动所需的能量，如糖类、脂肪等；③作为调节生理功能的物质基础，维持人体正常的生理功能，如维生素、无机盐和微量元素等。

营养素就如同一个机器所需的原材料，只有在原材料及能量的供应下，机器才能正常的运转，生产出所需的产品。营养保健，即是供给人体足够的物质能量，数量合适，无过之不及。不及则物质不足，能量缺乏，过之，则人体尚需储存或者排出过量的物质能量，给身体带来一定负担。如果身体长期负担过重，则不利于身体的健康。比如脂肪摄入过多，消耗不足，容易堆积在身体组织和血液中，进而产生肥胖、高血脂、心脑血管疾病等问题。营养素在人体内各有不同的生理功能，健康有赖于营养的合理供给。要保持身体健康，人们应当根据不同食物的营养价值特点，合理地选择多种食物食用，全面摄取各类营养素，以保证营养平衡，满足人体需要，切不可偏食、挑食导致某些营养素缺乏。

（二）中医食疗与营养学的关系

中医食疗是中医治未病的主要内容之一，其以中医阴阳五行理论为指导，概括了食物性味、归经等内容，阐述了食物与人体的相互关系，形成发展了中医食疗理论和养生方法。简单来说，现代营养重补充，中医食疗重调养。一个侧重身体成分与食物的关系，一个侧重人体状态与食物的关系。

现代营养学主要从身体成分与食物成分的角度去认识问题，其把人体的成分分解为蛋白质、脂肪、碳水化合物、维生素等分子，并且评估人体相应分子的含量,是否存在过剩或者不足,并以此为依据,把食物也分解为相应的分子,并且研究这些分子与人体成分的匹配程度、如何消化吸收和运输利用等。

中医食疗则主要从人体状态与食物性味的角度去认识问题,其运用阴阳五行的理论去界定人体的整体状态,并以此为依据,研究食物对人体状态的干预调整作用,赋予食物相应的性味归经特性。我们从代谢角度举例来进一步说明这个问题。一般情况下,人体代谢增强、身体产热增多为阳,代谢减慢,身体产热减少则为阴。能够引起人体代谢增强产热增多的,这种食物就界定为阳,能够引起人体代谢减慢产热减少的,这种食物就界定为阴。食物的调节作用有强有弱,根据强弱划分,阴阳进一步可以划分为四种:阴(寒、凉),阳(热、温)(表2-3)。

表2-3　现代营养学与中医食疗对比表

项目	指导理论	人体认识	食物认识	人与食物关系
现代营养学	现代营养理论	物质成分	营养素	物质补充为主
中医食疗	中医理论	整体状态	四气五味	状态调整为主

(三)中医食疗与营养学可以整合应用

现代营养学和中医食疗各有特点,那么两者可以结合吗?如何结合?如同健康管理与治未病一样,现代营养学与治未病之中医食疗内调方法,当然可以结合,而且有必要结合,甚至必须结合,才能更好地维护健康。

中医食疗和现代营养学的差别,主要是思维方式、研究视角的差别,人的认知的差别。食物对人体的作用,是客观的,只有一种情况,只不过是,现代营养学从一个角度看,中医食疗从另一个角度看,因此看到的东西就不一样。这有点像我们非常熟悉的那个瞎子摸象的故事一样,不同的瞎子去摸象,有的摸到耳朵,说像是扇子,有的摸到尾巴,说像是鞭子,有的摸到腿,说像柱子等等。其实大象就是大象,每个人认识的不同,是认识的角度。如果我们能够把这些不同的角度,全部整合在一起,就能够得出相对全面和客观的认识。中医食疗和现代营养学的结合就是这样。我们如果把现代营养学与中医食疗合理整合,就能够得出更加全面客观的认识。中医自古强调药膳同源,现代医学也主张最好的药物就是食物。只是西医用还原论的办法来看待问题,而中医用系统论的观点来阐释现象。中医西医一样不可偏废,了解微观就多看看西医,认识整体就系统感悟中医,只有这样才能更好地服务民众的健康。

举一个例子,两个体重、年龄、性别、疾病一样的人,如果用现代营养学去制定食谱,这两个人应该是一样的。但是如果运用中医食疗,那可能完全不一样。虽然他们体重、年龄、性别、疾病一样,但是如果他们的体质不一样,一个阴虚、一个阳虚，那么，所选用的食物就完全不一样。我们需要根据人体的体质不同辨证施食。例如，形体肥胖之人多痰湿，宜多吃清淡化痰的食品；形体消瘦之人多阴虚血亏津少，宜多吃滋阴生津的食品；比如气虚的人，当用补气药膳；血虚的人，可以使用补血的药膳。

当然中医也有中医的不足，比如在营养元素方面的定量研究还远远不够，现代营养学的研究成果，可以弥补中医食疗在此方面的不足。总体上，取长补短，整合应用是必要的，有益的。

三、治未病之好友——身体活动

"生命在于运动"，缺乏身体活动，是慢性非传染性疾病的独立危险因素之一，是全球死亡的第四大危险因素。身体活动干预是现代健康管理的重要内容之一。而在中医治未病领域，也有中医特色的身体活动——中医养生运动。身体活动与中医养生运动就是一对好朋友。身体活动与中医养生运动有什么关系？各有什么特点？有什么异同和优劣？可否结合？下面我们和大家做一个简单介绍。

（一）什么是身体活动

身体活动是一个专有名词。世界卫生组织（WHO）在2004年发布了《饮食、身体活动与健康全球战略》，呼吁所有成员国将促进身体活动作为重要的国家公共卫生干预政策。2010年发布了《关于身体活动有益健康的全球建议》，针对不同年龄人群提供了有益健康的身体活动原则。2018年6月发布的《身体活动全球行动计划2018—2030》，积极倡导"加强身体活动，造就健康世界"。《饮食、身体活动与健康全球战略》对身体活动的定义是：身体活动系指骨骼肌肉产生的需要消耗能量的任何身体动作。我国于2011年也发布了《中国成人身体活动指南》（试行），指南对身体活动的定义是：身体活动指由于骨骼肌收缩产生的机体能量消耗增加的活动。广东高等教育出版社出版的《健康管理师》的定义为：身体活动是人体能量消耗量高于安静状态时能量消耗量的所有活动，包括运动和生活活动。

特别指出，身体活动指所有活动，包括有目的运动和日常生活活动。在此，运动是身体活动的一种，特指为增进或维持身体素质的一个或多个方面而采取的有计划、有组织、重复性的身体活动。而生活活动则指的是除运动以外其他身体活动，包括工作、交通活动（如走路、骑自行车、乘坐公交车等）、家务劳动和闲暇休闲活动等。也被称为生活方式有关的身体活动。

一般情况下身体活动有多种分类方法，依据能量代谢可分为有氧运动和无氧运动。①有氧运动：如长走、长距离慢跑、长时间游泳、骑自行车、跑台、滑冰、越野滑雪、划船、跳绳、上下楼梯、健身舞、健身韵律操以及多种球类等，一般运动强度低、持续时间长、易于坚持。它有助于增进心肺功能,降低血压、血糖、血脂,增加胰岛素的敏感性,改善神经内分泌系统和免疫功能,提高骨密度、减少体内脂肪蓄积、控制体重、改善心理状态等;②无氧运动:如举重、百米冲刺、摔跤等。大部分是负荷强度高、瞬间性强的运动,所以很难持续长时间,产生大量乳酸等中间代谢产物,不能迅速排出,运动后肌肉酸痛、疲劳,消除时间慢,严重时出现酸中毒和增加肝肾负担。主要应用于训练骨骼肌,增加肌肉储备和健美体型等。

(二)中医养生运动与身体活动的关系

运动疗法是中医学中的重要组成部分。我们的祖先很早就积极提倡运动保健。中医养生运动不仅仅是一种运动,一种身体活动,而是一种包含了形体训练、有氧训练、放松训练、正念训练等多种训练元素的综合训练体系,其包含了身体活动的训练内容,但是又远远超出了身体活动的范畴。

1. **中医养生运动属于有氧运动**　站在身体活动的角度来看中医养生运动,中医养生运动属于有氧运动。中医养生运动是在中医思想指导下发展形成的,其不追求短期身体激烈运动和外在变化,不追求更高更快更强,而更强调中庸和谐,适度自然,运动强度一般不大,中低强度,柔和缓慢,一方面能有效地防止和避免由于剧烈运动而给身体造成的损伤,另一方面更利于逐步训练调整生理、心理功能,强化健康效应。正如孙思邈所言:"养性之道,常欲小劳,但莫大疲及强所不堪耳。且流水不腐,户枢不蠹,以其运动故也。"

2. **中医养生运动擅长形体训练**　中医养生运动相对于一般的身体活动,更擅长校正形体,是一种优秀的形体训练技术。调身是中医养生运动的重要内容,其对身体姿势的要求比较高,如头平颈直、含胸拔背、松腰塌胯等,其对于训练正确形体姿势、对抗姿势不良等具有针对性。在动态运动中,中医养生运动也包含了大量的形体拉伸动作,全身"伸筋拔骨",可以看作是一种立体的综合拉伸训练技术。其中形体训练主要以动态拉伸为主,静态觉知训练主要以静态微拉伸为主,能够对相关肌肉进行运动、拉伸、按摩,调整肌肉力量平衡,改善组织循环和细胞代谢,修复受损组织,纠正姿势不良等。这一效应对当前久坐少动、电脑综合征、手机综合征等引起的姿势不良、颈肩腰腿痛等形体问题,具有很好的针对性。

3. **中医养生运动强调心身并练**　身体活动对于意识参与的要求不高。中医历来强调形与神俱、形神共养,中医养生运动也深受影响,运动,不仅仅是身体、肢体的运动,而是心身并练的运动,也就是说,中医养生运动,是身体运动和意识运动的统一,其不仅仅锻炼身体,还锻炼意识,强调身体运动的同时意识的高度参与,从而达到改善心身整体健康的目的。

4. **中医养生运动包含放松训练**　中医养生运动还包含了现代心理学放

松训练的内容。中医养生运动多数都强调放松,而且还专门发展形成了专于放松的方法,如三线放松功等。放松训练可以产生放松效应,是基于心身放松而产生的生理效应,可引起交感神经系统兴奋性下降,与应激引起的交感神经系统兴奋性增加的效应相反,因此可以对抗应激反应,对于因应激反应而引起的各类心身疾病有很好的针对性。

总体上,中医养生运动是一种身体活动,但同时包含了更为丰富的训练元素,有着不可比拟的优势(表2-4)。

表2-4 中医养生运动与身体活动对比表

项目	指导思想	训练目的	形体训练	心身并炼	心身放松	总体效果
身体活动	现代体育科学	更高更快更强	针对不足作用有限	强调身体活动	无或不重要	一般
中医养生运动	中国传统文化	中庸和谐适度自然	擅长矫正形体	强调心身并炼	强调心身放松	优于一般运动

(三)中医养生运动与身体活动的整合

中医养生运动与一般身体活动,其实不是结合不结合的问题,而是,要将中医养生运动作为身体活动的核心项目予以应用推广的问题。

当前基于现代体育构建的运动处方体系已经相对成熟,开始应用于健康管理和疾病康复等领域,如采用有氧运动进行心脏康复训练等,但对中国优秀的中医养生运动,我们的研究还非常不足。

如前所述,中医养生运动不仅仅是一种运动,其包含了更广的训练元素,主要包括:形体训练、有氧训练、放松训练、正念训练等,是一种综合训练体系,其训练内容更加丰富,因此健康效应相对更多更优。我们完全可以在中医养生运动的训练元素和健康效益的基础上,针对不同情况,设计制定更加完整丰富实用有效的中医养生运动处方。

以心脏康复的例子来说,冠心病不仅仅是身体的问题,还有一些心理问题,属于心身疾病,需要做心身全方位的康复,因此所用的包括有氧训练,还需要放松训练、正念训练等。而中医养生运动已经包含了这些训练元素,一个方法多种效益,完全可以用来做心脏康复的健康处方。心脏康复如此,其他疾病也是如此。理解了这一点,我们就能够明白,中医养生运动的价值和潜力。

很多运动处方都有禁忌证,但这并不一定也是中医养生运动的禁忌证。中医养生运动包含多种训练元素,不适合运动的人,并不一定不能进行放松训练、正念训练。比如放松和正念训练,可以没有运动强度,并可很好地调整心身功能,促进血液循环,卧床患者都可以练习,可以广泛应用于心脏康复、各类术后等。因此,中医养生运动扩展了运动处方的适应证。

总体上,中医养生运动是一种综合训练体系,结合身体活动研究成果,挖掘整理中医养生运动精华,开发中医养生运动处方,实现科学化和标准化,并应用于慢性病防治和健康管理领域,具有重要意义。

四、治未病之好友——心理学

中医学强调形神合一,形神共养,心理保健、精神养生在中医治未病中占有重要的地位。与中医治未病精神养生密切相关的好友之一,就是现代心理学。现代心理学的内容涉及面非常广,此处介绍心理学的一些基本内容,尤其是与心理健康相关的内容,并且与中医精神养生做比较,探讨两者的关系以及两者整合应用的思路和方法。

(一)什么是心理学

今天,心理学已成为科学发展中的重点门类,其理论被广泛地应用到社会生活的各个领域。无论在哪里,无论干什么,都能找到心理学的影子。简单来说,心理学就是研究心理现象的科学。心理现象是多种多样的,也是非常复杂的。心理学主要研究人的心理现象,也研究动物的心理现象,既研究个体的心理现象,也研究群体的社会心理现象。

心理是一种客观存在,这种客观存在,不是凭空产生的,而是基于物质世界的,是由物质世界发展出现的。具体来说,人的心理不等同于人脑,是人脑的功能,是人脑涌现发展的产物。人脑的健康对心理健康具有决定性作用,反过来心理意识也可以通过某些机制作用于人脑和全身,如常见的心身疾病就是负面心理因素影响躯体的结果。基于系统科学的心理意识涌现论,让我们对心理的研究和认识站在了唯物、科学的立场,避免玄学和迷信。

人的个体心理系统具有一定的心理结构、心理功能、心理行为、心理过程、心理状态等。人的心理是一个系统综合体,由不同的要素构成,这些要素是相互联系、相互作用的,成为一个有结构的整体。心理要素及其相互关系,就构成了心理结构。如我们常常听说的意识与潜意识、感性与理性、本我自我与超我等,就算是心理结构。心理行为是心理要素与结构的运动变化,心理行为运动变化的连续形成心理过程,行为与过程是一体的,可以统一表述为心理行为过程,如认知、情绪与情感、意志等。心理行为过程以心理结构为基础,同时可引起心理结构的变化。引起心理结构或许和外界事物发生变化的这种作用,就是心理功能。心理状态是一个描述量,是对心理要素、心理结构、心理行为过程等整体状况的描述。人的心理现象很复杂,但并非杂乱无章,各种心理现象之间存在着一定的联系和关系,成为一个有结构的整体。

心理状态从不同角度可以有不同认识,如果站在健康疾病角度,人体整体系统状态包括健康、亚健康、疾病等,因此相应的,人的心理状态也可划分为:心理健康、心理亚健康、心理疾病。心理健康就是心理结构、行为、功能正常的表现,心理疾病就是心理结构、行为、功能异常的表现,心理亚健康介于心理健康与心理疾病之间,可能是一种受到内外刺激产生的暂时的应激状态,也可能是一种长期存在的心理微疾病。

研究心理学可以让我们掌握心理现象以及与健康的关系,更好地维护我们的心理健康。

(二) 中医精神养生与心理学的关系

精神养生法——也称"调神""养性""养心"。是在中医思想指导下通过调摄精神、舒畅情志、颐养性情以保持身心健康、预防疾病、延年益寿的一种养生方法。中医精神养生与现代心理学的关系如何? 在此我们从精神养生法的两个核心内容开始做一个简单分析。

1. 形神一体与心身关系　精神养生法特点,首先体现在对形神关系的认识上。中医学认为,形神一体,"形与神俱",形神相互影响,因此强调形神共养。这是中医精神养生法的基本特点。具体到人的心理生理功能上,中医学认为,脏腑精气是情志活动的物质基础。五脏精气化生五志,情志活动分属于五脏,具体如:心在志为喜,肝在志为怒,脾在志为思,肺在志为悲(忧),肾在志为恐。既然脏腑精气是情志活动的基础,进一步情志活动可以影响脏腑精气,从而影响心身健康。具体的论述有:"怒则气上,喜则气缓,悲则气消,恐则气下,惊则气乱,思则气结""怒伤肝,喜伤心,忧伤肺,思伤脾,恐伤肾""心气虚则悲,实则笑不休""肝气虚则恐,实则怒""血有余则怒,不足则恐"等。

现代心理学研究心身关系,强调心身的相互作用,并且在此基础上发展形成了心身医学学科。对于心理和身体的关系,心理是身体的功能,具体来说是心理是人脑的功能。身体对心理具有决定性作用。身体的健康状况将直接影响人的心理健康状况,尤其是人脑直接影响心理。身体状况良好,人的情绪也会正面积极,身体状况不好,情绪就会负面消极。脑部外伤、中风等损伤大脑,就可能出现思维、情感、意识等等变化。

对于心身关系,中医精神养生和现代心理学是高度一致的。身体决定意识,意识反作用于身体,心身之间是相互影响的,这是两者共同的认识。

2. 精神内守与正念疗法　中医精神养生的方法很多,最能代表其特点的当属精神内守的方法。这也真是精神养生实施形神共养的方法。如《黄帝内经》提到:"恬淡虚无,真气从之,精神内守,病安从来",明确指出"恬淡虚无""精神内守"可以使得"真气从之""病安从来",是调理内在气机和健身防病之法则。精神内守成为养生修炼根本原则之一。而且古人还认为,精神不内守,会产生疾病。道家典籍《云笈七签》曰:"神常劳役于外,遂使神常秽浊而神不清,神既不清,即元和之气渐散而不能相守也。道,人常用之,而不知根本以形神为主,若人不知守于内,而守于外,自然令宅舍虚危,渐见衰坏矣。"从上面可以看出,中医精神养生方法的精神内守,通过内向意识运用,实现形神一体。

现代心理学也已经发展形成了与精神内守相类似的心理行为疗法——正念疗法,其源于南传佛教以四念处为核心的禅法,1979 年由美国麻省理工学院卡巴金设计,协助患者减轻压力、缓解痛苦。随着正念疗法的迅速发展,越来越多的心理学家被吸引到这个领域。心理学家泰斯德,将正念减压疗法与认知疗法融合,创建了正念认知疗法,主要应用于治疗抑郁症及复发问题。心理学家莱茵汉,根据正念疗法思想创立了辨证行为疗法,治疗边缘性人格。其他类似方法还有日本的内观疗法,国内的东方内观认知疗法、道家内观疗法、内观整合疗法等。正念强调觉知、注意、观照当下心身状态,这与精神内守方法基本一致,都强调意识的运用,即注意力的操作。

总体上,精神内守和正念疗法,基本操作和作用原理是一样的,只不过侧重略有不同。

(三)精神养生与心理学的整合

现代心理学与中医精神养生在基本理念上是一致的,在健康养生的目标上也是一致的,两者应该整合,以更好地维护心身健康。

一方面,现代心理学擅长心理疾病的精确诊断,可以为精神养生提供现代科学依据和养生参考。现代心理学对心理问题的诊断比较清晰明确,例如强迫症、焦虑症、躁狂症等,这些是中医精神养生自身所欠缺的。

另一方面,现代精神养生的形神一体干预方法,可以为现代心理学提供更加丰富的干预方法。现代心理学虽然也认识到心身相关,但是不像中医已经形成了成熟的理法。中医体质养生就是一个典型的例子。体质是中医学对人的心身整体质量或者素质的一个认识,我们就以王琦教授的体质九分法为例,每种体质状态都包含了身体和心理的整体内容,甚至气郁质主要就是以心理特点为辨识要点。例如,平和质性格随和开朗;气虚质性格内向,不喜冒险;阳虚质性情急躁,外向好动,活泼;阴虚质性格多沉静、内向;痰湿质性格偏温和、稳重,多善于忍耐;湿热质性格多心烦急躁;血瘀质易烦,健忘;气郁质性格内向不稳定、敏感多虑等等。总之,九种体质各不相同,体现了形神一体系统观,通过中医体质调理,改善心身整体状态,提升心理干预效果。

总体上,以形神一体系统观或者心身相关系统观为指导,对心理学与精神养生进行全面整合,合理应用,对于更好地维护心理健康。具有重要的理论与现实意义。

第 三 章

治未病是保持健康之道

通过前面两章的介绍,我们初步了解了治未病这一"大家子"的基本情况,以及它过去、现在的状况及未来发展的方向。为什么要用这么多篇幅来介绍这些呢? 是因为治未病是中医的最高境界。治未病是保持健康之道、阻击亚健康之道、促进康复之道和尽享天年之道。

何谓道? 道的本义为道路。由其本义就引申出事理、规律;方法、途径;宇宙万物的本原、本体等抽象意义。

治未病是保持健康之道,就是说治未病是保持健康的必由之路和大法。具体且听下文分解。

第一节 健康体检与健康

一、体检结果正常就健康吗

现如今体格检查(以下简称体检)已经成为人们保健方面最熟悉的一个词汇。机关团体、企事业单位等每年都要组织一次体检,而承担体检工作的除了传统的医疗机构,社会上也涌现出许多专门从事体检的机构。体检可分为三类:第一类以主诉症状为中心,以疾病诊治为目的的体检,称为"医疗性体检"。第二类是对从事某项特定工作或行为的体检,如办理入职、入学、入伍、驾照、出国、结婚、保险等手续时的体检,称为"通过性体检"。第三类是为了解受检人的健康状况、早期发现疾病线索和健康隐患,针对未病、初病或将病的健康或亚健康人群的体检,称为"健康体检"。当然,我们常说的体检就是指这类健康体检。

健康体检的程序,一般是在早晨空腹时先完成抽血化验(包括血常规、肝功能、肾功能、血糖、血脂、肿瘤标志物、激素、微量元素等项目)、尿常规和腹部超声检查。早餐后再继续完成心电图、胸部透视 DR 片、骨密度、经颅多普勒等检查,以及内、外、眼科、耳鼻喉科、口腔、妇科等临床科目检查,还可以根据具体情况再选做其他项目。一般一周时间内,体检者就可以拿到体检报告,这时几家欢喜几家愁,体检报告正常者,全家高兴,终于可以高枕无忧了,而体检报告不正常,甚至发现有重大疾病者的家庭,全家则乌云密布。

那么问题来了,体检结果正常就等同健康吗?

体检结果正常是指各指标在参考范围内,但这并不能说明身体健康。

为什么体检结果正常不能等同健康? 原因有以下三点。

第一,我们目前的健康体检项目并没有涵盖心理方面的内容,而一个人即使躯体各项检查没有发现异常,如果他的心理方面不健康也不能称之为健康人。

第二,健康体检各项检测指标正常,但是这个体检者有不少或者重要的不适症状,那么,他不属于健康者而很可能属于亚健康。

第三,虽然健康体检中包括肿瘤标志物检查,但很难发现早期的肿瘤。如早期肺癌发现需做肺部 CT,消化道肿瘤发现需依靠胃镜、肠镜检查,而这些项目都是常规体检中不包括的。常规体检存在一定的"盲区"。因此,即使体检结果无重大发现者,也不能认为就万事大吉了。

二、信号出现　健康亮灯

你确定你真的健康吗? 以下 20 种"信号"值得注意。

1. **"将军肚"**　常常有 30~50 岁的人,大腹便便,殊不知是高血脂、脂肪肝、高血压、冠心病的伴侣。

2. **脱发、斑秃、早秃**　每次洗发都有一大堆头发脱落,很有可能是工作压力大、精神紧张所致。

3. **频频去洗手间**　如果你的年龄在 30~40 岁之间,排泄次数超过正常人,说明消化系统和泌尿系统开始衰退。

4. **性能力下降**　中年人过早地出现腰酸腿痛,性欲减退或男子阳痿、女子过早闭经,都是身体整体衰退的第一信号。

5. **记忆力减退**　开始忘记熟人的名字。

6. 心算能力越来越差。

7. **情绪管控能力差**　做事经常后悔、易怒、烦躁、悲观,难以控制自己的情绪。

8. **注意力不集中**　集中精力的能力越来越差。

9. **失眠或睡眠质量差**　睡觉时间越来越短,醒来也不解乏。

10. **精神不集中**　想做事时,不明原因地走神,脑子里想东想西,精神难以集中。

11. **易怒**　看什么都不顺眼,烦躁,动辄发火。

12. **过于敏感**　处于敏感紧张状态,惧怕并回避某人、某地、某物或某事。

13. **强迫思维**　为自己的生命常规被扰乱而不高兴,总想恢复原状。对已做完的事,已想明白的问题,反复思考和检查,而自己又为这种反复而苦恼。

14. **焦虑**　身上有某种不适或疼痛,但医生查不出问题,而仍不放心,总想着这件事。

15. **烦躁**　很烦恼,但不一定知道为何烦恼,做其他事常常不能分散对烦恼的注意,也就是说烦恼好像摆脱不了。

16. **悲观**　情绪低落、心情沉重,整天不快乐,工作、学习、娱乐、生活都提不起精神和兴趣。

17. **疲劳倦怠**　易于疲乏,或无明显原因感到精力不足,体力不支。

18. **社交恐惧**　怕与人交往,厌恶人多,在他人面前无自信心,感到紧张或不自在。

19. **精神过激反应**　心情不好时就晕倒,控制不住情绪和行为,甚至突然说不出话、看不见东西、憋气、肌肉抽搐等。

20. **偏执思维**　觉得别人都不好,别人都不理解你,都在嘲笑你或和你作对。事过之后能有所察觉,似乎自己太多事了,钻了牛角尖。

我们可以对照以上"信号"自我检查,具有上述两项或两项以下者,则为"黄灯"警告期,目前尚无需担心。具有上述 3~5 项者,则为一次"红灯"预报期,说明已经具备"过劳死"的征兆。6 项以上者,为二次"红灯"危险期,可定为"疲劳综合征"——"过劳死"的"预备军"。

三、什么是健康

健康是促进人们全面发展的必然要求,是经济社会发展的基础条件。全民健康是国家富强和民族昌盛的重要标志。要建设健康中国,我们首先应该明确什么是健康。古今中外,是如何界定健康的呢?

(一)现代健康观

一般人认为,健康就是没有疾病,也就是等于身体健康。但是,随着社会发展,健康概念不断在发生变化。《中国公民健康素养》第一条指出:"健康不仅仅是没有疾病或虚弱,而是身体、心理和社会适应的完好状态。"这个健康概念就是出自 1948 年世界卫生组织成立时的《宪章》。它清楚地告诉我们,健康不再是传统意义的身体上没有疾病,而是要身体健康、心理健康、社会适应三个方面的完整统一。

1. 身体健康　表现为人体的结构完整和生理功能正常。也就是说,人体结构没有残缺,体格健壮,各器官、组织功能正常,没有不适感、没有虚弱、没有疾病,有正常的智力,能正常地从事职业与娱乐方面的生理动作,具有生活自理能力。

2. 心理健康　表现为心理平衡、情绪稳定和具有公德心。心理平衡是指正确认识自己、正确对待他人,有自信心;思维与行为协调一致,内心世界丰富、充实、和谐、安宁,能体现自己的价值存在和责任,积极地接受和正确处理日常生活中遇到的各种问题和挑战。情绪稳定是指能够以平稳、正常的心态从事工作、学习及相关活动;能够了解和控制自己的抑郁、焦虑等不良情绪;能够应付紧张情势,不至于采取消极方法(如通过烟、酒、药物,或采用极端行为、过度发泄等损害或影响他人的方法)去寻求解脱;没有心理疾病、精神疾病。公德心也就是我们平常所说的道德健康,是指对家庭和社会负有责任,其最高标准"无私利他",基本标准"为己利他",低标准"单纯利己",不健康的表现是"损人利己"和"纯粹害人"。具有公德心就是要求能遵纪守法、热爱集体、尊重他人,对社会具有一定的奉献精神。

3. 社会适应　表现为具有担当社会角色和完成社会责任的能力。即能依照社会生活的需要,通过自我调节来保持与自然环境、社会环境的良好接触和良好适应。能进行正常的人际交往,适应不同的社会角色包括职业、婚姻、家庭角色,能有效应对日常生活、学习和工作中的压力。

(二)中医健康观

在古人看来,体壮、心怡就是健康。所谓"体壮曰健,心怡曰康。"说的就是这个意思。中国古代先贤认识到健康的内涵包括生理健康和心理健康。中医的健康观是一个自然平衡,和谐统一的健康观。《素问·调经论》认为:"阴阳匀平,以充其形,九候若一,命曰平人。"这里的"平人",即健康之人。意思是说,阴阳平衡,形体充盛,三部九候之脉一致,就是健康之人。可见,中医认为健康是指阴阳平衡、气血畅顺、脏腑和调,形与神俱,人与自然、社会和谐的状态。中医健康观与现代健康观有着异曲同工之妙。

1. 阴阳平衡　中医为什么用"阴阳平衡"来表示健康呢?阴阳有多重含义,阴阳有原始含义、引申含义、哲学含义以及中医学含义。阴阳的最初意义是表示阳光的向背,向日为阳,背日为阴。因为太阳具有明亮、温暖、运动、上升等特点,所以把具有这些特点的事物归类为阳,而把具有黑暗、寒冷、宁静、下降等与之相反特点的事物归类为阴。如天为阳、地为阴;日为阳、月为阴;昼为阳、夜为阴;暑为阳、寒为阴;男为阳、女为阴;上为阳、下为阴等等,这里的阴阳就是其引申含义。

再后来,古代哲学家发现,自然界的任何事物都包括阴和阳相互对立的两个方面,而对立的双方又是相互统一的。阴阳的对立统一运动,是自然界一切事物发生、发展、变化及消亡的根本原因。正如《素问·阴阳应象大论》说:"阴阳者,天地之道也,万物之纲纪,变化之父母,生杀之本始。"阴阳的矛盾对立统一运动规律,是自然界一切事物运动变化固有的规律,世界本身就是阴阳二气对立统一运动的结果。这时已经诞生了阴阳学说,这里的阴阳就是哲学层面上的阴阳。春秋时代的《易传》以及老子的《道德经》都有提到阴阳。阴阳学说已经渗透到中国传统文化的方方面面,包括宗教、哲学、历法、中医、书法、建筑、占卜等。

古代医学家将阴阳学说运用于医学领域,借以说明人体的生理功能和病理变化,并用以指导临床的诊断和治疗,成为中医学基本理论之一即中医阴阳学说。这里的阴阳就是中医学上的阴阳。健康是指阴阳平衡,此句中的阴阳是概括说明人的正常生理功能。中医学认为人的正常生命活动,是机体内部以及机体与环境之间阴阳协调平衡的结果。所谓"阴平阳秘,精神乃治"。如物质与功能,物质属阴,功能属阳。人体的正常生理功能是以体内物质为基础的,没有物质就无以产生功能活动,而功能活动一方面消耗能量与物质,另一方面其结果又促进着物质的新陈代谢,有助于物质的摄入和能量的贮存。物质与功能的关系,也就是阴阳相互制约、资生、不断消长转化的过程。这一过程维持相对平衡,人就处于健康状态。如果这一过程失衡,阴阳就会偏盛偏衰,出现"阴胜则阳病,阳胜则阴病。""阳胜则热,阴胜则寒""阳虚则寒、阴虚则热"的疾病状态。

2. 气血与脏腑 中医认为,气血乃人之根本。气和血是组成人体的基本物质,关系着脏腑功能的运行和身体的健康。健康之人必须气血畅顺,否则,就会生病。正如《素问·调经论》所说:"血气不和,百病乃变化而生。"

脏腑是中医学人体内脏的总称,它包括五脏和六腑。五脏是心、肝、脾、肺、肾;六腑是胆、胃、大肠、小肠、膀胱和三焦。五脏的作用是储藏精气津液,六腑是主出纳转输。但脏腑的功能并不是各自为政,而是在相互依存、互相制约的情况下,各负其责、构成一个完整的机体。不但在人体内部脏与腑、腑与脏之间相互联系、脏腑之间互为表里,而且与外界自然环境、四时气候、精神活动等方面,都息息相关、互为影响。脏腑和调,人体就处于健康状态,否则就将疾病缠身。

"形与神俱"是《黄帝内经》的健康观。形,指形体、躯体;神,指精神、心理;俱,即健康和谐之意。形与神俱意为形体充盛、心明神怡,身体躯体、精神心理都和谐健康。如果只有躯体无病,而精神心理有问题也不能称之为健康。

3. 天人合一 人与自然、社会和谐的状态是中医关于健康的必备条件,其思想根源为"天人合一"。老子说:"人法地,地法天,天法道,道法自然。"宇宙自然是大天地,人则是一个小天地。人和自然在本质上是相通的,故一切人事均应顺乎自然规律,达到人与自然和谐。天人合一不仅仅是一种思想,而且是一种状态。在自然界中,天地人三者是相应的。《庄子·达生》曰:"天地者,万物之父母也。"《易经》中强调三才之道,将天、地、人并立起来,并将人放在中心地位,这就说明人的地位之重要。天有天之道,天之道在于"始万物";地有地之道,地之道在于"生万物"。人不仅有人之道,而且人之道的作用就在于"成万物"。再具体地说:天道曰阴阳,地道曰柔刚,人道曰仁义。天地人三者虽各有其道,但又是相互对应、相互联系的。《黄帝内经》主张"天人合一",其具体表现为"天人相应"学说。人与自然和谐就要遵从自然规律才能适应大自然春夏秋冬四季的变化、不惧风寒暑湿燥火的侵袭。人与社会和谐就要遵从社会规律,讲"仁义"道德,才能在社会中担当好各种角色、处理好各种复杂的人际关系。人与自然和谐了,身体躯体不易生病;人与社会和谐了,精神心理不易出毛病或不会受道德谴责、法律惩罚之苦。

第二节　什么是真正的中医养生

一、中医养生的内涵

养生,又称摄生、道生,即保养生命。广义而言,泛指一切有益于身心健康的方法,摄生一词最早记载于《道德经·五十章》,养生一词最早见于《庄子·养生主》,但其所指与现代意义上的养生概念并不完全相同。《辞源》解释养生:"摄养身心,以期保健延年。"

何谓养生? 养生是指人类为了自身生存和健康长寿,根据生命发展的客观规律所进行的保养身体,减少疾病,增进健康的一切物质和精神活动。养生的范围是很广泛的,包括理念、方法、技术、产品、项目、服务等。

1. **养生与保健**　保健作为医学专用术语,是近代西医传入我国以后才出现的,是指集体和个人所采取的医疗预防和卫生防疫相结合的综合措施,两者的意思不完全相同。

2. **养生与治病**　治病更多的是技术层面的行为,养生更多地属于思想层面,我们更愿意将养生称为一种文化,或者说是一种生活、健康的境界。

3. **养生与康复**　康复着重于预防残疾的发生以及将残疾降到最低限度。

4. **中医养生与中国传统养生**　中医养生理论以《黄帝内经》为代表。在

《黄帝内经》问世以前,养生学散见于诸家言论之中,与中国传统文化密切相关,因为缺乏中医理论的指导,尚不能称之为中医养生学,而称其为中国传统养生学。所以说中医养生学最初是揉合在中国传统养生之中,并与之一起发生发展起来的。只有在中医理论指导下的养生学说才能称之为中医养生。

总之,中医养生是以中医理论为指导,以保养生命、增强体质、预防疾病、延年益寿为目标的整体性和系统性的预防保健活动。中医养生是通过养精神、调饮食、练形体、慎房事、适寒温等各种方法去实现的,是一种综合性的强身益寿活动。2008 年 6 月 7 日,中医养生经国务院批准列入第二批国家级非物质文化遗产名录。

二、治未病与中医养生

前面已经讲过,治未病与中医养生是"亲子关系",治未病是"老子",中医养生是治未病的"长子"。中医养生还是治未病三大法宝之一,也是首要法宝,因为不论你是未病的哪一个阶段,不论你是健康的,还是患病的,也不论你的年龄多大都需要中医养生。现如今,中医养生红遍大江南北,大街小巷,报纸、杂志、广播、电视、微信、微博、QQ 都在传播养生知识,美容、护肤、休闲等等都要打上养生的牌子。一大批养生讲师,养生大师浮出水面,前些年出现的养生大师张悟本就是其中的代表,他的名言:"把吃出来的病吃回去",不论是治疗近视、高血压,还是癌症……药方中没有灵丹妙药,而不可缺少的是白萝卜、绿豆和长茄子。他声称多次用它们治好了肺癌、糖尿病、心脑血管疾病、肺炎等数十种常见疑难病症。绿豆在张悟本的神化后价格开始飞升。"张氏养生逻辑"的实质,就是夸大食疗的功效,将食疗神化,认为多喝绿豆汤、吃生茄子和生萝卜,不仅防病,也能治病。有些人听信他的说法,喝了大量的绿豆汤,吃了大量生蔬菜,直至出现严重贫血和腹泻不止。想减肥的人相信了"生吃茄子能吸油"的张氏逻辑,使劲吃茄子,直至吃出脾胃病。

沸沸扬扬养生景象说明了什么呢?它说明了:一方面,当代中国民众的养生需求旺盛,另一方面,绝大多数民众缺乏中医养生的基本常识和理念,辨不清真假养生。怎么办?除了政府相关部门要加强监管之外,我们大家要了解中医养生的基本概念,特别要掌握中医养生的核心理念,只有这样才能较好地辨别真假中医养生,避免上当受骗。

三、中医养生的基本理念

帮助我们鉴别真假中医养生的基本理念是什么呢?主要有七大方面。

(一) 居安思危　重治未病

居安思危的思想源于《周易》。《易传·系辞传下》曰:"君子安而不忘危,存而不忘亡,治而不忘乱,是以身安而国家可保也。"在卦辞中指出:"君子思患而豫防之。"明确提出了居安思危的预防思想。并告诫人们要知进、知退、知存、知亡,懂得坚守中道,防止事物向不利方面转化。受《周易》蕴含的居安思危、防患于未然思想的影响,后世医家和养生家都非常强调预防为主的防病健身原则。

这一基本理念提示我们:从生命周期来说,养生不是中老年的专利,养生要从娃娃抓起;从健康、亚健康和疾病三种状态来说,养生不是出现亚健康或者生病以后才需要,而是在健康状态下就要注重养生;从工作层面来说,当代人类健康和生命的主要危害来自于慢性非传染性疾病,养生应该优先于治疗。

(二)天人相应　道法自然

旧时结婚又叫拜堂成亲,有三拜:一拜天地、二拜父母、夫妻对拜。为什么要首先拜天地呢?因为天地代表大自然,人类的生命来自于大自然,大自然是我们人类的父母。天人相应指人与自然界是一个统一的整体,生命来源于大自然,生命的状态和大自然密切相关,天有所变化人有所感应。自然界的种种变化,都会影响人体的生命活动。《黄帝内经》说:"人与天地相参也,与日月相应也"。"天地者,万物之上下也。""天有四时五行,以生长化收藏,以生寒暑燥湿风。人有五脏化五气,以生喜怒悲忧恐"。

天人相应是古代中医学的根本理论。大自然是人类的父母,大自然中有什么,人的身体里就有什么。天有阴阳,人有脏腑;天有四季,人有四肢;天有五行,人有五脏;地有江河,人有经络。

大自然的运动节律,是人体生理、病理时间节律的根源,人为什么有五脏系统?自然界万事万物为什么有生长化收藏的生命节律,为什么有生长壮老已的生命过程?这是大自然给打上的烙印。大自然有什么?日节律——日出日落、昼夜昏晨;月节律——月缺月圆、初一十五;年节律——花开花落、春夏秋冬。人类有什么?日节律——睡眠觉醒、(疾病)旦慧昼安、(疾病)夕加夜甚;月节律——月事以时下;年节律——(脉象)春弦夏洪、(脉象)秋毛冬石。

《本草纲目》女子以血为主,其血上应太阴,下应海潮,月有盈亏,潮有朝夕,月事一月一行。与之相符故谓之月水、月信、月经。

道法自然就是人要效法大自然,不要违背自然规律。《道德经》说:"人法地,地法天,天法道,道法自然。"所谓"法"就是效法、学习的意思。道法自然就是要效法大地,大地则依法于天,天效法于道,"合于自然,顺乎自然,应于自然",也就是要效法大自然,跟随自然,而不要违背自然规律。遵守"日节律",要日出而作、日落而息;睡子午觉;过酉不食。遵守"年节律",要做到"春夏养阳,秋冬养阴",春防风又防寒;夏防暑热消暑防感寒;长夏防湿秋防燥;冬防寒又防风。

这个问题容易理解,有些病上午轻、下午重,到了晚上更重,次日又轻了。精神抑郁的患者,常常是晨重夜轻,早上一醒,心态郁闷,全身酸痛,哎呀,我怎么又回到这"苦难的世界"了。心理的痛苦和身体的痛苦那真是难耐。一到薄暮,太阳一落山,全身都轻松了,心态好一点了,甚至能下地做饭了。有些患者发热上午轻,到了下午体温就高了,这即是昼夜节律。

我们的呼吸、血压、心率、内分泌、胃肠蠕动、消化功能等都有一个昼夜节律。许多人都是早上起来排大便,这不即是消化体系的昼夜节律的浮现吗?我们的身体为何有昼夜节律呢?不就是我们的地球母亲自转一周的结果吗?

女性的卵巢活动为何会有月节律呢?一个月来一次月经,一个月有一次排卵,这是因为月球绕地球一周给人打上的烙印。

月球绕地球一周,一个恒星月和一个朔望月,它的平均天数是28天多一点点。因此一个月是28天,有的女性的月经比28天少,那可能是25天,有的可能比28天多,那可能是35天,在这个范围内都是合理的。

中医讲脉象,春天的脉以弦为主,夏天的脉以洪为主,秋天的脉是毛浮的,寒冬的脉是沉实的。也即是说,从脉象上来看,它有四季的变动,有四季的差异,这叫"四季节律"。那么我们把四季节律叠加起来,那不即是年节律吗?为何有四季节律呢?为何有年节律呢?那不即是地球绕太阳一周,给我们人类打上的烙印吗?

自然界一年中有四季变化,人的生理活动也会随之而变化,以顺应自然。就自然界的阴阳变化而言,对人体影响最大的莫过于四季交替和昼夜晨昏的变更,因此养生也必须采取相应的措施。

首先,针对春夏秋冬的气候特征,在精神修养、饮食调摄、生活起居等方面必须顺应四时的生、长、收、藏特点,做到"春夏养阳,秋冬养阴"。人们必须注意"因时摄生",遵循自然界气候变化规律,适应一年四季的气候才能健康长寿。

在环境方面,中医认为,自然环境的优劣,直接影响人的寿命。《黄帝内经》早就提出居住在空气清新、气候寒冷的高山地区的人多长寿;居住在空气污浊、气候炎热的低洼地区的人常短寿。自古僧侣、皇族的庙宇行宫,多建筑在高山、海岛、多林木的风景优美地区,说明我国人民对于理想养生环境的选择,是早有认识的。

现代科学的发展,也观察到了如下现象:如高温可使大脑的某些功能,像注意力、精确性、运动的协调性、反应的速度降低。气压降低可使空气的氧压降低,令人感到胸闷、不适。干热的天气出现时,可引起头痛、眩晕、烦躁、抑郁、激动、使人反应速度减慢,容易发生交通事故。大气中的电磁干扰可影响人的神经系统,使人的反应速度减慢,从而易发生事故。太阳黑子活动高峰时,心肌梗死发病增加。日食发生时,高血压患者血压可升高,心电图可见心肌缺血加重,对于具有出血倾向的患者,满月不是带来欢乐,而易发生出血。流感是目前最难制服的流行病之一,被称之为"百病之源"。英国科学家通过对280年的观测资料进行分析,发现流感大盛行多发生在太阳活动最强烈的时候。这一发现,充分证明了流感的发生受太阳活动的制约,这一结论已被当今科技界所接受,不少国家已在利用太阳活动的预报,预测流感的发生与流行。

以上事实可以说明,现代科学和现代医学也越来越注意到天象与人体的关系了。养生就要明白天人相应原理,道法自然,不要违背自然规律。

(三)形神合一　形神共养

中医学认为人是形神统一的整体。形是指人体的物质结构或形体百骸、脏腑经络、精气血津、皮肉筋脉等;神泛指人的生命功能,包括生理活动和心理活动,狭指人的精神、情志、心理活动。

"形神合一"是指人的正常生理与心理功能的有机结合,或和谐统一的圆满状态。中医认为形为神之基宅,神为形之功用,两者不可分离。形神合一观是中医的生命观、健康观。形神和谐,是健康的象征;形神失调,是疾病的标志;形神分离,意味着生命的终结。人生病与精神、情志因素有密切关系,失调的心理往往可导致多种躯体疾病,故七情失节成为中医学重要的病因之一。

形神共养,神为首务,神明则形安。神为生命的主宰,宜于清静内守,而不宜躁动妄耗。故中医养生观以调神为第一要义。守神以全形。通过清静养神、四气调神、积精养神、修性怡神、气功练神等,以保持神气的清静,增强心身健康,达到调神和强身的统一。

总之,形神共养提示我们:不仅要注意形体的保养,而且还要注意精神的摄生,使形体强健,精力充沛,身体和精神得到协调发展,才能保持生命的健康长寿。

(四)中和思想　平衡阴阳

"中和"思想是中国传统文化中非常重要的哲学思想,指认识和解决问题采取不偏不倚、执中适度、恰到好处的思想方式。"中和"体现事物协调和谐的关系与状态或者对立双方的力量均衡,自然界处于一种普遍调顺和谐的状态,这种均衡状态即"中和"。以后引申为符合中庸之道的道德修身境界的一种原则。儒家认为人们的道德修养能达到致中的境界,那么天地万物均能各得其所,达到和谐的境界了。《礼记·中庸》中说:"中也者,天下之大本也;和也者,天下之达道也,致中和,天地位焉,万物育焉。"其意为:中是生天生地生人的大根源;和是天下万物所共同通行的大路。如果能做到顺道体合道用的中与和两种境界,那么天地都会安居正位,万物也都可以顺遂生长。

中和是平衡的核心,是对立双方(阴阳)的力量均衡。维持中和的目的即是为了趋于一种调顺、和谐的平衡状态。《周易·易传》中的"阴阳合德,刚柔有体""乾刚坤柔"以及"水火不相逮,雷风不相悖,山泽通气"皆强调阴阳的中和平衡。源于中国传统文化的中医学,重视"中和"思想的作用,并将其运用在诊断、治疗的各个方面,中医养生也将人体的阴阳和调确立为延年益寿、养生保健的总则,正如《黄帝内经·生气通天论》所言:"凡阴阳之要,阳密乃固,两者不和,若春无秋,若冬无夏,因而和之,是谓圣度,故阳强不能密,阴气乃绝,阴平阳密,精神乃治。"即阴阳和合则身体调和健康,阴阳失和则发生疾患。"中和"思想具体表现为中医学生命观,即精气神的和谐、人体内部以及人与自然的和谐,失和则为致病的根本原因,治疗的目的在于达到"和"。阴阳平衡就是阴阳双方的消长转化保持协调,既不过分也不偏衰,呈现着一种协调的状态。人体阴阳平衡的含义是脏腑平衡、寒热平衡及气血平衡。其总原则是阴阳协调,实质是阳气与阴精(精、血、津、液)的平衡,也就是人体各种功能与物质的协调。阴阳平衡是生命活力的根本。阴阳平衡则人健康、有神;阴阳失衡人就会患病、早衰,甚至死亡。因此,在日常生活中就要注意固护阳气和维持阴阳二气的协调、平衡,维持自然界、人体内以及人体内外之间的中和平衡是养生之首务。

怎样才能维持阴阳平衡呢? 对于体质偏颇者,应寒者热之、热者寒之,实者泻之、虚者补之,燥者润之、湿者燥之。"谨察阴阳所在而调之,以平为期"(《素问·至真要大论》)。而体质平和者要随季节变化坚持四时(季)养生。然而,现代许多人所谓养生又是怎样呢? 他们不知道自己的体质,不管体质是虚是实,一概喜用补品、补药,枸杞、阿胶、石斛、人参、鹿茸乱用;或者不管体质是寒是热,一律选用艾灸、喝生姜汤驱寒;不管体质是燥是湿,全用薏米、赤小豆祛湿。还有人喜欢参加挑战极限、紧张剧烈、刺激性强的运动,不知这样物极必反、违背致中和原则、破坏机体阴阳平衡会"病起过用"。

(五)三因制宜　有的放矢

三因制宜,即因时制宜、因地制宜和因人制宜。"时"有时代、时令、时节的不同;"地"有东南西北中、高原、丘陵、平原、盆地、沿海不同;"人"有年龄、性别特别是的体质的不同。三因制宜具体而言,是指根据不同的时令气候特点、不同的地域环境特点,还有不同患者的年龄、性别、体质等具体情况,来制定与之相应的适宜的养生或调养的原则及方法。

如今,很多人只重视营养,不重视调养,只要是认为有营养、具有保健功能饮食或药物,就不管是春夏秋冬、不管是东西南北、不管是男女老幼、也不管是寒热虚实统一一律照吃不误。比如,很多人服保健品或中成药看广告,看知名度,六味地黄丸补肾家喻户晓,于是乎凡怀疑自己肾虚者都买它服,结果不少人肾虚症状没有改善,还出现了腹泻或者比以前更怕冷。什么原因?六味地黄丸是滋阴补肾的,对肾阴虚效果不错,但肾阳虚或者脾肾阳虚的人就不合适了,西北地区肾虚的人服六味地黄丸合适的可能比较多,因为那边气候干燥,燥能伤阴,所以肾阴虚的人会更多一些。而东南地区的气候湿重,湿为阴邪伤阳,肾阳虚的人可能偏多一些。故适合服六味地黄丸的人可能比较少一些。

所谓有的放矢,就是在养生或调养前,充分考虑时、地、人三大因素,有针对性的选用合适的养生调养原则和方法。在时的方面,首先是时代不同了,过去生活艰苦,经常吃不饱、营养不良,劳动强度大容易出现五劳七伤的虚劳疾患,因此,养生方面主要需要一些补药进行培补和休息静养,而现在,人们生活水平明显提高,衣食无忧,营养充足甚至过剩,交通便利,体力劳动强度不大,单纯虚损或以虚为主的情况大大减少,以痰湿、湿热、气滞、血瘀为主的实性病证或虚实夹杂病证占绝大多数,然而很多人的养生观念仍未发生改变,只要谈到养生就想到补,食补、药补等等,平时也喜欢自购食材、药材、中成药、保健品乱补一气,并且平日不重视运动锻炼,对于这些情况,中医养生就应有的放矢,以通泻为主并强调适当的运动锻炼。

在时令气候方面,中医也要顺应四时季节气候的变化选择养生原则和方法,如冬夏,起居有不同,饮食、中药调理也有不同,总的原则正如《素问·六元正纪大论》所说:"用寒远寒,用凉远凉,用温远温,用热远热,食宜同法。"要理解这段话,主要在于理解"远"字,"远"的意思是"远离、避开"。这段话主要阐明用药当应时节,才符合养生规律。即在冬季或气温寒凉时避免使用或慎用寒凉药,在夏季或气温温热时避免使用或慎用温热药,饮食也适宜于这个原则。体现了中医饮食用药的因时制宜。

在地域环境方面,常言道:一方水土养一方人,"一方",指的是某一地域;"水土",包括地理位置、物候环境;"一方人",则是长期生活在这一地域的人。不同地域的人,由于环境、生活方式、地理气候不同,其体质也有所不同。如西北高原地区,干燥少雨,故西北之人多干燥阴虚,东南地区,滨海傍水,平原沼泽较多,地势低洼,温热多雨,故东南之人多痰湿湿热,他们的养生原则及方法亦有所不同。

在人的方面,有年龄、性别、体质、生活习惯等不同,①年龄:年龄不同,其生理状况和气血盈亏各异,养生调理用药也应有区别。老年人生理功能减退,精气亏虚,患病多虚证,或虚实夹杂,调理宜补为主,有实邪的攻邪要慎重,用药量应比青壮年较轻。小儿生机旺盛,但精气未充,脏腑娇嫩,易寒易热,易虚易实,病情变化较快,故小儿养生调理,忌投峻攻,少用补益,用药量宜轻。《温疫论·老少异治论》说:"……所以老年慎泻,少年慎补,何况误用也。亦有年高禀厚,年少赋薄者,又当从权,勿以常论。"②性别:男女性别不同,各有其生理特点,妇女有经、带、胎、产等情况,养生调理用药应加以考虑。如在妊娠期,对峻下、破血、滑利、走窜伤胎或有毒药物,当禁用或慎用。产后应考虑气血亏虚及恶露情况等等。③体质:体质有强弱与寒热之偏,阳盛或阴虚之体,慎用温热之剂;阳虚或阴盛之体,慎用寒凉伤阳之药。体质不同,治疗用药常不同。此外,有的养生调理者还素有某些慢性病或职业病,以及情志因素,生活习惯等,在调理时也应注意。

总之,因时、因地制宜,强调了自然环境对人体的影响。在时、地、人这三因中,人的体质是最重要的因素,因为时代、时令气候、地域环境、人的年龄、性别的不同,最终都会作用并影响着人的体质。有的放矢,最关键的前提是辨明体质,养生调理从体质辨识开始。

(六) 正气为本　养正避邪

正气是指人体内的元气,它具有防御、抵抗和康复功能。通常简称为"正"。与邪气相对言。所谓正气为本是指:正气是中医学中最重要、最基本的概念之一,正气强弱是疾病发生、发展的内在根据。当人体正气充盛,抗病力强,致病邪气难以侵袭,疾病无从发生。反之,正气不足,或正气相对虚弱时,卫外功能低下,往往抗邪无力,则邪气可乘虚而入,导致机体阴阳失调,脏腑经络功能紊乱,以致引发疾病。发病后,如果正气受损不重或者得到扶助则疾病向愈并较快康复,否则,疾病恶化或缠绵难愈。因此,中医学非常重视人体正气在疾病发生发展过程中的重要作用,称正气为本。

免疫是现代医学的基本概念。所谓免疫,指机体的免疫系统识别"自己"与"非己"成分,并排斥异构物质的生理功能。其主要功能有以下三方面:①防御作用,即抗感染免疫,主要指对病原微生物的免疫作用,作用过强时表现为变态反应;②平衡作用,即维持机体内在平衡,如去除老死或受损伤的细胞,作用过强时表现为自身免疫病;③监督作用,即去除经常在体内发生的异常细胞变种,当作用减弱,就容易出现恶性肿瘤。

正气的功能包括免疫这些重要的功能活动。正气与免疫分别是两种医学体系中的基本概念,两者之间有着内在的联系。从免疫的主要功能来看,大致相当于正气的抗病能力。

正气抗御外邪入侵的这一功能,与免疫功能的防御作用,即抵御病原微生物感染的作用相当。正气的抗病能力还表现为维持脏腑功能的协调、气血的流行畅达。在中医病因学中,特别注意内生邪气,如痰饮、瘀血以及内生五邪等。上述邪气,往往是脏腑功能失调,气血失和的病理产物,又反过来影响人体,导致疾病的发生。

正气不等于免疫。免疫功能是正气的重要方面,即抗病能力,但却不是正气的全部内容。人体的功能活动是正气主要的、根本的功能,也是抗病能力产生的基础。人体的功能活动以脏腑为场所，而脏腑之中又以五脏为中心，五脏的功能活动产生了气血，气血又是脏腑功能活动的物质基础。脏腑的相互联系、脏腑与其他组织器官的关联、气血的运行又以经络为路径。脏腑、经络、气血功能活动既是正气的内容之一，同时，其功能活动又产生正气。正气旺盛则抗病能力强。任何疾病的发生，都必然是脏腑、经络、气血功能的失调，病程久延，还会导致脏腑、经络、气血的损伤，即正气亏虚，因此，在疾病过程中，邪正斗争的同时，或邪去之后，都存在着正气的自我恢复，从而使机体康复的过程。这种自我修复的功能，通称康复能力，它同样是正气的重要组成部分。这些虽与抗病能力不同，但两者之间却有着密切的联系。抗病能力、康复能力都以脏腑、经络、气血的功能为基础，都与疾病过程有关，但抗病能力与疾病的发生、发展相关，而康复能力则与疾病的痊愈相关。这些都不是免疫这一生理功能所能概括的。

总之，现代医学免疫功能与中医学所说的正气的抗病能力相当，但两者不是等量齐观的概念，因此，不可将两者的含义混淆。

正确养生有助于培育和扶助人体的正气，但如今时行的所谓养生就只会损伤人体正气。如：不少年轻人每天晚上下班后去健身房打卡，长时间"撸铁""暴汗"；好多老年人晚上跳 2 小时广场舞，跳的一身大汗、疲惫不堪；保健品、补品好，那就天天吃；走路好，那就每天 2 万 ~3 万步；喝水好，那就咕咚咕咚一次猛喝 8 杯；吃太饱不好，那就坚持断食。

人体疾病的发生和早衰的根本原因，就在于机体正气的虚衰。虽然，正气在疾病发病中作用十分重要，但疫病的致病邪气毒力非常强大，正气的抗邪能力也是有一定限度的，所以避免邪气的侵袭也是预防疫病的重要环节。那么，我们应该怎样养正避邪呢？在提升正气方面，我们应做到：情志畅达，饮食有节，起居有常，适度运动，不妄作劳，冬季调补，贴三伏天灸、三九天灸。历代医家和养生家都非常重视护养人体正气。《寿亲养老新书》对保养人体正气做了概括："一者少言语，养内气；二者戒色欲，养精气；三者薄滋味，养血气；四者咽津液，养脏气；五者莫嗔怒，养肝气；六者美饮食，养胃气；七者少思虑，养心气……"这些都值得我们参考。

在避邪方面，我们主要做到两大点：①虚邪贼风，避之有时；②讲究卫生，避其毒气。要避免疫邪的侵袭，就要讲究个人卫生，对环境消毒，疫病发生后要采取隔离措施，这些在中医古籍中都记载有具体的做法，如清代后期，鼻烟壶曾是驱逐瘟疫的工具，宫廷中的医生常以鼻烟配方的方药，治疗鼻病和瘟疫。民间则多以芳香药装入小袋，佩带身边，悬挂于居室，以预防瘟疫。

（七）大德者寿　重德修养

中国传统文化的代表——儒家学派的创始人孔子十分重视道德修养，把它作为养生的一项重要内容。提出了"德润身""仁者寿"的理论。孔子名言:君子坦荡荡,小人长戚戚:君子心胸开朗,思想上坦率洁净,外貌动作也显得十分舒畅安定。小人心里欲念太多,心理负担很重,就常忧虑、担心,神态、动作也显得忐忑不安,常是坐不定,站不稳的样子。

《素问·上古天真论》:"所以能年皆度百岁而动作不衰者,以其德全不危也"。所谓的德全不危,不仅包括个体的行为合于自然的养生之道,还蕴有合于儒家的修身之道之意,即是指道德之道。一个人只有行为合于道德,方能使内心真正达到长期地处在一种清心寡欲的状态,并能与他人融洽相处,达到养生长寿的目的。

著名高寿中医学家孙思邈:"养生重德",他说:"道德日全,不祈善而有福,不求寿而自延。""德行不正,纵服玉液金丹未能长寿"。

那些私欲膨胀、患得患失、心术险恶、斤斤计较、唯利是图、倒行逆施等有悖道德准则的人,因其胡作非为必然会导致精神紧张、恐惧、沮丧等不良情绪。这种精神状态往往会引起神经中枢、内分泌系统功能的失调,削弱其免疫系统的防病能力,久而久之必然会引发各种疾病。

不择手段地追求物质享受,最终会降低生活质量,带来病痛的折磨,人格的丧失,甚至生命的夭折。要想健康长寿,必须把道德修养放到重要的位置,而不仅仅是身体方面的养生。

第三节　中医养生就是吃吗

现在,我们许多家庭都买了小汽车,大家都知道新车要定期送到 4S 店去保养。那我们人呢?"人命至重有贵千金"。所以,更应该注重保养。对于人的保养,中医就是养生。"你要注意养生啊!"我经常嘱咐我的患者。"好的,那我吃什么呢?"患者的回答叫我啼笑皆非。在他们或者在一般民众眼里,养生就是吃,吃营养品、吃补品就是养生。那么,问题来了,养生是吃吗?养生的方法很多,不仅仅是饮食方面,养生的方法主要包括:精神养生法、起居养生法、饮食养生法、运动养生法、体质养生法、四时养生法、经络养生法等。

一、精神养生法

精神养生法是在中医理论指导下,通过怡养心神、调摄情志、调剂生活,以达到形神协调统一、增进健康、延年益寿的方法。中医认为:精神情志是在脏腑气血的基础上产生的,为人体生理活动的表现之一。精神情志与人体的健康密切相关：精神情志正常促进人体的健康；精神情志失调影响人体脏腑气血功能，削弱或破坏人体的生理活动，有损于人体的健康。因此，中医养生首重精神养生。精神养生主要有两大方面：修德怡神和调志摄神。

（一）修德怡神

修德怡神是精神养生的重要方面，道德高尚的人，行事光明磊落，性格豁达开朗，如此则神志怡然安宁，气血和调，生理功能平稳，形与神俱，得以健康长寿。研究表明，道德修养高的人，大脑皮质的兴奋和抑制相对稳定，体内的酶和乙酰胆碱等活性物质分泌正常，脑中激素释放适度，可强化神经正常活动，延缓衰老，有利于健康长寿。养生以修德为首务，修德以修心为中心。修德怡神四要素，健康长寿八字诀：善良、宽容、乐观、淡泊。

1. 善良——心理养生的营养素　善良是心善行良。善良是与人为善、乐善好施、己所不欲勿施于人，善良就是防人之心不可无，但害人之心绝不可有。善良的反义是恶毒，如果一个人为一己私利而干出损人利己、违法乱纪、伤天害理之事，不但会众叛亲离、接受纪律处分、招来牢狱之灾，还会受到自己良心的谴责，心灵也不可能得到安宁，这样怎能健康又何来长寿？

2. 宽容——心理养生的调节阈　所谓宽容就是宽宏大度、包容原谅。宽容是一种良好的心态，宽容也是一种崇高的境界，宽容自己的家人、朋友容易。然而，宽容曾经深深伤害过自己的人或者自己的敌人则是最难的。宽容是人性中最美丽的花朵，宽容是心理养生的调节阀。人在社会的交往中，吃亏、被误解、受委屈的事总是不可避免地发生，面对这些，最明智的选择就是学会宽容。一个不会宽容，只知苛求别人的人，其心理往往处于紧张状态，从而导致神经兴奋、血管收缩、血压升高，使心理、生理进入恶性循环。

3. 乐观——心理养生的不老丹　所谓乐观是一种良好的心态，就是虽然身处逆境，但相信前途是光明的，阳光总在风雨后、明天会更好。一个人从小到大，无疑会经历无数大大小小的事情，顺境与逆境、快乐与悲伤、理想与现实等等，一切都会表现在心情上，值得开心的时候，开心是自然的，而不顺心的时候，想要开心起来可能会困难许多。人要想开心的时候多一些，一切的和谐与平衡，健康与健美，成功与幸福，都是由乐观与希望的向上心理产生与造成的。忧愁、顾虑和悲观，容易使人得病；坚强的意志和积极、愉快、乐观的情绪，可以战胜疾病，更可以使人强壮和长寿。

4. 淡泊——心理养生的免疫剂　所谓淡泊就是不追名逐利、不盲目攀比，心境平和宁静。淡泊以明志，宁静以致远，只有淡泊宁静才能不忘初心、矢志不渝，实现远大抱负。《黄帝内经》在谈到精神养生时指出："美其食，任其服，乐其俗，高下不相慕"。有两句名言说："如果你的欲求无穷尽，那么你的心事和担忧也会无穷尽"。"贪财、权欲和虚荣心，弄得人痛苦不堪"。所以淡泊的心态才能使人始终处于平和的状态,保持一颗平常心,使身心安康,延年益寿。

如前文所述,中医养生七大核心理念中就有"形神合一、形神共养""大德者寿、重德修养"两大核心理念。前一条理念告诉我们在养形的同时要重视养神即精神养生,后一条告诉我们精神养生之中首先要重视德的修养即修德。而如果我们修到了善良、宽容、乐观、淡泊四大品质,那么,可以说就是一个具有大德的人,而"德润身""大德者寿",这样就为健康长寿奠定了很好的基础。

(二)调志摄神

所谓调志摄神是通过一定的方法和措施改变人的情绪和意志,以解脱不良情绪的影响的精神养生方法。调志摄神的基本原则是:和喜怒、去悲忧、节思虑、防惊恐。人有七情,七情,即喜、怒、忧、思、悲、恐、惊七种情志变化。七情与脏腑的功能活动有着密切的关系,七情分属五脏,以喜、怒、思、悲、恐为代表,称为"五志"。七情是人体对外界客观事物的不同反映,是生命活动的正常现象,不会使人发病。但在突然、强烈或长期性的情志刺激下,超过了正常的生理活动范围,而又不能适应时,脏腑气血功能紊乱,就会导致疾病的发生,这时的七情就成为致病因素,而且是导致内伤疾病的主要因素之一,故称为内伤七情。调志摄神养生法就是让人们对于喜事与悲事、兴奋与气愤、顺境与逆境、快乐与痛苦等,都应一视同仁,善于自我调节情感,保持稳定的心理状态,将七情对人健康的不利影响降到最低。常用的具体方法有节制法、疏泄法、转移法、以情胜情法等四种。

1. 节制法　节制法即调和情感,防止七情过激,从而达到心理平衡的方法。遇事戒怒:"怒"是历代养生家最忌讳的一种情绪,它是情志致病的魁首,对人体健康危害极大。怒不仅伤肝,怒气还伤心、伤胃、伤脑等,导致各种疾病。制怒之法,道德是以理制怒。其次,可用提醒法制怒。再次,怒后反省,每次发怒之后,吸取教训,逐渐养成遇事不怒的习惯。及时宣泄如找知心朋友倾诉;或通过中药疏肝解郁或者清肝泻火、平肝潜阳等来预防与减少发怒。

2. 疏泄法　疏泄法就是把积聚、抑郁在心中的不良情绪,通过适当的方式宣达、发泄出去,以尽快恢复心理平衡,称之为疏泄法。中医认为:郁则发之,例如,哭泣就是一种疏泄法。

3. 转移法　转移法是一种升华超脱。所谓升华,就是用顽强的意志战胜不良情绪的干扰,用理智战胜生活中的不幸,并把理智和情感化作行为的动力,投身于事业中去,以工作和事业的成绩来冲淡感情上的痛苦,寄托自己的情思,如失恋之后。超脱,即超然,思想上把事情看得淡一些,行动上脱离导致不良情绪的环境。如高考落榜后。移情易性:移情,即排遣情思,改变内心情绪的指向性;易性,即改易心志,通过排除内心杂念和抑郁,改变其不良情绪和习惯。常用的移情法:如琴棋书画移情法;运动移情法。

4. 以情胜情法 中医认为:人的情志分属五脏五行:悲属肺金,怒属肝木,思属脾土,恐属肾水,喜属心火。按照五行学说金、木、土、水、火依次存在相胜相克的规律:悲胜怒,怒胜思,思胜恐,恐胜喜,喜胜悲。以情胜情法就是根据中医五行相胜相克规律,有意用一种情绪去抑制或战胜另外一种不良情绪,以达到调畅情志,保持良好精神状态的调志摄神方法。例如,我们可以逗之以笑,或激之以怒,或惹之以哭,或引之以恐等来调控情志。历史上,范进中举的狂喜就是被其岳父一记耳光给平复,这就是恐胜喜的范例。以情胜情的方法既不能机械套用五行,也不能随意滥用,必须经过专业培训才能得到较好的效果。

二、起居养生法

起居养生法是指遵循中医的养生原则合理地安排生活起居,以期达到健康长寿的方法。起居养生法包括居住环境、居室结构、居室环境和气候、起居有常、劳逸适度等。本节主要讲后面两点。

(一)起居有常

起居有常,是指顺应自然节律,按时作息、规律生活。本人在前面中医养生的七大核心理念的第二条就讲了,中医的第二大核心理念就是,天人相应,道法自然,所谓天人相应就是人与自然界是有机的整体,生命来源于大自然,生命状态和自然密切相关,天有所变化人有所感应;如果我们遵循自然节律,起居有常,作息合理,就会精力充沛,面色红润,目光炯炯,神采奕奕,如果我们长期的起居无常,作息失度,会使人精神萎靡,面色萎黄,目光呆滞无神。

1. 日节律 即一日的起居有常,就是要依据十二时辰创造有规律的生活,日出而作,日落而息,睡子午觉,过西不食。

子时:即每天的23点—次日凌晨1点,胆经当值,胆的经气旺盛,主要分泌并储存胆汁,为明天的需要做准备,有利于肝藏血,人一定要熟睡,否则影响胆的工作,会使胆汁分泌不足,熬夜的人面黄,妨碍肝藏血的功能,长期熬夜的人容易血气不足,气血不足的人此时很精神,睡不着,是不正常的信号。

丑时:即每天的1—3点,肝经当旺,肝藏血,过滤血液中的毒素,并且把多余的血藏在肝脏里,此时绝对不能喝酒,此时喝酒,对肝的损伤将是致命的,这时,人要处在熟睡中,把肝养好了,人的筋才能灵活,思维灵敏,否则会变得木讷。

寅时:即每天的3—5点,肺经当旺,肺主一身之气,均衡一身的气血,全身布水行气血,此时一定要深度睡眠,如果此时惊醒并且盗汗,则可能是有病的表现。

卯时：即每天的 5—7 点，大肠经当旺，此时太阳初升，人应该醒来，地户开，要排解大小便了，这个时段是起床时间，一般人可以根据季节选择在六点前后起床。

辰时：即每天的 7—9 点，胃经当旺，这个时段是早餐时间，此时一定要吃早餐，不吃早餐将伤害脾胃，有损人体健康。

巳时：即每天的 9—11 点，脾经当旺，主运化，长一身的肌肉，所以是锻炼肌肉的好时机。

午时：即每天的 11—13 点，心经当旺，是阴阳交汇点，此时段是午饭和午休时间，吃过午饭后最好午睡半小时。

未时：即每天的 13—15 点，小肠经当旺，此时，正在吸收午饭消化后的精华，应注意休息。

申时：即每天的 15—17 点，膀胱经当旺，这段时间，最好多喝点水，使尿液可以把代谢的废液排出。

酉时：即每天的 17—19 点，肾经当旺，肾虚的人要注意保养了，这个时段是晚餐时间，是养元气的好时机。

戌时：即每天的 19—21 点，心包经当旺，此时敲打按摩心包经、轻柔膻中穴，可以缓解心慌心悸，是晚间锻炼保健的好时候，关键是不要生气，最好能热水泡脚。

亥时：即每天的 21—23 点，三焦经当旺，此时最好不吃不喝，不要夜宵，这个时段是上床睡觉的时间，小儿、老人、患者最好在十点之前入睡。一般人则应根据季节选择在十点前后上床睡觉。

2. 年节律　即一年四季的起居有常，就是按照春夏秋冬四季变化的规律对起居和日常生活进行适当地调整。一年春夏秋冬四时变化，大自然花开花落，具有春温、夏热、秋凉、冬寒的特点。人呢？就应该顺应自然，相应具有春生、夏长、秋收、冬藏的变化而适当调节自己的起居规律。《黄帝内经》称"春三月……夜卧早起；夏三月……夜卧早起；秋三月……早卧早起；冬三月……早卧晚起。"意思是说，四季的作息时间应有所不同，"春夏养阳"宜晚睡早起，而"秋冬养阴"则应"早卧早起"或"早卧晚起"。

但现代人，对于时间早晚的概念的理解与古代人相距甚远，比如很多人认为，晚上 12 点钟睡觉就是早睡，早上 8 点起床就是早起。其实《黄帝内经》是根据春夏秋冬阴阳消长变化来调整四季睡眠时间的，春天阳气升发，万物生机蓬勃，晚睡早起；夏天阳气旺盛，万物生长茂盛，晚睡早起；秋天阴气渐盛、阳气渐收，万物结实，早睡早起；冬天阴气盛极，万物闭藏，早睡晚起。

那么，如何界定早睡晚睡、早起晚起呢？中医养生理念的睡觉和起床时间分别在亥时（晚上 21—23 点）和卯时（早上 5—7 点）。晚上 22 点是亥时的中间时间,早上 6 点是卯时的中间时间。因此,晚上 22 之前睡是"早睡",晚上 22 点之后是"晚睡";早上 6 点之前起床是"早起",早上 6 点之后是"晚起",但晚上不过亥时,早上不过卯时(表 3-1)。

表 3-1 一年四季睡眠时间表

季节	睡眠要求	上床睡觉时间	起床时间
春	晚睡早起	22:00 左右	6:00 左右
夏	晚睡早起	22:30 左右	5:30 左右
秋	早睡早起	22:00 左右	6:00 左右
冬	早睡晚起	21:30 左右	6:30 左右

看到上面这个表,有人可能要问,同样是晚睡早起,怎么春季上床睡觉和起床的时间与夏季还是有所不同呢? 这是因为:"日出而作日落而息"反映了我们的日常生活是跟着太阳走的。中医认为,一年四季的更替是因为阳气的变化。其实质就是地球绕太阳公转,造成的太阳于南北回归线之间无限循环往返。因为中国位于北半球,因此,当太阳相交于南回归线——冬季的冬至日;相交于北回归线——夏季的夏至日;太阳南来相交于赤道——春季的春分日;北往相交于赤道——秋季的秋分日。太阳的日出与日落也随着季节转换而变化。现在,能准确代表日出时间的就是天安门升降国旗的时间。以 2019 年几个代表春夏秋冬四季的节气日升旗时间来看季节之间日出日落时间的差别:春分(日出 06:17;日落 18:26);夏至(日出 04:45;日落 19:49);秋分(日出 06:02;日落 18:10);冬至(日出 07:32,日落 16:52)。春季日出比冬季早一个多小时,比夏季晚一个多小时,春季日落比冬季晚一个多小时,比夏季早一个多小时。而春秋两季无论日出、日落的时间都很接近。虽然,中国东西南北各地日出日落时间有所不同,但每个季节之间的日出日落的时差基本是固定的。

(二)劳逸适度

什么是劳逸适度? 劳者劳作、活动、辛苦,逸者休息、安闲、安逸。劳逸适度就是指劳动与休息均要与机体脏腑功能相匹配,不过度劳累也不过分安逸。中医理论认为:正常的劳动、活动、运动有利于人体气血的运行,能增强体质,预防疾病,有益于健康长寿,是日常生活中所必需的,但过劳则有损于健康。所谓"过劳"是指有损身体健康的过度地劳累,主要有"劳神过度""劳力过度"及"房劳过度"。劳神过度(即过度的脑力劳动)则耗伤心血,而出现失眠多梦,心悸健忘等症状。劳力过度(即过重的体力劳动或超过体能的运动)则耗伤元气,而出现神疲乏力,少气懒言,四肢无力等症状。房劳过度(即过于频繁的性生活)则耗伤肾气,而出现腰膝酸软,眩晕耳鸣,性功能下降等症状。所以说,无论是脑力劳动、体力劳动、体育运动还是性生活都应该适中、适量,有所节制,要避免过劳而损伤身体。与之相反,过逸(即完全不参加或很少参加劳动或体育锻炼)也会使机体的气血运行迟缓而不畅,脾胃的消化功能减弱,气血生成不足,正气下降,抗病能力降低,食欲不振,精神萎靡,易感染疾病。所以,为了健康长寿,一定要根据自身情况劳逸结合、劳逸适度。

(三)冷温热三法

所谓冷温热三法就是冷水洗脸、温水刷牙、热水泡脚三种养生的方法。

1. 冷水洗脸　冷水即水温20℃左右的水,一般情况下自来水也就是20℃左右的冷水,冷水洗面,可以提神醒脑,特别是早晨用冷水洗脸对大脑有较强的兴奋作用,可以迅速驱除倦意,振奋精神。冷水洗面,还可以促进面部的血液循环,既增强机体的抗病能力还有一定的面部美容作用。

2. 温水刷牙　温水即水温35℃左右的水。用温水刷牙有利于牙齿的健康,反之,长期用凉水刷牙,就会出现牙龈萎缩,牙齿松动脱落的现象。特别是在冬季气候寒冷的时候,刷牙漱口时更要注意用温水。

3. 热水泡脚　热水即水温在45~50℃的水。热水泡脚是指每晚在临睡前用45~50℃的水泡脚和洗脚。中医认为,双足是人体阳经和阴经的交接地点,有诸多穴位,对全身的气血运行起重要作用。应用热水泡脚洗脚,可以促进人体的气血运行,并有舒筋活络,颐养五脏六腑的作用。俗话说:勤吃药,不如勤洗脚。

三、饮食养生法

人们常说:"人是铁饭是钢,一顿不吃饿得慌",中国有句古话:"饮食者,人之命脉也"。说明饮食首先是维持人生命的物质基础。其次,它是健康的基石。还有就是它已经成为老百姓心目中养生的代名词,只要你说养生,他们就会问你吃什么? 那么,什么是饮食养生呢? 饮食养生,就是按照中医理论调整饮食、注意饮食宜忌、合理地摄取食物,以增进健康、益寿延年的养生方法。饮食养生的原则与方法主要有:全面合理、有的放矢、食饮有节、饮食以时、寒温中适中。

(一)全面合理

《黄帝内经·素问》就饮食养生方面提出:"五谷为养,五果为助,五畜为益,五菜为充,气味合而服之,以补精益气"。"谷肉果菜,食养尽之,无使过之,伤其正也"。这是世界上最早提出全面合理饮食的观点。

1. 五谷为养　"五谷"狭义是指:稻(大米)、黍(黄米)、稷(小米)、麦(小麦)、菽(大豆),广义来说是指所有的粮食。"五谷为养"是指黍、稷、菽、麦、稻等粮食为养育人体的主食。这些谷豆类粮食富含碳水化合物和蛋白质,我国民众饮食习惯是以碳水化合物作为人体热能的主要来源,而生长发育及自身修复主要依靠蛋白质,故五谷为养与现代营养学观点一致。

2. 五果为助　"五果"狭义是指:枣、李、杏、栗、桃,广义来说是指所有的水果、坚果。"五果为助"是指枣、李、杏、栗、桃等水果、坚果,有助于养身和健身。水果富含维生素、纤维素、糖类和有机酸等物质,可以生食,且能避免因烧煮破坏其营养成分。有些水果若饭后食用,还能帮助消化。故五果是均衡饮食中不可缺少的辅助食品。

3. 五畜为益　"五畜"狭义是指:牛、羊、猪、犬、鸡,广义来说是指所有的禽畜肉食。"五畜为益"指牛、犬、羊、猪、鸡等禽畜肉食,对人体有补益作用,能弥补五谷主食之营养不足,是平衡饮食食谱的主要辅食。动物性食物多为高蛋白、高脂肪、高热量,而且含有人体必需的氨基酸,是人体正常生理代谢及增强机体免疫力的重要营养物质。

4. 五菜为充　"五菜"狭义是指:葵、韭、薤、藿、葱,广义来说是指各种蔬菜。"五菜为充"是指葵、韭、薤、藿、葱等蔬菜为人体营养的有益补充。各种蔬菜均含有多种微量元素、维生素、纤维素等营养物质,有增食欲、充饥腹、助消化、补营养、防便秘、降血脂、降血糖、防肠癌等作用,故对人体健康十分有益。

5. 营养全面　"气味合而服之,以补益精气"就是要求人们谷肉果菜(主食辅食)缺一不可、一类也不能少,只有这样,营养才能全面以补益精气。"谷肉果菜,食养尽之,无使过之,伤其正也"是指经药物治疗后疾病接近痊愈时,可以通过谷肉果菜的全面营养帮助人体完全恢复健康,但必须合理搭配,否则将损伤正气,不利于健康的恢复。

如今,有不少年轻人,特别是爱美的姑娘们,为了减肥仅吃蔬菜水果,不吃主食。也有许多小孩只对肉食感兴趣,不愿意吃蔬菜。还有素食者,诸肉不沾等等。这些饮食从长远看都不利于健康。总之,谷肉果菜既要全面,又要分清主次。主食一定不能不吃,同时还要合理搭配,力求营养全面,比例合理,均衡膳食。

(二) 有的放矢

中医认为,食物与中药一样,每一种食物都有其性能,主要是四气、五味和归经。

1. 四气　所谓四气是指食物具有寒、热、温、凉四种不同的偏性,又称四性。凡能纠正温热性体质或者病证的食物,多属凉性或寒性;凡能纠正寒凉性体质或病证的食物,多属热性或温性;寒、热之性不甚明显,谓之平性食物。常言道:"是药三分毒。"意思是说凡药物(中药)有三分及以上的偏性。当然,食物的偏性基本上是在三分以下。

2. 五味　所谓五味是指食物具有辛、甘、酸、苦、咸五味,五味最初是指味道,后来发现同一种味道有相同的功效、不同的味道有不同的功效,再后来直至今日中药或食物的五味就主要是指功效或功能了,比如:辛味"能散、能行",即具有发散、行气、行血作用;甘味"能补、能和、能缓",即具有补益、调和、缓急作用;酸味"能收、能涩",即具有收敛、固涩作用;苦味"能泄、能燥",即具有通泄、燥湿作用;咸味"能下、能软",即具有泻下通便、软坚散结作用;另有淡味药,即无明显味道。"淡"则"能渗、能利",即能渗湿利小便作用。

3. 归经　所谓归经就是食物对某些脏腑经络的选择性作用,比如食物按其主要作用的部位不同,有归心经、归肝经、归脾经、归肺经、归肾经。

中医的饮食养生、调养与西医的饮食营养不同,应有的放矢:首先应熟知"矢"即食物性味及归经,食物按五性、五味、归经,性味决定作用不同,归经告诉作用部位。接下来要瞄准"的"即根据体质、时令、地域不同选择食物(表3-2)。

表 3-2　食物偏性一览表

偏性	水果类	肉蛋奶类	蔬菜类	调料类	谷类及其他类
热性	榴莲、樱桃、生枣	羊肉	辣椒	胡椒、花椒、酒、肉桂	
温性	荔枝、桃、杏、李子、橘、金橘、龙眼、杨梅、乌梅、安石榴、木瓜、山楂、槟榔、大枣	牛肉、鸡肉、鸡蛋黄、鸡肝、火腿、猪肝、猪肚、羊肾、羊肚、鹿肉、狗肉、雀、鹅蛋、鲤鱼、鲫鱼、鳟鱼、黄花鱼、鲢鱼、大马哈鱼、鳝鱼、鳙鱼、海参、虾、龟肉、淡菜	韭菜、薤、大蒜、小蒜、葱叶、生姜、南瓜、芥菜、香菜、大白菜、芸薹、洋葱、黄花菜、香椿	葱、生姜、小茴香、芥末、醋、饴糖、红糖	栗、杏仁、核桃仁、高粱、糯米、籼米、黍米、面粉、黄大豆、白扁豆、粟芽、麦芽、谷芽
平性	百香果、菠萝、菠萝蜜、葡萄、杨桃、番石榴、橄榄、白果、枇杷、椰子瓤、无花果、青梅	鸡蛋、鸡血、乌骨鸡、野猪肉、猪胰、猪肺、猪心、鹅肉、鹌鹑、鹌鹑蛋、羊血、兔肉、白鸽肉、狗胆、鳖肉、鳕鱼、黄鱼、鲳鱼、青鱼、乌贼、泥鳅、海蛤、贝子、海蜇、蛤蚧、奶酪、文蛤	胡萝卜、洋白菜、山药、土豆、红薯、芋头、包菜、芹菜、丝瓜、苜蓿、藕、(空心)莲子、荠菜、荷叶、香菇、地踏菇、黑木耳、绿豆芽、扁豆、花生	黑芝麻、芝麻、蜂蜜	榛子、南瓜子、桃仁、李仁、酸枣仁、粳米、黄粱米、玉米、燕麦、赤小豆、豇豆、刀豆、白豆、黄豆、黑大豆、豌豆、蚕豆、芡实、银耳、蜂蜜、蜂乳、燕窝

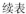

续表

偏性	水果类	肉蛋奶类	蔬菜类	调料类	谷类及其他类
凉性	火龙果、草莓、西瓜、苹果、芒果、柠檬、红毛丹、山竹、菱角、椰子浆	猪皮、猪肉、猪肠、驴肉、野鸡肉、鸡蛋白、野鸭肉、鸭蛋、黑鱼、鳗鱼、牛乳	菜花、西蓝花、白萝卜、油菜、凉薯、冬瓜、番茄、茄子、茼蒿、竹笋、慈菇、菊花脑	淡豆豉、豆瓣	薏苡仁、秫米、白粱米、青粱米、小米、大麦、小麦、浮小麦、麦粉、面筋、茶叶、槐花
寒性	香蕉、甜瓜、柚子、柿子、梨、桑椹、柑、橙、猕猴桃、番荔枝、莲雾、甘蔗、荸荠	猪肾、猪胆、猪蹄、马肉、鸭肉、羊肝、羊胆、熊胆、蛙、蟹、牡蛎、田螺、蜗螺、蚌、蛤蜊、蛏肉、	黄瓜、苦瓜、菜瓜、空心菜、马齿苋、蕨菜、苦菜、莼菜、生菜、菠菜、苋菜、莴苣、龙须菜、茭白、芦笋、菇子、蘑菇、落葵、石花菜、海藻、海带、紫菜、魔芋、豆腐	黄酱、酱油、食盐、白糖、砂糖	荞麦、绿豆、百合

（三）食饮有节

《黄帝内经》是一部关于健康与长寿的中医经典。在《素问·上古天真论篇第一》岐伯就讲述了长寿者的三大法宝：食饮有节、起居有常、不妄作劳。也论述了短寿者的三大败招：以酒为浆、以妄为常、醉以入房。食饮有节和以酒为浆分别排在长寿者的三大法宝和短寿者的三大败招的首位。由此可见，食饮有节是饮食养生的重要原则和方法，对于健康长寿至关重要。

"节"有节制、限制、控制之意。饮食有节就是饮食要有节制，在美食面前，要控制食欲，限制饮食量，如果饮食不节，以酒为浆、暴饮暴食或者饥一顿、饱一顿，则容易损害健康，易生疾病，早衰折寿。中国传统养生方式中提倡吃饭只吃"七分饱"。孙思邈在《备急千金要方》曰："饮食过多，则结积聚；渴饮过量则成痰。"《养生避忌》一书说："善养生者，先饥而食，食勿令饱；先渴而饮，饮勿令过。食欲数而少，不欲顿而多。"这些论述都说明了节制饮食的重要养生意义。当代科学家也通过动物实验证明，无论是单细胞动物还是哺乳动物，如果减少营养供应，即将正常饮食减少三至四成，则寿命可延长百分之三十至六十。许多慢性病如：肥胖、高血压、高脂血症、高尿酸血症、痛风、糖尿病、冠心病、脑血管病,甚至恶性肿瘤等都与饮食不节密切相关。所以《黄帝内经》有"饮食自倍,肠胃乃伤""高粱之变,足生大丁"的警示名言。

"节"还有节度之意。饮食有节就是饮食要有节度,遵守一定的规则,饮食量既不能多,也不能过少。饮食水谷是化生气血的源泉,若饥不得食、渴不得饮,则机体气血化源缺乏,时间一长就会气血虚弱引发疾病。现在时行的辟谷、过分节食减肥等,都违背了食饮有节这一饮食养生原则。

(四) 饮食以时

黄老道家名著《吕氏春秋》曰:"食能以时,身必无灾。"就是说饮食要按时节、按时段选择食物的种类和进食量,并定时有规律的进食。

1. 饮食种类要按时节摄取 《论语》曰:"不时不食。"为什么呢? 因为中医认为:天人相应。随着季节交替,日月更迭,人的体质会发生相应的变化。在养生保健时要顺应时气的变化特点,做到毋逆天时,勿失气宜。饮食养生也应因遵循四时寒热温凉的变化,选取适当性味的食物。《丹溪心法》曰:"……以之食凉食寒而养其阳,圣人春夏治未病者如此……以之食温食热而养其阴,圣人秋冬治未病者如此。"

春季,春暖花开,阳气升发,气血走表而易于外泄,加之风邪当令,则易为风邪所伤,导致时令性疾病流行。同时冬季积滞人体肠胃的肥甘厚味亦因春发而易生痰热,故需慎用甘温之品,是谓"用温远温"。

夏季炎热,人体因津液易耗而需补阴,故需祛热解暑、益气生津、清暑利湿之物,而慎用辛热之品,是谓"用热远热"。

秋季,秋高气爽但又闷热干燥,盛夏消耗的津液尚未完全补充,又易遭燥邪耗津伤肺,宜裨以生津润燥、滋阴润肺之品,而忌苦燥之物,是谓"用凉远凉"。

冬季因御寒而耗阳气,为防真阳耗损过度,则内敛深藏,宜以血肉有情之品补肾益精、温补助阳,而忌食生冷寒凉及滑利之物,是谓"用寒远寒"。

2. 饮食要按时段选择饮食量 中医将人的生命活力称为阳气。阳气的变化存在昼夜节律,早上太阳升起的时候生命功能开始活跃,白天身体功能旺盛,入夜阳气收敛而功能相对偏弱。应该合理调配一日三餐,以适应身体阳气的变化规律。

清代著名养生学家、文学家曹庭栋,在其养生学专著《老老恒言》中说:"日中而阳气隆,日西而阳气虚,故早饭可饱,午后即宜少食,至晚更必空虚。"这句话意思是白天阳气充足,代谢旺盛,能量消耗增多,进食量应该适当增加,以满足身体对能量的需求。特别是早上,经过一夜的休息和睡眠,胃肠道空虚,营养物质匮乏,胃酸分泌增加,消化功能旺盛,容易消化高质量的食物,还可以确保精力充沛,提高工作和学习能力。所以,早餐即使不能像国王吃得一样丰盛,至少也要吃饱。夜晚阳气归藏于内,入睡之后代谢更加缓慢,进食过多会增加胃肠负担,造成饮食停滞,并且会影响睡眠质量,"晚餐吃得像贫民"就是强调晚饭不宜过饱,尽量吃一些容易消化的粗茶淡饭。所以,《备急千金要方》明确提出:"一日之忌者暮无饱食,一月之忌者暮无大醉……夜饱损一日之寿,夜醉损一月之寿"。

老百姓说的"晚饭少一口,活到九十九"是很有道理的。如果晚餐吃得过多或摄入过多高蛋白、高脂肪和高热量食物,会使血液黏稠度增加,大量脂类不能及时代谢而沉积在血管壁上,引起动脉粥样硬化,还可以诱发心脑血管疾病,甚至引起猝死。"早饭宜好,午饭宜饱,晚饭宜少","早餐吃得像国王,中餐吃得像绅士,晚餐吃得像贫民。"适当节制饮食,调整三餐配比是最为简便易行的养生之道。

3. 每日应定时饮食 《医说·食忌》:"饮食以时,饥饱得中,水谷变化,冲气和融,精血以生,荣卫以行,腑脏调平,神志安宁,正气充实于内,元真通会于外,内外邪沴莫之能干,一切疾患无从而作也。"论述了饮食的规律性对人体健康的作用。《灵枢·五味》说:"故谷不入,半日则气衰,一日则气少矣",指出不按节律进餐的危害性。一日三餐的时间应安排在辰时、午时和酉时。辰时:即每天的7-9点,胃经当旺,这个时段是早餐时间,此时(8点左右)一定要吃早餐,不吃早餐将伤害脾胃,有损人体健康。午时:即每天的11-13点,心经当旺,是阴阳交汇点,此时段(12点左右)是午饭时间,吃过午饭后最好午睡半小时。酉时:即每天的17-19点,肾经当旺,肾虚的人要注意保养了,这个时段(18点左右)是晚餐时间,是养元气的好时机。按时进餐能减少疾病,有益健康。

(五)寒温适中

寒温适中是指进食时饮食的温度不要过寒过热而应适当。《灵枢·师传》说:"食饮者,热无灼灼,寒无沧沧。寒温中适,故气将持,乃不致邪僻也。"指出饮食不可过热,也不可过凉,寒温适中,脾胃之气就可保持平衡而无偏盛偏衰之弊,邪气无从发生。《医说·食忌》进一步提出"饮不厌温热,肉不厌软暖"。孙思邈在《千金要方》中也强调:"热食伤骨,冷食伤肺,热无灼唇,冷无冰齿。"张景岳在《景岳全书》中进一步分析说:"素喜冷者,内必有热,素喜热者,内必多寒,然热者嗜寒多生中寒,寒者嗜热多生内热"《混俗颐生录》也认为:"夫人当以饮食先吃暖物,后吃冷物为妙。"强调吃饭宜先温后凉这一顺序。

1. 进食过热食物的危害 从冒着热气的面条,到热乎乎的粥,以及滚烫的火锅,中国人的饮食一直离不开"热"这个字。这是因为亚洲人的体质相对较弱,吃热食可以为身体提供更多的能量帮助人们御寒保持体温。相比之下,欧美等地的人体格更壮,平时吃的食物本身热量更高,因此对食物温度没有特别要求,所以他们的饮食结构中冷食较多。但是,现在却有越来越多的研究显示,饮食过热和食管癌等多种消化道疾病息息相关。这是因为人的食管壁是由黏膜组成的,非常娇嫩,只能耐受 50~60℃ 的食物,超过这个温度,食管的黏膜就会被烫伤。过烫的食物温度在 70~80℃,像刚沏好的茶水,温度可达80~90℃,很容易烫伤食管壁。如果经常吃烫的食物,黏膜损伤尚未修复又受到烫伤,可形成浅表溃疡。反复地烫伤,修复,就会引起黏膜质的变化,进一步发展变成肿瘤。

2. 进食过凉饮食更不可取　在炎热的夏天,人们往往会通过吃冷饮的方式来为身体降温,缓解燥热,但是总是吃冷饮会伤害"胃气",降低身体抵抗力。中医所说的胃气并不单指"胃"这个器官,而是包括脾胃的消化、吸收能力,后天的免疫力和肌肉的功能等。其实,夏天喝点绿豆水就是很好的清凉解暑方。此外,有关学者研究证实,喝凉开水对人体大有好处,也是最解渴的饮料。冬季若每天都喝点凉开水,还有预防感冒和咽喉炎的作用。人们在饮水时也应该讲究温度,日常最好饮用温水,水温在 18~45℃ 之间。过烫的水不仅会损伤牙齿的珐琅质,还会强烈刺激咽喉,消化道和胃黏膜。即使在冬天,喝的水也不宜超过 50℃。如果实在怕冷,可以多吃些姜,胡椒等有"产热"作用的食物,既不会损伤食管,还有额外的保健功效。据上海著名学者匡调元教授介绍,他在国外研究人体体质时,有几位美国女同事患月经不调、白带增多等,经中医辨证后,为她们开了一张处方,仅"禁吃冰"三个字,两个月后,果见奇效。可见寒冷之害,东西方皆然。是不是所有的人都不能吃寒冷食物呢? 不是的。匡教授认为,要根据辨证论食而定,如果处于健康阶段要辨体质,只有四种类型的人当忌,即倦㿠质(气血不足体质)、迟冷质(阳虚体质)、腻滞质(痰湿体质)和晦暗质(瘀血体质)。除此之外,正常质(平和体质)少吃,燥红质(阴虚体质)可以吃。如果处于疾病期间,或属阳虚、寒盛、湿重、痰滞者,都应避寒冷。胃肠虚寒者尤其不能吃生冷,也要特别注意衣着保暖防寒。否则,单靠温阳药物是收效甚微的。

此外,寒热适中的原则,对妇、幼、老、弱的预防保健和康复也有积极意义。小儿属稚阴稚阳之体,易寒易热,故饮食寒热不可过极,以免造成阴阳偏盛或不及;妇女在经期及胎前产后等特殊时期,饮食更应寒热适中,以免寒凝气滞血阻或温热助阳动血,造成痛经、经闭、宫寒不孕或胎动不安、早产、流产、胎萎不长等病证;老年人脾胃消化功能虚弱,食品应温暖熟软,忌寒凉黏硬,以免食物不化、吸收不良及精、津、气、血化源不足,造成营养不足,体质虚弱;体弱之人,饮食更应寒温适中,以免因食物过寒过热,而进一步损害身体健康。

四、运动养生法

用传统运动以活动筋骨、调节气息、静心宁神来达到增强体质、延年益寿的目的,这种养生方法称为运动养生。运动养生有四项基本原则:形劳不倦,形神共养,因人而异,持之以恒。

(一)形劳不倦

生命在于运动,适度的劳动或形体锻炼,可使人体气机通畅,气血调和,脏腑功能活动旺盛而体质健壮,有利于人体的身心健康,保持良好的体质状态,但"动"应有节,"动"应有度,这个度正如《黄帝内经》所言,应该"形劳而不倦""不妄作劳"。如果过劳也会引发疾病。因为"久立伤骨、久行伤筋""劳则气耗""生病起于过用",过用就会损伤人体赖以生存的气血。不仅如此,过劳还会直接损伤人体的五脏六腑、皮肉筋骨等,所以"形劳而不倦"作为适度劳动或运动的标准。那种"不动就不动、一动上梧桐(山)""不跑就不跑、一跑马拉松"以及"更快更高更强"的奥林匹克精神不适用运动养生。

(二)形神共养

传统养生理论讲究人体生理、心理功能的整体优化。"形"是指人的机体,包括人体的脏腑、皮肉、筋骨、脉络以及充盈其间的精血,是生命活动的载体。"神"是指人体的精神思维活动,包括意、志、思、虑、智等,是人体生命活动的主宰。中国传统养生十分讲究形神俱养。三国时期著名养生家嵇康在《养生论》中指出:"形恃神以立,神须形以存。"张景岳在《类经》中也说:"无形则神无以生,无神则形无以活""形者神之质,神者形之用",认为形神是相因的,两者是辩证统一的。我国传统运动养生法是着眼于"精、气、神"进行锻炼的一种健身术,其通过调身、调息、调心等方法来调整精、气、神的和谐统一。调心则意念专注,排除杂念,宁静以养神;调息则呼吸均匀和缓,气道畅通,柔和以养气;调身则经络气血周流,脏腑和调,故而做到"练精化气""练气化神""练神还虚"。形即形体及其生理功能,神即精神、心理功能,形神合一,是中医学的生命观。形神和谐,是健康的象征。形与神俱,方能延年益寿、尽终天年。动以养形,静以养神。"动以养形"是指运动可促使人体气血充盛、百脉畅达、精气流通,能够增强人体生理的气化作用,以及气机的升降出入,提高人体抗病能力,使得机体强健而祛病延年。"静以养神"是指保持心情的宁静、专一,能使脏腑之气机协调,真气充沛,形体强壮而无病患。动静结合,刚柔相济的运动即形神共养,这样的运动才最符合生命运动的客观规律,传统健身术如太极拳、八段锦、五禽戏、健身气功等均是动形静心、身心并调、精气神并练。是真正意义上运动养生项目。相反,一些竞技性强的运动如:足球、篮球、排球等并不是理想的运动养生项目。

(三)因人而异

运动养生之前最好进行中医体质辨识,根据个人的体质情况,选择适合自己的运动项目,坚持不懈,及时地调整偏颇体质状态,保持旺盛的生命力,达到强身健体、延年益寿的目的。不同体质的人如何运动养生,可参见体质养生法。

(四) 持之以恒

斗转星移、日出日落,寒来暑往、春去冬来,月缺月圆、潮涨潮落,宇宙万事万物都在永恒的运动之中,人的生命也不另外,其本质就是运动,这就是中医的恒动观,常言道:"流水不腐,户枢不蠹",流动的水不会腐恶发臭,转动的门轴不会生朽溃烂,这是由于不断运动的缘故。运动养生非一朝一夕的事,切忌三天打鱼两天晒网,一周一三五歇着,二四六锻炼,要经常不间断,坚持不懈、持之以恒才能收到防病健身、延年益寿的效果。

五、四时养生法

四时,即春夏秋冬四季。四时养生即人体通过科学的自我调摄,主动顺应自然界四种季节气候的变化,做到天人合一,达到养生保健、延年益寿的目的。它是中医养生理论的重要内容,《黄帝内经》认为人"以天地之气生,四时之法成",人与自然界是一个统一的整体,即"天人相应"。人要健康长寿就应"法于阴阳",顺应自然变化的规律,正如《素问·四气调神大论》中所云:"夫四时阴阳者,万物之根本也。所以圣人春夏养阳,秋冬养阴,以从其根,故与万物浮沉于生长之门……故阴阳四时者,万物之终始也,死生之本也,逆之则灾害生,从之则苛疾不起"。此外,《灵枢·本神》:"智者之养生也,必顺四时而适寒暑",《备急千金要方》引列子之说:"一体之盈虚消息,皆通于天地,应于物类"。强调人体必须顺应四时的自然变化,加强人体适应自然的能力,天人相应,保证人体健康长寿。

(一) 春季养生

春季即农历正月到三月三个月,自立春日始至立夏前一日止,包括立春、雨水、惊蛰、春分、清明、谷雨六个节气。春季,《黄帝内经》称之为"发陈",就是万物复苏、生机盎然、春阳发散、推陈出新。正值自然界宿根发芽、欣欣向荣,生机勃勃的时节,人体要顺应春阳生发之气。

1. 顺应阳气升发　要调神,调节意识思维情绪,有播种希望、奉献爱心和鼓励上进的意念和心态,保持情绪开朗,积极乐观向上。因春季肝木当令,保持精神情志的舒畅,则能促进肝气的疏泄条达,也有助于肝气升发与春季阳气升发相统一,从而增强机体对外界的适应能力。

要趁春阳生发之机,赏花踏青、陶冶性情,保持精神愉悦,使精神和志气随外在环境的生发之势一同勃发。

在起居方面,首先要夜卧早起,当然,这个夜卧早起是相对于冬季而言的,因为冬季是要早睡晚起,春天太阳出得早一些也落得晚一些,所以我们要比冬季睡得晚一点,起得早一点以顺应春季的生发之势,也是跟着太阳走、天人相应。

2. 不可骤减衣物　春季宜捂,春季阳气初生而未盛,阴气初减而未衰,天气乍寒乍暖变化很大。《寿亲养老新书》明确指出:"春季天气渐暖,衣服宜渐减,不可顿减,使人受寒"。《备急千金要方》有:"春天不可薄衣,令人伤寒、霍乱、食不消、头痛"。《摄生消息论》认为春季"天气寒暄不一,不可顿去棉衣。老人气弱,骨疏体怯,风冷易伤腠理,时备夹衣,遇暖易之,一重渐减一重,不可暴去",而且特别叮嘱体弱之人要注意背部保暖。所以春季应注意保暖防寒,顾护阳气,根据天气的寒暖添减衣物,不可因为冬季过去了就骤减衣物,以至于受到寒凉的突然袭击,正确的做法是逐渐减少穿着厚重衣物。这也是老百姓常说的"春捂秋冻"中春季宜捂的原因。

3. 户外运动锻炼　在运动方面,其一,宽衣散发不拘形体,以轻柔舒缓的运动为主,如在公园里款款散步,在庭院内练习太极等,采用舒缓的方式放松身体,便以调气血,吐故纳新。年老行动不便之人,乘风日融和、春光明媚之时,可在园林亭阁虚敞之处,凭栏远眺,以畅生气。其二,踏青春游。春季万物欣欣向荣,空气新鲜,是踏青春游的好时节。现代人工作强度高,工作压力大,在忙碌的生活中抽出一定的时间参加户外活动,借助适当的郊游踏青活动以更多地接触阳光和新鲜的,不仅能锻炼呼吸、循环系统以增强心肺功能,促进血液循环,使血脉通畅,还能调节中枢神经系统,提高思维能力,更能够通过这些活动广交朋友,培养发现新的兴趣爱好,动形怡神以保持心旷神怡、精神焕发,以帮助在今后的工作中保持充沛的精力和活跃的思维。

4. 经穴养生　通过刺激肝胆经脉及穴位以养肝,方法举例:①敲打肝胆经。腿上内外裤缝分别对应肝经和胆经,内侧从下向上敲,外侧从上向下敲。②运目调肝法:身体平坐,轻轻闭目、均匀呼吸(鼻吸口呼),双手劳宫穴搓至温热,双手掌轻轻按在眼睛上,手心对准眼球上盖住手不动,依次平衡移动眼球上下3次、左右3次,然后转动眼球顺时针3圈、逆时针转动眼球3圈,双手离开、眼睛不睁开,保持原状,再重复以上动作练为1次。作18次后,闭目1分钟左右慢慢睁开眼睛。③按揉脚背上的太冲穴可泄肝火,疏肝解郁。

5. 注意饮食　在饮食方面,其一,适当食用辛温升散的食品,如:麦、豉、花生、葱、菠菜、韭菜、香菜等,其中又以菠菜养血为佳,韭菜温补壮阳为首。适应春季阳气升发的特点,为扶助阳气。

其二,少吃酸味食品,多吃些甘味饮食。元代养生名著《摄生消息论》有云:"当春之时,食味宜减酸益甘,以养脾气"。中医学认为,脾胃是后天之本,人体气血化生之源,脾胃之气健旺,人可延年益寿。酸味入肝,且具收敛之性,不利于阳气的生发和肝气的疏泄,疏泄不及则足以影响脾胃的运化功能。此外,若多吃酸味食物,会增强肝的功能,使本来就偏亢的肝气更旺,这样就能伤害脾胃之气,正所谓肝木不及固当用补酸,然肝木太过反克脾土。甘入脾胃,能滋养脾气、顾护脾胃之气,故甘味之大枣、山药最宜于春季食用,李时珍称赞大枣"味甘平,安中,养脾气,平胃气,通九窍,助十二经,补少气、少津液、身中不足,大惊四肢重,和百药。久服轻身延年";山药味甘性平,具有健脾养肝、滋肺益气、补肾固精等功效,可用大枣、山药与大米、小米、豇豆煮粥食用,以健脾养肝益胃、滋阴润燥。

其三,不宜多进大辛大热之品,如红参、鹿茸、附子、白酒等,以免助热生火。

其四,慎食发物,如雄鸡、海鲜等,因为春季万物复苏,宿疾(慢性病)如哮喘、皮肤病等容易在春季复发,有这类病史的人更应该忌食发物。

饮食调养之法,实际应用时,还应观其人虚实;灵活掌握,收放一心,切忌生搬硬套。

(二) 夏季养生

夏季即农历四月到六月三个月,自立夏日起至立秋前一日止,包括立夏、小满、芒种、夏至、小暑、大暑六个节气。夏季是怎样一个季节呢?《黄帝内经》称夏季为"蕃秀",就是草木郁郁葱葱并孕育果实。即夏季是万物生长茂盛,开花结实的季节。到了夏天,在充足的阳光照射下,地气上为云,天气下为雨,天暑下迫,地湿上蒸,天地之气交流,翻手为云,覆手为雨,所以夏天是一个高温多雨的季节。在阳光雨露的沐浴下,各种植物花开艳丽并开始结果了。夏季是一年中阳气最盛的季节,阳光充足,气温很高,夏天该怎么养生呢? 夏季烈日炎炎,自然界万物生长得很茂盛,人体要顺应夏季阳盛于外的特点,注意养护人体阳气,在以下几方面保养,方能得养生之道。

1. 在调神方面　首先,应静心。中医学认为"心主夏",即人体五脏之一的心脏是与夏季相应的。夏季属于五行中的火,而人体五脏的"心、肝、脾、肺、肾"对应五行,心也属火,心脏与火的物性是一致的。《医学源流论》曰:"心为一身之主,脏腑百骸皆听命于心,故为君主。心藏神,故为神明之用"。夏季天气逐渐转热,人们极易感到闷热、困倦和烦躁不安,好发脾气。有些人平时温文尔雅,不急不躁,可到了夏天,却变得性情急躁易怒,常为小事大发脾气。这是因为气温过高加剧了人们的紧张心理,心火过旺所致。因此,我们需要使自己的思想平静下来,神清气和,古代著名养生家嵇康说:"夏季炎热,更宜调息静心,常如冰雪在心",这就是"心静自然凉"。

其次,要宣泄。如果说春季是立志,制定计划、描绘蓝图、开花的话,那么,夏季就是实施计划的时段,让那些盛开的花瓣,吐出的花蕊最终受孕,这样,秋天才有结果。夏天是应该热的时候,也是一个人心气比较高、精力比较旺盛的时候,对外界事物要有浓厚兴趣,把自己的意念想法毫无保留向外界宣泄,碰到困难千难万阻也要想办法克服,让计划开花结果,以利于保持阳气宣泄通畅不受阻滞。总之,心旺于夏,夏天应对"心"予以重点保养,以免"后患"。

2. 在起居方面 首先,应晚睡早起。晚睡最好在子时23时之前,早起在卯时6时之前。因为夏天昼长夜短,太阳落得晚升得早,早晨空气清新,气温又相对较低,晚睡早起可以顺应时节、顺从阳气夏长的特点,使人体阳气不断旺盛。

其二,应午睡一会。"立夏"后天亮的早,人们起得早,而晚上相对睡得晚,易造成睡眠不足,老百姓常说的"春困、秋乏、夏打盹"。为了防止睡眠不足的"夏打盹",就要增加午休,尤其是老年人,有睡眠不实的特点,因此更需要午休。在中午暑热最盛之时适当午睡既可避炎热,又可消除疲劳、补充体力,保持充沛的精力。夏季,中午1时到3时是一天中气温最高的时候,人容易出汗,稍活动就会因出汗多消耗体力,极易疲劳。由于出汗多散热的缘故,血液大量集中于体表,大脑血液供应相对减少。午饭后,消化系统的血供增多,大脑的血供就更为减少。所以,中午人们总是精神不振,昏昏欲睡,加之晚睡所导致的睡眠不足,因此要逐渐增加午休时间,以消除疲劳,保持精力充沛,让大脑和全身各系统得到休息,以防"夏打盹"。

午睡时间要因人而异,一般以0.5~1小时为宜,长时间午休也会让人感觉没有精神。午睡对保障身体健康、减少某些疾病的发生也起着关键的作用。有研究资料表明,午睡可预防冠心病,对预防心肌梗死也有积极作用。午睡应采取平卧姿势,才能有益于身心健康。一些人午睡采用坐姿,即趴在工作台上或教课桌上,是不利于消除疲劳的。因为人体处于睡眠状态时全身肌肉松弛,血液循环减慢,头部供血减少,人醒来后,会产生头晕脑胀、耳鸣、腿软、视线模糊、面色苍白等大脑缺血、缺氧症状。另外,伏在桌上休息,使眼球受压,眼压升高,易诱发眼疾。

为了保证午睡质量,午餐时不宜饮酒、咖啡、浓茶,以免兴奋而难以入睡,不能吃太饱,并且不宜餐后倒头便睡,应活动10分钟后再入睡。夏日午休虽然很重要,但不是对所有人都有益处。医学研究发现:如患有低血压以及血液循环系统障碍的患者,特别是由于脑血管硬化变窄而经常出现头晕的人不适宜午睡。因为午饭后血液汇集到胃部较多,脑部血流较少,相对缺血缺氧。以上两种人因低血压和循环障碍,导致脑部血流更少,所以,若饭后就午睡,会导致睡醒后头晕脑胀,达不到休息的作用。年龄在65岁以上有动脉硬化的老人也不宜午睡。饭后由于营养的吸收血液黏滞度较高,若再午睡,血流缓慢,这些因素就给中风的发生提供了"有利"条件。

3. 在饮食方面 夏季应少食苦味,多食酸味、咸味食物。夏季为心火当令,心火过旺则克制肺金,火之味为苦,味苦之物亦能助心气而制肺气。因此,夏季应少食苦味,多食酸味、咸味。故《素问·脏气法时论》中说:"心主夏,心苦缓,急食酸以收之……心欲软,急食咸以软之,心色赤,宜食酸。"酸味、咸味食物如杨梅、草莓、乌梅、西红柿、豆类及其制品、动物肝脏、海带、海蜇、海藻、虾皮等。酸味收敛,可固护体表,防止出汗过多,且适当食酸味食物有助于生津止渴、增强食欲。咸味食物则可帮助机体补充因出汗过多而丢失的盐分,以防汗多损伤心气。

忌寒凉饮食。夏日饮食以温为佳,忌寒凉饮食。中医阴阳理论认为,夏月自然界阳热盛于上,阴寒潜于地下,地下井水寒凉;与之相应,人体阳气浮于体表,阴寒伏于里,所以人体胃肠功能下降,肾气不足,人与自然均为外热内寒之象,故夏季饮食不可过寒贪凉,过食冷饮,多食则易伤脾胃,令人吐泻,胃肠功能较弱不宜过食肥甘之味,以食清淡易消化食品为宜,为此夏季饮食要特别注意,由于天气炎热,人们多贪凉饮冷,容易导致霍乱诸如呕吐、腹泻、腹痛之类腹疾。

如果由于暑热之邪或贪凉饮冷之害,心气受损致其功能异常,阳气生长出现问题,到秋季就会发生"夏伤于暑,秋必痎疟"病变。正如《摄生消息论》所说"夏季心旺肾衰,虽大热,不宜吃冷淘。冰雪、蜜冰、凉粉、冷粥,饱腹受寒,必起霍乱。莫食瓜茄生菜,原腹中方受阴气,食此凝滞之物,多为症块",又说"饮食温暖,不令大饱,常常进之,宜桂汤豆蔻熟水,其于肥腻当戒",这些都意指夏季心火旺盛,而肾水衰弱,即使是很热的天气,也要着眼于健脾益气,在饮食上应少苦寒,节冷饮,少食油腻不易消化的食物。

宜食用清淡、易消化、健脾助运的食品,如鱼、蛋、奶、黄瓜、冬瓜、玉米、百合、豌豆等。

适当食姜。俗话说"冬吃萝卜夏吃姜,不劳郎中开药方",姜是夏季养生一宝。姜,辛温。辛能散,具有发汗、解表之功效,还可温中止呕,温肺化痰。"形寒饮冷则伤肺",夏季阳浮于外,阴寒内盛,过食寒凉之物,易伤肺胃,姜辛温,发散肺胃之寒而温肺胃,使其功能正常。

宜多食粥。既可生津止渴,清热解暑,健脾开胃,又可补充由于盛夏酷暑,人体汗出较多而丢失的水分,以保持机体平衡,可谓一举两得。常见的粥有:①丝瓜粥。丝瓜味甘性凉,有清热解暑、凉血解毒之功效;②芦根粥。芦根具有清热除烦、生津止呕之功效。此粥适用于暑热烦躁口渴、或郁热内发、牙龈肿痛及胃热呕吐、肺热咳嗽等人群;③西瓜皮粥。此粥有生津止渴、解暑除烦、清热利尿之功效。还有绿豆粥、莲子粥、扁豆荷叶粥、冬瓜粥、银耳粥、百合粥等。

消暑饮品。选用解渴消暑饮品,西瓜汁、绿豆汤、酸梅汤、金银花茶、菊花茶、夏桑菊茶、乌梅小豆汤、百合绿豆糖水、银耳木瓜羹等为佳品,但不宜冰镇。

南方特别是岭南地区居民,可饮广东凉茶,岭南地区夏季气温高、时间长,且多伴有雨水天气,高温湿重是最为明显的特点。广东凉茶是岭南人民在长期预防疾病与保健的过程中以中医养生理论为指导,根据岭南地区气候水土特点,以本地独特道地中草药为基础,研制、总结出的一类具有清热解毒、生津止渴等功效的饮料,尤其适宜于夏天饮用。

广东凉茶常用的原料植物主要有金银花、岗梅根、崩大碗、布渣叶、葫芦茶、夏枯草、凉粉草、鸡蛋花、白茅根、水翁花、地胆头、青天葵、狗肝菜、木棉花等。广东凉茶首选"五花茶",又名复方祛湿汤,以金银花、木棉花、鸡蛋花、野菊花、夏枯草为主,有清热祛湿之功,还可根据需要加入薏苡仁、布渣叶、茯苓、藿香、紫苏叶等。

喝广东"清补凉"汤。广东汤注重"清补",药膳首选清热祛湿、芳香醒脾之品加入。广东夏季常煲的清补凉汤主要有绵茵陈蜜枣煲瘦肉、赤小豆煲鸡脚或猪脊骨、土茯苓陈皮煲龟汤、粉葛煲排骨、猪横脷煲鸡骨草或夏枯草等。岭南特色药材五指毛桃,以其健脾益气利湿之效,益气而不生热,补气而不滋腻,扶正而不碍邪,同样适用于岭南地区夏季养生。

4. 在运动方面 夏季尽可能多进行户外运动,使机体气机宣畅,通泄自如,阳气更加旺盛,但不可太过。初夏时暑气不重,这时是接触阳光的好时机,《内经》曰:"无厌于日"即要求尽量接触到阳光,汲取阳气,具体方法可选"日光浴",选择空气流通、绿化条件较好且清洁干燥的地方,如海边、河流、湖泊等自然小域旁,必须避开砖墙及柏油路等吸热散热较强的建筑物体。在阳光下尽量裸露肌肤,最大限度地汲取日光中的阳气,但是要注意严格掌握时间,每次 5~30 分钟,循序渐进,并且注意避开正午时间。

夏天外界高温就是热,人的阳气蒸腾于体表,腠理毛汗孔开放,是该出汗的时候,择清晨或傍晚适当运动,可出汗。但要适度,如夏天不出汗,秋天呼吸系统就会出问题。

夏季人体体力消耗较大,运动调摄应动静结合,可选择游泳、钓鱼、散步、慢跑等,但是运动量要适度,先要从运动量小的动作开始,等身体各部位肌肉活动开之后,逐一加大运动量,运动结束时做些放松调整活动。如慢走几步、揉揉腿,做几下深呼吸等,切记不可过于疲劳,而且不宜在烈日下或高温环境中进行运动锻炼,最好在清晨或傍晚天气凉爽时进行室外运动,运动时应穿宽松、舒适、吸汗透气性强的棉织物,便于身体散热。

夏季日照较强,应适当回避日晒,但不能因为厌恶日长天热而完全回避户外运动,而应适度参加各种有益的户外活动,如爬山登岳、泛舟江湖等,通过这些运动活动筋骨,使百脉通畅,气血调和,以适应夏季的养长之气。

5. 不宜过于贪凉 夏日炎热,人体腠理开泄,体表血管扩张,容易受风寒湿外邪侵袭,空调房间与外界温差不宜过大,风扇不宜强风直吹送风,更不宜夜晓露宿,这些只图一时之快的不良习惯,将损伤人体卫外阳气。

《摄生消息论》认为"平居檐下、过廊、街堂、破窗,皆不可纳凉。"因为"此等所在虽凉,贼风中人最暴。"另外,"不得于星月下露卧,兼使睡著,使人扇风取凉。"如此,"一时虽快,风入腠里,其患最深。"同时告诫人们"贪凉兼汗身当风而卧多风痹",尤其对于年老力衰者,"值月之空,失时之和,无不中者。"头为诸阳之总,"尤不可风卧处",以防伤人脑户。提倡"惟宜虚堂、净室、水亭、木阴洁净空敞之处,自然清凉。"

6. 谨防中暑 盛夏酷暑,天气闷、湿、热,让人感觉很不舒服,由于气温高,人体体温调节功能发生紊乱,引起中枢神经和循环系统障碍,出现发热、乏力、皮肤灼热、头晕、恶心、呕吐、胸闷等症状,严重者可出现剧烈头痛、昏厥、昏迷、痉挛等症状,所以预防中暑,保证正常的血液循环和精神状态,才能使夏季养生达到良好的效果。

预防中暑具体要做好以下几点。

第一:要做好防暑降温工作。在太阳照射最厉害的时候避免外出,如果必须外出的话,可以采取一些措施,如打遮阳伞、戴遮阳帽、戴太阳镜等。外出时,应少穿化纤类衣物,以避免大量汗出时不能及时散热,引起中暑。在室内,也可能引起中暑。因此在室外温度较高时,室内也需做好降温工作,如开窗、开风扇、开空调,挂窗帘以遮挡阳光等。

第二:应以热除热,如饮热茶,洗热水澡等。

第三:常备防暑降温药品,如十滴水、藿香正气水、仁丹、风油精、百草油等,如果外出,需把这些药品带在身边,以防应急之需。

7. 冬病夏治 冬病夏治,贴三伏灸。从小暑到立秋,人称"伏夏",即"三伏天",是全年气温最高,阳气最盛的时节。对于一些每逢冬季发作或加重的某些疾病,如慢性支气管炎、肺气肿、支气管哮喘、腹泻、痹证、颈肩腰腿痛等气虚、阳虚、阴寒盛证,是最佳的防治时机,称为"冬病夏治"。其中,以慢性支气管炎、哮喘的治疗效果最为显著。可内服中成药,也可外敷药于穴位之上。

内服药,以温肾壮阳为主,如金匮肾气丸、右归丸等,每日2次,连服1个月。外敷药可以用白芥子20克,延胡索15克,细辛12克,甘遂10克,研细末后,用鲜姜60克捣汁调糊,用胶布贴在双侧肺俞、脾俞、肾俞、天突,或贴在双侧风门、肾俞、足三里等穴位上。一般贴4~6小时,如感灼痛或瘙痒剧烈,可提前取下;局部微痒或有温热舒适感,可多贴几小时。每伏贴1次,每年3次。连续3年,可增强机体非特异性免疫力,降低机体的过敏状态。通过如此治疗,有的可以缓解,有的可以根治。

8. 调养心脾　注重心脾调养以增强对疾病的抵抗力。岭南地区夏季时间最长,伴有长夏,高温多雨,湿热尤为明显。夏天在五行中属"火",五脏中属"心",长夏属"土"和"脾",因此,岭南地区夏季养生尤要重视对心脾的调养,注意保养阳气,防止人体阳气津液消耗过大。国医大师邓铁涛认为"脾旺不易受病","脾胃健旺,则身体没有弱点给疾病以可乘之机,不易成病;既成病之后,调理其脾胃则病易愈"。

(三) 秋季养生

秋季即农历七月至九月三个月,从立秋日起至立冬前一日止,包括立秋、处暑、白露、秋分、寒露、霜降六个节气。秋季是怎样一个季节呢?《黄帝内经》称秋季为"容平",古人称之为收容平藏之季,在自然界表现为一派五谷丰登的可喜景象,此时阳气渐敛,阴气始生,秋高气爽,风高物燥。秋之主气为"燥",燥邪袭人,可呈"燥象",宜饮食调养。

秋季养生应以"收"与"和"为贵,"秋三月,此谓容平,天气以急,地气以明,早卧早起,与鸡俱兴,使志安宁,以缓秋刑,收敛神气,使秋气平,无外其志,使肺气清,此秋气之应,养收之道也。"(《素问·四气调神大论》)论述了秋季的养生方法,时入秋季,阴气渐进,气候转凉,风气劲疾,此时要早卧早起,收敛心神,从而顺应秋令自然的特点。《管子》说:"秋者阴气始下,故万物收。"句中"收"字包含了两层含义:一指时至金秋,万物成熟,果实累累,是收获的季节;二是指秋季千树落英,万花凋零,是敛肃的季节。从气候特点来看,初秋由于盛夏余热未消,秋阳肆虐,气候特点表现为温度仍然较高,故有"秋老虎"之说。但白露之后,北方寒气逐渐南下,秋风瑟瑟,气候逐渐由热转凉,早晚温差较大,万物随寒凉之气增长逐渐萧落。此时,秋季养生必须注意保养内存之阳气,凡精神、起居、饮食、运动等调摄皆须遵循"收"的原则。秋季是岭南地区最为舒适的季节,气候凉爽,初秋仍可见暑湿、湿热,入秋则湿气渐少,天气晴朗而兼有风燥,养生宜开始养阴。秋天在五行中属"金",五脏中属"肺",以收敛为征,适宜平补。

1. 在调神方面　精神情志属于狭义之神,《素问·四气调神大论》中不仅详细讲述了广义之神的养生之道,对于狭义之神的论述也是很多的。秋季养生首先要培养乐观情绪,保持神志安宁,以避肃杀之气;收敛神气,以适应秋天容平之气。我国有重阳节登高赏景的习俗,登高远眺,心旷神怡,忧郁、惆怅等不良情绪顿然消散,它是调解精神的良剂,也是秋季养收之法。秋在阴阳中属阴,七情中应悲,男子属阳,因此易于悲秋,调养情志时应秉承平常心,培养乐观情绪,防止过于忧悲。总之,秋季的精神情绪应当模仿秋气的特性,保持宁而不躁,敛而不泄,清而不浊,神气内敛,不使志意外露,做到清静养神,尽量排除杂念,达到心境的宁静状态。

2. 在起居方面 "早卧早起，与鸡俱兴。"秋季白天的时间渐渐变短，夜晚的时间逐渐变长，人们应早些睡，早些起，可以鸡的作息时间为参照。《内经》虽云："早卧早起"但是又不能起床太早，应较夏略迟一些，这样有利于阳气的收敛，还应收敛心神，使神志安宁，来适应秋令的特点。

适当秋冻。秋季是从夏季转向冬季的过渡季节，气温逐渐下降。"白露身不露，寒露脚不露"，这是一条很好的养生之道，即随天冷逐渐增添衣物，但添衣勿太多太快。俗话说"春捂秋冻"，意思是说春天棉衣要晚脱一段时间，以免受凉生病；秋天则相反，厚衣服要晚些穿，多经受寒冷的刺激，从而增强机体抵抗力。不过，不同的人群、人体的不同部位，都应区别对待，一味地秋冻就会把身体冻坏。首先因人而异：年轻人血气方刚，可以冻一冻。老年人多肾阳虚衰，承受不住严寒的考验。一部分慢性病患者由于气血亏虚，抵抗寒邪能力下降，且受寒易导致疾病复发或加重，因此对老年人和部分慢性病患者需要采取保暖措施。

对身体的不同部位要区别对待，有4个部位一定要注意保暖：腹部、脚部、颈部和肩部。上腹受凉易引起胃部不适，下腹受冷易诱发女性痛经和月经不调。脚是人体离心脏最远的地方，且脚部汇聚了足三阴三阳经。俗话说"脚冷，则冷全身"，因此脚部的保暖非常重要。颈部受冷向下可引起肺部症状为主的感冒，向上则导致颈部血管收缩，不利于脑部供血。肩部关节及其周围组织较脆弱，受冷后容易受伤。最后对"秋冻"的理解，不应只局限于未寒不忙添衣，还应从广义上去理解，如运动锻炼，也要讲求耐寒锻炼，增强机体适应寒冷气候的能力。

适当增加室内空气湿度。燥是秋季的主气，天气不断敛肃，空气中缺乏水分的濡润，因而出现秋凉而劲急的干燥气候。肺为娇脏，喜润而恶燥，燥邪易伤肺津，影响肺的宣发肃降功能，所以秋季养生当注意燥邪伤肺，可在室内放水盒或床头挂湿毛巾来增加空气的湿度。

3. 在饮食方面 减辛增酸。《素问·脏气法时论》说："肺欲收，急食酸以收之，用酸补之，辛泻之。"酸味收敛补肺，辛味发散泻肺，秋天宜收不宜散，所以要尽可能少食葱、姜、蒜、辣椒、花椒、桂皮、酒等辛味之品，尤其是生姜，多食这些辛温食品易伤阴液，容易上火，加重秋燥对人体的伤害。古代医书记载："一年之内，秋不食姜；一日之内，夜不食姜"。适当多食一点酸味果蔬。

多吃白色食物。根据中医学理论，五脏之肺脏对应五色之白色。因此，秋季常吃白色食物可收到润肺之效果。可选择白萝卜、山药、百合、银耳、莲藕、莲子等食物。对于肥胖者来说，可多吃一些诸如鱼片、豆腐、茭白等食品，这些食物对食欲有一定的抑制作用。肠胃虚寒之人在秋季则应该少吃白菜和白萝卜等白色食物。为了应付秋季之燥，养阴润燥之法则势在必行。

可多食滋阴润燥之品。秋燥易伤津液,使人体皮肤肌肉失去柔润之性,出现一系列以干燥为主的症状,如口干、唇干、鼻干、咽干、舌干少津、小便短少黄赤、大便干结、皮肤干燥等。可适当多食用如牛奶、核桃、芝麻、杏仁、马蹄、百合、枸杞、糯米、蜂蜜、枇杷、菠萝等具有滋阴生津润燥作用的食品。所以古人主张入秋宜食生地粥,以滋阴润燥。可适当饮用润燥生津、滋养肺阴的饮料,如:竹蔗茅根水、乌梅红糖水、梨皮沙参汤等。梨皮沙参汤做法如下:梨皮20克,沙参10克,川贝10克,陈皮15克,麦冬10克煮汤,亦可直接泡开水代茶饮,连饮7天。

岭南传统秋季养生汤推荐:鸡脚炖花生、莲子板栗煲鸡、西洋参炖竹丝鸡、秋梨牛尾煲、南北杏炖瘦肉等。

4. 在运动方面 秋季为大自然万物收敛之季,人亦应之,进行适当的体育锻炼,增强身体的抵抗力。

(1)宜选择轻松平缓的运动项目:如太极拳、五禽戏、八段锦、易筋经,或者登高、秋游、慢跑等。

(2)量力而行、适度运动:运动不可过量,以微汗为宜以防出汗过多,阳气耗损。

(3)要注意防寒保暖:秋季清晨气温低,不可穿单衣做户外运动,应根据户外气温变化来增减衣物。

(4)简单自我按摩,防"秋燥"之侵害:如压揉承浆:承浆穴位于下唇凹陷处,用食指指腹用力压揉,口腔内就会涌出分泌液。糖尿病患者用力压揉此处十余次,口渴感即可消失,可减少饮水的次数。这样不仅可预防秋燥,在分泌液中还有延缓衰老的腮腺素,可使老人面色红润。

(5)咀嚼鼓漱:晨起和睡前做上下颚运动。闭嘴,舌抵上颚,鼓漱一百次,使津液满口,徐徐咽下。咀嚼时,胃肠血流量增加,可抵御秋季凉气对胃肠的损伤。

秋季养生应谨慎,若不顺应季节调养,肺气会受到损伤,到冬天阳气当藏而不能藏,就会出现呼吸疾病、胃肠道疾病等慢性疾病。

5. 在疾病防治方面 秋季早晚温差大,寒暖失常,由热转凉,雨水渐少,气候干燥。外邪乘机入侵,若饮食起居不慎,便会患各种温病杂病。因此,秋季六个节气一定要加强疾病的预防保健。同时适当予以食补,供给身体需要的营养,亦能为"冬藏"做好充分准备。对于秋季人体易患疾病,应及早防治。预防秋令易发疾病,最好的方法是药膳食疗法。药膳既可以强身防病,又能对症治病。

《黄帝内经》提出"药以祛之,食以随之",药膳食疗法是疾病综合疗法中不可缺少的重要内容。它是由药物、食物和调料三部分组成,取药物之性,用食物之味，"药借食力，食助药威"，两者相辅相成，相得益彰。在施用药膳时，应遵循"辨证施膳"的基本原则，以使药膳更有效、更充分地发挥作用。除了要体现药膳全面调理和有针对性地加强某些营养食物用于防病，还应发挥某些食物的特异作用，使之直接用于某些疾病的预防，如用葱白、生姜、豆蔻、香菜可预防感冒；用甜菜汁、樱桃汁可预防麻疹；荔枝可预防口腔炎、胃炎引起的口臭；红萝卜煮粥可预防头晕等。还可服用宣肺化痰、滋阴益气的中药，如人参、沙参、西洋参、百合、杏仁、川贝等，对缓解秋燥多有良效。

（四）冬季养生

冬季即农历十月到十二月三个月，从立冬日起至立春前一日止，包括立冬、小雪、大雪、冬至、小寒、大寒6个节气。冬季是怎样一个季节呢？《黄帝内经》称冬季为"闭藏"，具体来说，冬季为紧闭坚藏的季节，天寒地冻，滴水成冰。天地间的阳气深藏，阴寒之气大盛，万物蛰藏，为生机潜伏。在人体则表现为阳气内盛外虚，而阴气至盛的状态，以为次年春生做准备。冬季养生，重在"养藏"，表现在生活起居上即为顺应冬季阴阳规律早睡晚起，如此可增强机体抵抗能力，藏神于内，保持精神情志安宁而不躁动，安静自若且少私寡欲；注意保暖御寒，防止寒邪入体，如同潜伏起来一样，尽量保持身体温暖，减少寒冷气候对人体的刺激。冬天在五行中属"水"，五脏中属"肾"。冬季是万物收藏的季节，阴寒盛极，故养生活动应以养藏为要，敛阳护阴，闭藏阳气于内。

1. 在养神方面　应藏神于内，保持精神情志安宁。寒冬季节，朔风凛冽，阳气潜藏，阴气盛极，草木凋零，自然界的万物伏藏，以冬眠状态养精蓄锐，为来年春天的生机勃发做准备。人体的阴阳消长代谢也处于相对缓慢的水平，为顺应自然，冬季养神也应着眼于"藏"，《黄帝内经》提示："使志若伏若匿，若有私意，若已有得。"就是要人们在冬季保持精神宁静、安谧，尽量控制个人精神活动，最好能做到情绪含蓄而不外露，就好像把个人的隐私秘而不宣，又如得到渴望之珍品那样满足。总之，"静则神藏，躁则消亡"，"精神内守，病安从来"。冬季人们要尽量隐藏心绪思维，喜怒不形于外。

采取措施，预防季节性情感失调。冬季精神调养除要做到"藏神"外，还要防止因季节气候刺激导致的情感失调。现代医学气象学家的研究表明，人的心理、生理与外界自然环境的变化是息息相关的，季节性情感失调是因为寒冷的气候作用于人体所致。其发生机制为：寒冷使机体的新陈代谢和生理功能处于抑制和降低状态，体内调节物质代谢的环磷酸腺苷、环磷酸鸟苷的含量减少，核糖核酸和脱氧核糖核酸的合成代谢减慢，脑垂体、肾上腺皮质功能亦受到明显的抑制，使得血液循环变慢，脑部供血不足，植物性神经功能发生紊乱，因而出现精神萎靡、注意力不集中等一系列症状。其预防措施有以下三点：

（1）延长光照时间：冬季光照时间短，是情绪抑郁的重要原因之一。研究发现，当黑夜来临时，人体大脑松果体的激素分泌增强，能影响人的情绪，而光照可抑制此激素的分泌。

（2）加强体育锻炼：通过体育锻炼调整机体的自主神经功能，减轻因自主神经功能失调而引起的紧张、激惹、焦虑、抑制等状态。

（3）要多吃富含维生素C的新鲜蔬菜和水果，以及富含维生素 B_1、B_2 的豆类、乳类、花生、动物内脏等：因为若维生素B缺乏，可影响大脑的功能和情绪。

2. 在起居方面　要讲究早睡晚起，避寒就温，保暖恒温。

（1）早睡晚起：为顺应冬季昼短夜长的阴阳规律，人们应早睡晚起，保持充足的睡眠、老人更应如此，晚上10点以前睡觉，早上7点左右、太阳出来后起床，恰如《寿亲养老新书》所说："唯早眠晚起，以避霜威。"

（2）避寒就温：冬季应增加衣被以保暖，在穿衣盖被上，遵循避寒就温原则，以暖、软为佳，但又不宜过暖。《保生要录·论衣服门》指出："冬月棉衣莫令甚厚，寒则频添重数，如此则令人不骤寒骤热也。"在一定程度上保证了人体对寒冬基本的适应能力，达御寒防病的目的；但如果过贪厚热暴暖，积热于内，迫汗外泄，反易感寒受凉。或造成阴虚火旺，或引发宿疾。

（3）保暖恒温：居处宜保暖恒温，冷风不宜直入。

3. 在饮食方面　注意适时进补，辨证施补，谨慎进补，适量小酌。

（1）适时进补：冬季是人体进补的最佳时机，营养物质的吸收不仅迅速，且不会散失太快，因此进食的补物不仅能够贮藏体内，且效能也会被最大化利用。且最好能够坚持整个冬季。相对于其他季节，冬季人们会感到食欲比较旺盛，此时脾胃的吸收消化功能也较好，饮食内容中可以：一是植物性滋补品，如温性参类、山药、白术、菟丝子、核桃仁、龙眼肉、黑豆、当归等；二是动物性滋补品，如羊肉、牛肉、甲鱼、鹿茸、蛤蚧、海参、黄鳝、虾等，以鱼虾之类最为补益。

（2）辨证施补：对于体质虚弱的人，一定要辨证，分清气虚、阳虚、阴虚、血虚等，辨证施补，如：经典药食汤方"当归生姜羊肉汤"能够起到温肾助阳、补气养血之效，对于阳虚寒盛之人很有益，但对于阴虚火旺之人就不适合。

（3）谨慎进补：对于身体本身有疾患的人们来说，进补就要谨慎，需遵守医嘱择取食物，如糖尿病患者可以生晒参、人参等作为补品，而避免甘草等含糖量较高的药食；有血脂过高、动脉硬化等疾病的患者，就应避免如甲鱼、阿胶、牛鞭等高蛋白、高脂肪、高糖分的药食，食之加重病情、越补越糟。

（4）适量小酌：酒性温，味辛而苦甘，有温通血脉、宣散药力、温中祛寒、振奋阳气之效，体质平和或者寒凉者冬令适当少量饮用药酒或者服食醪糟确有裨益，饮酒后血液快速流动还能有效冲刷血管壁，从而防止血栓形成，在一定程度上能降低胆固醇，达到保护心脏的作用。《备急千金要方》曾载："冬三月宜服药酒一、二杯，立春则止。终身常尔，百病不生"。丘处机提倡"宜服酒浸药，或山药酒一、二杯，以迎阳气。""早起，服醇酒一杯以御寒。"

另外，岭南地区冬季较短，却是进补的好时机，可以用冬令药膳进补，适当进食血肉有情之品，如羊肉、花胶、鹿角胶等，以温肾壮阳。多食肉类、鱼类等高热量食品，但水果、蔬菜类也不可缺。岭南地区冬季煲汤以温补为要，如党参、当归、生姜炖羊肉，怀山药、枸杞子炖狗肉，高丽参、龙眼肉煲鸡汤，黄芪、党参煲乌鸡，鸡汤炖海参等，以扶正祛邪、敛阴护阳、固本强身。

4. 在运动方面 注意适度锻炼。冬季养生以不损阳气为第一要点，不可做过于剧烈的运动，但也不可过于保守，过于安逸。宜做力所能及而可长期坚持的有氧运动、运动中避免过多出汗。这不但能增强与人体免疫有关的肾气功能，提高抗病力，还因肾主纳气，能助肺呼吸，从而预防多种慢性呼吸系统疾病。

运动时要防寒保暖。运动宜以室内为佳。户外活动时不能衣着过于单薄，更不宜在户外逗留过久，活动微微有汗便可，绝不可于冬令之时汗出而当风。

5. 在疾病防治方面

（1）要谨防"心病"：寒冬时节，养肾之余，也不要忘记护心，因为这一季节是冠心病等心脑血管疾病诱发或加重几率最大的时节，也是心肌梗死的高发时期，可谓名副其实的"多事之冬"。而中医先贤也在著述中提醒过冬日谨防"心病"，如明代高濂所撰《遵生八笺·四时调摄笺》中指出："冬日肾水味咸，恐水克火，故宜养心。"避免冠心病加重或心梗发作，首当其冲是避免诱发原因。如避寒就温、以防感冒，减少活动、避免过劳，调畅情志、谨防激动等。尽量有效地避开了诱发原因，可以保证心脑血管疾病至少减少了一半以上的发作可能性。

（2）还应当注重夜间的保健：急性心梗发病率夜间明显高于白天，晚上7点到凌晨2点的发病人数占到了全天的40%。这就需要人们注意避免昼夜温差变化带来的刺激，以及晚餐过饱饮食带来的危害。同时，密切关注患者晚间的身心动态。

（3）警惕患者身体的异常信息：如数日或数周内乏力，胸部持续不适，症状变为频发，心绞痛而诱因不明显且服药休息均不能缓解等。发现异常后，如能及时施治，往往可以使濒死患者转危为安，能安然过冬。

（4）积极地对症治疗：坚持服药，并随身带药，以备不时之需。

冬季应肾，主收藏。因此，在冬季应注重养肾健肾。《素问·六节脏象论》曰："肾者，主蛰，封藏之本，精之处也；其华在发，其充在骨，为阴中之少阴，通于冬气。"而中医学藏象理论认为：五行中肾属水，而冬应水，故而肾与冬季气候相应。因此在冬季，最易受到外界气候刺激影响且功能敏感的脏器为肾，而恰恰在此时也是保养肾藏、养精蓄锐的最好时机。肾有"藏精"（贮藏人体发育和生殖的物质与动力）、"纳气"（辅助呼吸系统工作、维持呼吸深度）、"主水液"（调节人体内部的水液代谢）以及"主骨、生髓、通于脑""开窍于耳及二阴"的功能，因此，冬季养肾的基本原则就是设法维护肾的以上属性功能。

冬季的寒冷天气对人体生理产生一定影响：寒冷气候促使尿的 pH 上升，尿中的氯、钠、尿素等化学物质排泄减少；且寒冷促进肝细胞的呼吸，使肝脏中酶的活力增高；同时寒冷降低了喉、气管、肺黏膜的通透性，使毛细血管收缩；而且冬季血红蛋白值相对高于夏季，淋巴细胞也较高，冬季白蛋白相对低于夏季，血沉较低，冬季血压的舒张压也较高。

总起来说，冬季为了维持体内正常代谢和体温恒定，肾脏的代谢负担相对较重，因此养肾健肾才能有效抵御寒冬的刺激。

六、药物养生法

药物养生保健是中国古代养生学家在中医理论的指导下，经过长期的养生防病的医疗实践总结，选用具有防衰抗老作用的药物，达到延缓衰老、健体强身的目的。

（一）药物补养

孙思邈《备急千金要方》中提出："药能恬神养性，以资四气。"中医学认为，导致人类死亡的直接原因尽管主要是疾病，但疾病的发生却是："正不胜邪"的结果。这里的"正"，即指正气，泛指人体对疾病的抵抗力，当正气虚弱之时，即是邪气侵犯人体而产生疾病之时。因此，经常保持人体正气之充盛，是健康长寿的根本。

那么，又如何保持正气的充盛呢？重要的方法是要不断地补充人体经常消耗的正气，即用能够补气、补血、补阴、补阳的药物进行补养。自古道："是药三分毒"，所以在进行药补的时候，要十分慎重，必须遵循下列原则：虚则补之、适可而止、辨证进补。

"虚则补之"这是运用补药的最根本原则，若是无病体健之人一般不需服用，即无虚则不用补。无虚进补反而有损于健康。

"适可而止"药物的作用，主要靠药性，凡是药物都有一定的偏性，药物就是利用它的偏性来纠正人体的偏性，食用一段时间，当身体虚证已缓解就无需继续进补。

"辨证进补"在运用补药时，一定要辨证进补，分清气血阴阳、寒热虚实，根据不同体质，适当予以滋补药物。

（二）如何进补

补药，是指能够补充人体气血阴阳、增强正气以及治疗虚证的药物。常用的补药又可分为补气、补血、补阴、补阳四大类。

1. 气血阴阳虚证　首先了解气血阴阳虚证的症状："气虚"表现为动则气短、气急无力，语声低微，容易感冒。"血虚"就是心血不足和肝血不足，心血不足表现为心悸、失眠多梦、神志不安等；肝血不足则表现为面色无华，眩晕耳鸣，两目干涩，视物不清等。"阳虚"则身寒、肢冷、小便清长、消化不良、便稀。"阴虚"则五心烦热或午后潮热，盗汗、颧红、消瘦、舌红少苔等。

2. 四大名补　针对气虚、血虚、阳虚、阴虚等四种体虚的证型，在此介绍补益药中的"四大名补"——人参、阿胶、鹿茸、冬虫夏草，它们可直接炖服或做药膳进食，将对人体大有裨益。

（1）人参——补气虚为主：人参性温，味甘微苦，入脾、肺二经，大补元气。现代药理研究发现，其主要有效成分为人参皂苷和黄酮类物质，分别有抗衰老、抗疲劳、对抗有害物质、抗肿瘤、提高免疫力、调节神经和内分泌系统等功能，增加冠状动脉血流量，减少心肌耗氧量，调节血脂，防止血管硬化等作用。

用法：将人参切成薄片，每次取 2~3 克放入杯内加开水，浸泡 1 小时后便可饮用，饮完后再加入新水，如此循环。

（2）鹿茸——补阳虚为主：鹿茸性温，味甘咸，入肝、肾二经，有补肾壮阳之效。李时珍在《本草纲目》中称鹿茸能"生精补髓，养血益阳，强筋健骨，治一切虚损……"现代药理研究表明，鹿茸有滋补、强壮作用，中等剂量可加强心肌收缩力、增加心输出量，有强心作用。服用可使人精力充沛，但阴虚者不宜服用。

用法：研末，每次取 1 克，放小米粥内服用。或取鹿茸、山药各 30 克，分别切片，浸入 500 克白酒内，密封 1 周，每次取 20 毫升服用，日服 2 次，治阳事不举、尿频、面黑。

（3）阿胶——补血虚为主：阿胶性平，味甘，入肺、肝、肾诸经，以滋阴养血著称。历代医家视阿胶为妇科良药。民间称阿胶、人参、鹿茸为冬令进补"三宝"。又因阿胶对调治各种妇科病有独特之功，尤得女士们青睐。

用法：取阿胶 5~10 克，加黄酒适量，隔水蒸服。或取阿胶 500 克，浸在 1 500 克黄酒内，等胶块散发成海绵状，隔水蒸成液体，趁热加冰糖 1 000 克，当糖与胶溶为一体时，加入炒熟的黑芝麻及敲碎的核桃肉各适量，制成黏稠膏滋，每日早晚各取 1~2 匙，以温开水送服。

（4）冬虫夏草——补阴虚为主：冬虫夏草性温，味甘，入肺、肾二经，有补虚损、益精气、止咳化痰之功效。现代药理研究表明，冬虫夏草有增强免疫功能、增加心肌血流量、降低胆固醇、抗缺氧、抗癌、抗病毒、抗菌和镇静等作用。

用法:(1)磨粉泡水,将冬虫夏草研磨成粉,然后每次取 1g 左右的虫草粉,然后用温开水送服,每天早晚各吃一次;

(2)冬虫夏草泡茶,取 3~6 根冬虫夏草,用文火烧开,煮 6—10 分钟。趁热饮水,边喝边添水,冬虫夏草水颜色越深,营养越丰富;

(3)冬虫夏草做菜,取老公鸭 1 只,冬虫夏草 10 克,用食盐、胡椒粉、料酒调好味,密封盆口,上笼蒸约 2 小时,即成一道闻名遐迩的"虫草全鸭"。

(三)中成药

由于用中药做成的成药服用方便,一些延年益寿的中成药也受到人们青睐。这里也介绍一下。

1. 气血双补类 气血两虚者,往往表现全身性虚弱,造成外邪乘虚而入,诸病发生。而经常服用气血双补类中成药,能增强人体的多种功能,填补机体的物质基础,使之动力增加,起到补益强壮、增强体质的作用。

十全大补丸(《太平惠民和剂局方》)。成分:党参、黄芪、肉桂、熟地、炒白术、当归、白芍、川芎、茯苓、甘草。功能:补气养血,主治由于气血不足造成的短气乏力、头目眩晕、肌肉消瘦、神情倦怠,以及妇女月经不调、产后体虚等症。用法:研细末,炼蜜为丸,每服 9 克,日服两次,温开水送下。

2. 健脾益胃类 脾胃乃人体中气之所在,中气来源于脾胃饮食的摄纳和营养的吸收,是后天之本。本类中成药旨在培补后天脾胃为主,使中气健旺,则周身皆得其养,便可延缓衰老。

参苓白术散(《太平惠民和剂局方》)。成分:人参、白术、茯苓、甘草、山药、白扁豆、莲子肉、薏苡仁、缩砂仁、桔梗。功能:补益脾胃,渗湿和中,适用于脾胃气虚引起的饮食不消、胸脘痞塞、或吐或泻、四肢无力、苔白腻。用法:散剂每服 6 克,水丸每服 3~9 克,日服 1~2 次,温开水送下。

3. 补肾气类 历代方书所载之延年益寿中成药,以补肾者居多。盖肾为先天之本,元阴元阳之所居,肾气旺盛,则延缓衰老而增寿。

八仙长寿丸(《寿世保元》)。成分:怀生地、山茱萸、白茯神、牡丹皮、五味子、麦冬、干山药、益智仁。功能:滋补肾阴,适用于肾亏肺燥、腰膝无力、咳喘口干。用法:每服一丸,一日 2 次,温开水送下。

4. 阴阳双补类 此类中成药既能补阴、又能补阳,适用于阴阳两虚者。一些人或因先天不足、或因病后虚弱、或因日渐衰老,阴阳消长失控,出现偏盛或偏衰,产生一系列病理症状。可采用此类中成药使阴阳恢复平衡、协调。

补天大造丸(《体仁汇编》)。成分:侧柏叶、熟地、生地、牛膝、杜仲、天冬、麦冬、陈皮、干姜、白术、五味子、黄柏、当归身、小茴香、枸杞子。功能:补阳滋阴,适用于肾阴肾阳俱虚、腰膝无力、口渴烦热。对于此药,《医部全录》云:"此方专滋养元气,延年益寿,若虚劳之人,房室过度,五心烦热,服之神效。"用法：每日空心服 100 粒，有病者日服 2 次。

5. 宁心安神健脑类 《黄帝内经》说："失神者死，得神者生"，可见神充则身强，神衰则身弱，神存则生，神亡则死。"脑为元神之府"，说明脑是精神活动之所在，健脑则能补神。经常选择一些宁心安神健脑的中成药食用，有益于身心健康，这点对于中老年人，以及脑力劳动者尤为重要。

天王补心丹（《摄生秘剖》）。成分：生地、天冬、麦冬、五味子、朱砂、党参、茯苓、柏子仁、酸枣仁、当归、丹参、桔梗、玄参、远志。功能：养心安神，适用于阴亏血少而产生的虚烦心悸，睡眠不安，精神衰疲，梦遗健忘，不耐思虑，大便干燥，口舌生疮，舌红少苔，脉细而数。用法：口服，每日 2 次，每服 9 克，温开水送下。

6. 延年益寿类 这类中成药具有益老、耐老、抗老或轻身健体、祛病延年的作用。

七宝美须丹（《明代邵应节》）。成分：生首乌、当归、茯苓、怀牛膝、枸杞、补骨脂、菟丝子、黑芝麻。功能：滋补肝肾，益气养血，添精益髓，乌黑须发，美颜延年，适用于肝肾虚损所致的多种慢性疾病。用法：每早晚服 2 丸，盐开水送服。

七、经络养生法

经络养生法是根据中医经络理论，按照中医经络和腧穴的功效主治，采取针、灸、推拿、按摩、运动等方式，刺激经络、穴位，调理人体的经络系统，使经络疏通、气血通畅、脏腑功能协调，机体处于阴阳平衡状态，从而达到防病治病、强身益寿的目的的养生方法。《灵枢·经脉》所谓"经脉者，所以能决生死，处百病，调虚实，不可不通。""通"是经络网络系统调摄的关键，针灸、推拿、按摩、运动等方式是保持经络通畅的有效手段。经络养生简便易行、易学易用、安全舒适、功效突出，越来越受到国内民众的青睐，并逐渐向国外传播。

（一）经络与腧穴

要学习经络养生，首先就要明白什么是经穴。经穴就是指经络和腧穴，腧穴是分布在人体经络的循行线路上的孔穴，全身每条经络都以脏腑中心整合在一起，形成了以脏腑为中心、穴位遍布周身的经络调控网络系统。

1. 经络 古时候，人们发现有些身体的不适是沿着某个路线分布的，而有些身体的不适，在误压了身体远端某一部位后会缓解或消失。经过长时间的积累，人们在医疗保健和对疾病的观察过程中发现身体有一些密道。这些密道是什么呢？它们就是经络。经络是经脉、络脉的总称，是全身气血运行的通道，是以手足三阳经、手足三阴经为主体构成的网络系统。手足三阴三阳经统称为十二经，十二经通于脏腑。十二经到不了的地方有奇经八脉帮忙管理，

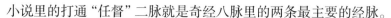

小说里的打通"任督"二脉就是奇经八脉里的两条最主要的经脉。

2. **腧穴**　腧穴又称穴位、穴、穴道、气穴等。中医经络学说认为，每条经络上相隔一定距离之内，都有对该经络起到调节作用的孔穴，被命名为"腧穴"或"穴位"。

穴位是中国文化和中医学特有的名词，它是指人体经络线上特殊的点区部位，实际上就是肌肉、肌腱、骨头连接的关键点。在人体经络的循行线路上，分布着数百个穴位，他们可分为十四经穴、经外奇穴和阿是穴三类。

"十四经穴"是指归属于十二经脉以及任脉、督脉二脉的腧穴，简称"经穴"。全身有 361 个经穴，它们分布在十四经循行路线上，与经脉有着密切的关系，能反映十四经及其所属脏腑的病证，并可用于治疗。

"经外奇穴"是指没有归属于十四经的腧穴，简称"奇穴"。世界卫生组织发布的标准中，经外奇穴有 48 个，它们在功能和主治上补充了经穴的不足，有的为临床所用，有的为组合穴。

"阿是穴"是指没有具体名称、固定部位、可以在全身任何地方出现的临时压痛点。"阿是穴"的取穴方法就是"有痛便是穴"。临床上医生根据按压患者产生酸、麻、胀、痛、重等感觉和皮肤变化而予以临时认定。当发生疾病时，人体的某一部分就会发生相应的气血阻滞，造成气血局部性、临时性聚集，从而出现"阿是穴"。如果疾病解除，气血的临时聚集也随之解除，阿是穴随即消失。

（二）经络养生原理

经络养生实际上是对人体整个网络系统功能进行有效调控。它是根据中医经络理论，按照中医经络和腧穴的功效主治，采取针、灸、推拿、按摩、运动等方式，通过刺激经络、穴位，调理人体的经络系统，实现对经络的管理与调节，达到促进血行、疏通经络、调和阴阳、养生保健、治病疗疾、延年益寿目的。

（三）经络养生方法

现在让我们一起揭开经络养生的神秘面纱。

1. **肺与大肠经**

肺与大肠是每天最早起来干活的两条经脉，是经脉循行的开端。

（1）肺经循行：手太阴肺经，起于胃脘部，向下联络大肠，贯穿膈肌，入属肺脏。经脉分布于胸前、上肢内侧前、拇指桡侧。

（2）肺经的疏通要领：手臂及手掌放平，肘关节接近 180°，掌心向上；用掌指关节突起的部位，沿体表有形的循行方向敲打肺经。

（3）肺经上的小开关：

1）少商穴（图 3-1）——咽炎的克星

取穴：在人的手指端，拇指末节桡侧，指甲角侧上方 0.1 寸处。

治疗:咳嗽、咽喉肿痛、扁桃腺炎、小儿惊风、热病、中暑、感冒等病症。

方法:点刺放血。慢性咽炎,可揩按少商穴,每次 3 分钟。

2)列缺穴(图 3-2)——头项寻列缺

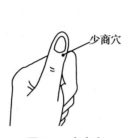

图 3-1 少商穴

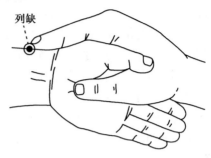

图 3-2 列缺穴

取穴:桡骨茎突上方,腕横纹上 1.5 寸处,或以两手虎口交叉(一手食指压在另一手的桡骨茎突上)当食指尖处。

治疗:①"头项寻列缺":治疗头、颈项、颜面疾患;②疏风解表,宣肺理气,止咳平喘:治疗咳嗽、气喘、咽喉肿痛等肺系病症;③通任脉:可用于治疗遗尿、小便热、尿血、阴茎痛等膀胱阴部疾患。

方法:可针可灸。

(4)肺经的调养:最佳肺经疏通时间为寅时 3∶00—5∶00,此时睡觉是最养肺的。

(5)大肠经循行:手阳明大肠经,主要分布在上肢的外侧。体表有形:经脉分布于食指、上肢外侧前、肩前、颈、颊、鼻旁。体内无形:进入锁骨上窝,联络肺脏,向下贯穿膈肌,

(6)大肠经的疏通要领:与肺经相对,虎口向上,前臂微屈,立起来最上面的一条线。沿着食指外侧这条经络,一直到下牙,环唇出来到鼻孔。用掌指关节突起的部位,沿体表有形的循行方向敲打肺经。主要疏通前臂这段。

(7)大肠经上的小开关:

1)合谷穴(图 3-3)——面口合谷收

取穴:在手背,第 1、2 掌骨间,当第二掌骨桡侧的中点处。

治疗:①各种肠胃疾患:脘腹疼痛、呕吐、便秘、痢疾等;②面口合谷收:热病发热及头面五官各种疾患之要穴;③汗证:无汗可发汗,汗多可止汗(双向调理);④妇科病:闭经,滞产;⑤大肠经循经部位的疼

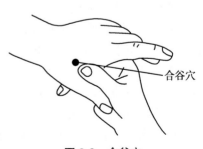

图 3-3 合谷穴

痛、麻木、冰冷、发热、瘫痪等。

方法：靠着骨头发力按揉，用缠丝劲，像拧螺丝一样，一圈一圈的。

2) 迎香穴（图 3-4）——"治鼻病及嗅觉不敏，极效。"（《针灸穴名解》高式国)

取穴：在鼻翼外缘中点旁开，当鼻唇沟中。

治疗：各种颜面部疾患。鼻塞，鼻衄，鼻息肉，多涕，目赤肿痛，口眼㖞斜，面痛，唇肿，面部如蚁走感，丹毒，荨麻疹等。

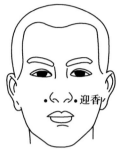

图 3-4　迎香穴

方法：将食指指尖置于迎香穴，做旋转揉搓。鼻吸口呼。吸气时向外、向上揉搓，呼气时向里、向下揉搓，连续 5~10 分钟，如伤风感冒、鼻流清涕或鼻塞不通，尽可多做。

(8) 大肠经的调养：最佳大肠经疏通时间：寅时 5 ：00—7 ：00，卯时是最"方便"的时候，清晨起床后最好养成排便的习惯。

2. **脾与胃经**　消化最佳拍档脾与胃，其中，"消"在胃中进行，"化"的推动力量来源于脾，它俩就像连体兄弟一样，是分不开的，共同参与消化过程，互相帮助互相监督。

(1) 脾经循行：足太阴脾经，主要分布在下肢的内侧。起于足大趾，循行于脚内侧，经过内踝，并沿着大腿及小腿的内侧直上，进入腹腔，与脾相联系。

(2) 脾经的疏通要领：部位：小腿部分，足部内侧面；方法：对侧手握空拳，以掌指关节敲揉小腿内侧 5~10 分钟，以小腿出现暖洋洋的感觉为度。

(3) 脾经上的小开关

1) 三阴交（图 3-5）——足三阴经（肝、脾、肾）交会于此

取穴：在小腿内侧，当足内踝尖上 3 寸，胫骨内侧缘后方。

治疗：①消化系统疾病：肠鸣腹胀，泄泻等；②妇产科疾病：月经不调，带下，不孕，滞产；③生育、小溲疾患：遗精，阳痿，遗尿，疝气；④下肢痿痹；⑤心悸，失眠，高血压。

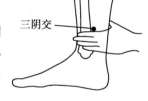

图 3-5　三阴交穴

方法：可针可灸

2) 阴陵泉——利水神穴

取穴：在小腿内侧，胫骨内侧下缘与胫骨内侧缘之间的凹陷中。

治疗：①腹胀、泄泻、水肿、黄疸、小便不利或失禁；②妇人阴痛、遗精；③膝关节痛。

方法：①点揉法：拇指指端顺时针方向按摩 2 分钟，再点按半分钟，以肌

肉出现酸胀为度。并对局部肌肉进行弹拨,按揉 5~10 分钟;②悬灸法:艾条点燃后放在穴位上约 3cm,使局部有温热感而无灼痛,以局部潮红为度。每次 10~15 分钟,每日 1~2 次。

(4)脾经的调养:最佳脾经疏通时间:巳时 9:00—11:00,巳时要清净,"寡言语以养气",巳时,我们可以或读书、或理家,或种菜养花,或专心工作。疲倦时即闭目静坐养神,或叩齿咽津数十口。尽量不要高声与人长谈,因为谈话耗气。

(5)胃经的循行:足阳明胃经,主要循行在下肢的外侧。胃经有两条主线和四条分支,是十二正经中分支最多的一条经脉。主要分布在头面、胸部和腹部以及腿的外侧靠前的部分。

(6)胃经的疏通要领:部位:大腿前面正中线偏外侧;方法:手握半空拳,以小指掌指关节由上至下轻敲大腿前中线偏外侧 3~5 遍,痛点处敲揉 5 分钟。

(7)胃经上的小开关:

1)天枢穴(图 3-6)——胃肠疾病要穴

取穴:在腹中部,脐中旁开 2 寸。

治疗:①脾胃疾病:绕脐腹痛,腹胀肠鸣,肠痈,痢疾,泄泻等;②月经病:痛经,月经不调,崩漏等。

方法:用两个拇指顶在天枢穴位置,然后做轮转按摩即可。腹痛患者可以用艾条灸天枢穴 20 分钟,使上下气机交通,病情很快得以改善。

2)足三里穴(图 3-7)——保健大穴

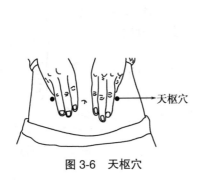

图 3-6 天枢穴

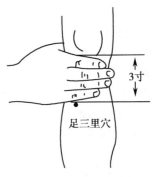

图 3-7 足三里穴

取穴:在小腿前外侧,当犊鼻穴下 3 寸,距胫骨前缘一横指(中指)。

主治:①全身强壮要穴,常用艾灸能强身健体;②胃肠病之主穴,如胃痛,呕吐,腹胀,泄泻,便秘,疳疾等消化系病证;③咳嗽多痰,癫狂,妄笑,痫证;④心悸气短,产后血晕,晕厥;⑤经络循行部位疼痛。

方法：①用大拇指或中指按压足三里穴，每次每穴按压 5~10 分钟，每分钟按压 15~20 次；②可用艾条做艾灸，每周艾灸足三里穴 1~2 次，每次灸 15~20 分钟。

（8）胃经的调养：最佳胃经疏通时间：辰时 7：00—9：00。适时地进食早餐，此时吃养胃的食物效果最明显。饭后一小时可轻揉胃经。

3. 心与小肠经　大家都喜欢热心肠的人，什么事情都会很上心，帮我们"牵肠挂肚"的。心和小肠是两口子呢，下面我们来聊聊他俩的故事吧！

（1）心经循行：手少阴心经，沿着上肢内侧循行。体表有形：从腋窝下极泉穴，走上肢内侧后缘，入手掌内侧后缘，止于小指桡侧甲旁。体内无形：起于心系，络小肠，上挟食管，连目系。

（2）心经上的小开关

1）极泉穴（图 3-8）——短气乏力拨一拨

取穴：腋窝中央，肱动脉搏动处。

治疗：①心胸疾病：心痛，胸闷，胁肋胀痛；②外经病：上肢不遂、肩臂疼痛、腋下瘰疬（颈淋巴结核）、腋臭；③咽干、烦渴、干呕。

方法：弹拨，弹拨的力度应柔和，动作应连贯，忌用暴力。弹拨时，要有电麻至手感，边弹拨边进行深呼吸，每次早晚各按 1 次，每次揉 1~3 分钟。

2）神门穴（图 3-9）——安神急救穴

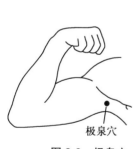

图 3-8　极泉穴

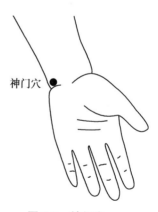

图 3-9　神门穴

取穴：腕横纹尺侧端，尺侧腕屈肌腱的桡侧凹陷中。

治疗：①宁心安神镇静：心悸、怔忡、失眠、多梦、癫狂痫；②用于急救：休克、昏迷、闭证、脱证、中风不省人事；③泻心火：咽喉肿痛、口疮、头痛、目眩；④外经病：上肢内后缘疼痛、麻木，胸痛，掌中热。

方法：用拇指交替点按，或者掐揉对侧神门穴，以有轻微酸胀感为宜，每次每穴 5 分钟。睡眠障碍者睡前一个小时可再进行一次按摩,方法同上。

(3)心经的调养:最佳心经疏通时间:午时 11:00—13:00,午时是小憩的时候。保持心情舒畅,适当休息或午睡,让心血得到充分的补给。

(4)小肠经循行:起于小指尺侧端,沿上肢外侧后缘上行,经肩,绕肩胛,上颜面,过目外眦至耳屏前。支脉从颧部至目内眦,与足太阳膀胱经相接。体内循行:络心,属小肠。它是唯一的一条既到达目内眦(睛明穴),又到达目外眦(瞳子髎)的经脉,跟眼睛密切相关。

(5)小肠经上的小开关:

1)后溪穴(图 3-10)——统治一切颈肩腰椎病的大穴

取穴:握拳,第五掌指关节后尺侧,掌横纹头赤白肉际处。

治疗:①背面的急性疼痛(后溪穴通督脉):头项强痛,落枕,急性腰扭伤;②神志病:癫狂,痫证;③头面部疾病:耳聋,目赤肿痛,目翳,咽喉肿痛;④热病,疟疾,盗汗;⑤外经病:手指及肘臂挛急。

方法:握空拳,放在胸前,放松。用另一手食指抵住掌指关节后方,用力吸住后轻轻地点揉。

2)听宫穴(图 3-11)——耳病首选

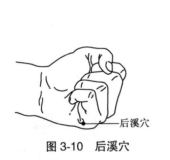

图 3-10 后溪穴

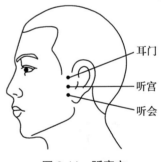

图 3-11 听宫穴

取穴:在面部,耳屏前,下颌骨髁状突的后方,张口时呈凹陷处。

治疗:耳鸣耳聋,聤耳,齿痛。

方法:用双手中指指腹在听宫穴处由上而下进行按摩,每次按摩 2~3 分钟,听宫穴具有聪耳开窍的功能,建议每天早中晚按摩 3 次。

(6)小肠经的调养:最佳小肠经疏通时间:未时 13:00—15:00,紧接着心经干活"未时分清浊,饮水能降火"。

4. 肾和膀胱经 我们常听到患者问:"大夫,我是不是肾虚呀?还有得治吗?"什么是肾虚呢?为什么肾虚大家都这么害怕?我们能由一粒小小的"种子"长大成人。因为我们一出生就带着能量!而这个能量够我们花一辈子。这些能量和精华都藏在肾里！所以能量不足的时候，不能充电的时候，我们就会进入待机状态。

（1）肾经循行：足少阴肾经，主要循行在下肢的内侧。体表有形：起于足底（涌泉穴）→内踝后→下肢内侧后缘→腹正中线旁开 0.5 寸→胸正中线旁开 2 寸→止于锁骨下缘（俞府穴）。体内无形：属肾，络膀胱，并与心、肝、肺、喉咙、舌头有联系。

（2）肾经上的小开关

1）涌泉穴（图 3-12）——足底降火穴

取穴：卷足时足前部凹陷处，约当足底 2、3 趾缝纹端与足跟连线的前 1/3 与后 2/3 交点上。

治疗：①急救：小儿惊风，癫狂，昏厥，中暑；②头病：头痛，眩晕，失眠，咽喉肿痛，失音；③前后二阴：小便不利，便秘；④经脉循行部位：足心热。

方法：点按或艾灸，也可用药物敷贴。

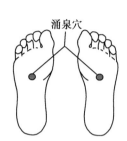

图 3-12 涌泉穴

2）太溪穴——健肾要穴

取穴：当内踝尖与跟腱之间凹陷处。

治疗：①生殖：月经不调，闭经，遗精，阳痿；②头病：失眠，多梦，健忘，齿痛，耳聋；③肺病：咳喘，咳血，咽喉肿痛；④二便：小便频数，便秘；⑤经脉循行部位：腰膝酸痛、足跟内踝痛。

方法：按揉法：内踝尖与跟腱连线的中点是一个窝，顺势往下轻轻的一探，就到了骨头的上沿，我们可以用同侧拇指抵住这个骨头，轻轻按揉，用缠丝劲，按揉 5—10 分钟。

（3）肾经调养：最佳肾经疏通时间：酉时 17：00—19：00。"酉时肾藏精，纳华元气清"，人体经过申时泻火排毒，肾在酉时进入贮藏精华的阶段。此时不适宜太强的运动量，适合休息。

（4）膀胱经循行：足太阳膀胱经，循行于下肢外侧。体表有形：起于内眼角的睛明穴，行于头颈后项背部，走脊柱两侧，离脊柱两横指是一条分支，再旁开两指又是一分支，至下肢，行下肢后侧正中线，经外踝后至足外侧，止于足小趾外侧指甲角的至阴穴。体内无形，络肾，属膀胱，联络脑。

（5）膀胱经上的小开关

1）睛明穴（图 3-13）——眼睛小卫士

取穴：在面部，目内眦角稍上方凹陷处。

治疗：①各种眼病：目赤肿痛，迎风流泪，目眩，近视，夜盲，色盲；②急性腰扭伤，坐骨神经痛。

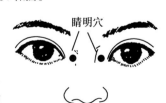

图 3-13 睛明穴

方法：治眼六穴为睛明(膀胱经)，攒竹(膀胱经)，鱼腰(胃经)，丝竹空(三焦)，童子髎(胆经)，承泣(胃经)。持续点压或者一松一压穴位 1~2 分钟，眼睛会很快舒服，对缓解眼部疲劳很有效。

2）委中穴(图 3-14)——腰背保护神

取穴：在腘窝横纹中点，当股二头肌腱与半腱肌肌腱的中间。

治疗：①腰痛(腰背委中求)，下肢痿痹；②丹毒，疔疮，腹痛，吐泻，中暑。

3）至阴穴(图 3-15)

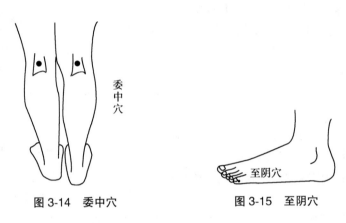

图 3-14　委中穴　　　　　　图 3-15　至阴穴

取穴：在足小趾末节外侧，距趾甲根角 0.1 寸。

治疗：胎位不正，难产，胞衣不下。矫正胎位用灸法。

(6) 膀胱经的调养：最佳膀胱经疏通时间：申时 15：00—17：00。"申时津液足，养阴身体舒"，此时适当地活动有助于体内津液循环，喝滋阴润肠的花草茶对阴虚的人最有效。

5. 心包与三焦经　现代的人生活太忙了，得意之事不过十之一二，失意之事有十之八九。伤心的时候最伤哪儿呀？最伤的不是心，而是心包！心包是心的包膜，负责保护心脏，清除心脏周边的外邪，使心脏处于完好的状态。

(1) 心包经循行：手厥阴心包经主要走在上肢内侧。体内循行：起于胸中(乳头旁 1 寸)，属心包，络三焦。体外循行：从胸口到腋下，沿上肢内侧正中下行，止于中指端。

(2) 心包经疏通要领：掌心向上，上臂放松，探查上臂，找痛点；重点是上臂这一段，从腋到肘；将中指的指间关节屈曲，像个小锤子一样，然后沿着这个正中线，从肩开始轻轻地砸一下。

(3) 心包经上的小开关

1）内关穴(图 3-16)——晕车宝

取穴：在前臂掌侧，腕横纹上 2 寸，掌长肌腱与桡侧腕屈肌腱之间。

治疗：①循环系统疾病：风湿性心脏病，心绞痛，心肌炎，心动过速，心动过缓等；②消化系统疾病：胃炎，胃痉挛，肠炎，痢疾，急性胆道疾患；③精神神经系统疾病：癫痫，癔病，失眠，血管性头痛，多发性神经炎，脑血管病后遗症；④眩晕症；⑤正中神经麻痹。

2）劳宫（图 3-17）——救急穴

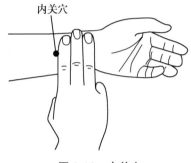 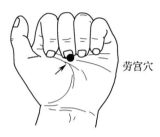

图 3-16　内关穴　　　　　　　　　　图 3-17　劳宫穴

取穴：在手掌心，当第 2、3 掌骨之间偏于第 3 掌骨，握拳屈指时中指尖处。简易取穴：自然握拳，中指尖下是该穴。

治疗：①神志疾病：脑血管意外，昏迷，中暑，癔病，精神疾病，小儿惊厥；②消化系统疾病：黄疸，食欲不振；③五官科系统疾病：口腔炎，齿龈炎；④其他：手癣，手指麻木，高血压等。

（4）心包经调养：最佳心包经疏通时间：戌时 19：00—21：00。"戌时保心脏，减压心舒畅"，此时阴气盛宜好好休息，适合看书、听听音乐，保持心情舒畅。

（5）三焦经（图 3-18）：《素问·灵兰秘典论》曰："三焦者，决渎之官，水道出焉。"什么是三焦？人体的五脏六腑就像葡萄粒，三焦就像葡萄梗，把它们连接在一起，也是非常重要的。它像一场婚礼的司仪，一场晚会的导演，一个工程的总指挥，它协调着各脏腑间相互作用，齐心协力为人体服务。

（6）三焦经循行：手少阳三焦经，行于上肢外侧。体外循行：起于无名指尺侧，行于上肢外侧中间，靠近无名指的那条线。经肩部、侧头部，还环绕耳朵大半圈。体内循行：属三焦，络心包，支脉到耳角、面颊、目眦下、耳内。

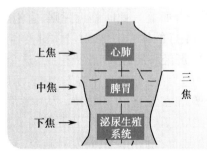

图 3-18　三焦

（7）三焦经疏通方法：掌心向下，前臂放松点，向内屈曲约 45°，手腕放松，探查痛点。我们在手臂的背面正中线画一条线。用另一只手小指的掌指关节，从肘关节开始向下敲击。

（8）三焦经上的小开关：

1）外关（图 3-19）——偏头痛要穴

取穴：伸臂俯掌，于手背腕横纹中点直上 2 寸，尺桡骨之间，与内关穴相对取穴。

治疗：①头面疾病：目赤肿痛，耳鸣耳聋，鼻衄牙痛；②运动系统疾病：上肢关节炎，桡神经麻痹，急性腰扭伤，颞颌关节功能紊乱，落枕等；③消化系统疾病：腹痛便秘，肠痛霍乱；④其他病症：热病，感冒，高血压，偏头痛，失眠，脑血管后遗症，遗尿等。

2）翳风（图 3-20）——祛风穴

取穴：在耳垂后，当乳突与下颌骨之间凹陷处。

治疗：①头面五官科疾病：耳聋耳鸣，头痛牙痛，腮腺炎，下颌关节炎，口眼㖞斜等；②神经系统疾病：痉病，狂疾，膈肌痉挛等。

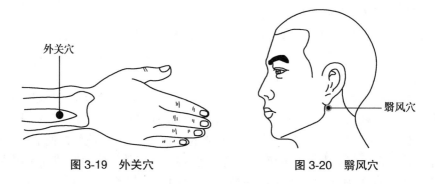

图 3-19　外关穴　　　　　　　　　　图 3-20　翳风穴

（9）三焦经调养：最佳三焦经疏通时间：亥时 21：00—23：00，"亥时百脉通，养身养娇容"，此时临近睡眠，宜泡脚准备入睡。人如果在亥时睡眠，百脉可得到最好的休养生息，对身体对美容十分有益。

6. 肝经和胆经　　"肝胆相照"这个成语想必大家并不陌生，它出自《侯鲭录》中的"照心照胆寿千春"。它表示以真心相见，常用于比喻人与人之间交情深厚，亲密无间，互相扶持。从中医角度来说，肝与胆确实也是"相依相偎"，互相照应，五行都是属木，也是五脏六腑里的一对模范夫妻。胆在外面，保护肝不受欺负；肝在里面，是发号施令，主管家事的。

（1）肝经循行：足厥阴肝经，主要循行在人体下肢内侧和身体的前面。体外循行：它比较长，起于大脚趾的外侧，沿着大脚趾二脚趾分叉的地方上来，然后走踝关节、大腿的内侧,然后环绕阴器,走到腹腔,然后走到乳头下面结束。体内循行:属肝,络胆,连眼睛,与督脉相交于头顶。支脉还到口唇和肺中。

(2)肝经疏通方法:我们可以坐在床上,两脚掌相对,腿上会绷起来两根筋,那就是肝经的走行。然后握拳,用同侧的掌指关节,沿着大腿根部一直敲到膝盖,敲3~5遍。

(3)肝经上的小开关

1)太冲(图3-21)——疏肝神穴

取穴:在足背侧,当一二跖骨结合部之前凹陷中。

主治:①神经系统疾病:高血压,头痛头晕,失眠多梦;②泌尿生殖系统疾病:月经不调,功能失调性子宫出血,遗尿,癃闭,淋病等;③消化系统疾病:腹痛腹胀,咳逆纳差,大便困难或溏泻;④五官科疾病:目赤肿痛,咽痛喉痹;⑤心血管系统疾病:心绞痛,胸胁胀痛。

方法:同侧的食指抵在这个穴位凹陷处,往身体方向勾住,在骨节上发力,然后轻轻地点揉。经常按揉,我们的不良情绪都会得到很好的释放。

2)期门(图3-22)——乳腺保护伞

取穴:在胸部,当乳头直下,第六肋间隙,前正中线旁开4寸。

治疗:①消化系统疾病:胃肠神经官能症,肠炎,胃炎,胆囊炎等;②其他疾病:乳腺增生,心绞痛,胸胁胀满,肋间神经痛,高血压等。

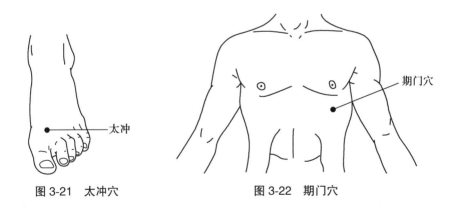

图3-21　太冲穴　　　　　　　图3-22　期门穴

(4)肝经的调养:最佳肝经疏通时间:1:00—3:00,"丑时不睡晚,脸上不长斑",早点休息最重要。

(5)胆经循行:足少阳胆经分布在人体的侧面,经络非常长,从头到脚,保护人的侧面。体外循行:起点在眼角的外侧,在耳朵上转了两圈,然后开始走人体的侧面,两胁肋部,然后到大腿、小腿的外侧,然后从第四、五趾的地方分出来,在小指内侧结束。体内循行:络肝,属胆。

（6）胆经上的小开关

1）风池——善清内外风，明目又降压

取穴：项后枕骨下面两侧凹陷处，即胸锁乳突肌与斜方肌之间平风府穴处。

治疗：①循环系统疾病：脑卒中，高血压，脑动脉硬化，无脉症；②五官科系统疾病：电光性眼炎，视神经萎缩，鼻炎，耳聋，耳鸣等；③神经精神系统疾病：癫痫，失眠；④经脉循行部位疾病：落枕，肩周炎，中风后遗症，足跟痛；⑤其他：感冒。

方法：按摩风池穴时，以双手拇指指腹由下往上揉按风池穴，以有酸胀感为宜，其酸胀感能放射至前额眼部效果最好，每次按揉 10 分钟左右。

2）环跳——坐骨神经痛效穴

取穴：在股外侧部，侧卧屈股，当股骨大转子最凸点与骶骨裂孔的连线的外 1/3 与中 1/3 交点处。

治疗：①经脉循行部位疾病：坐骨神经痛，下肢麻痹，脑血管病后遗症，腰腿痛，髋关节及周围软组织疾病，脚气；②其他：感冒，神经衰弱，风疹，湿疹。

方法：手握拳，手心向内，两拳同时捶打两侧环跳穴各 50 下或两手抱膝搂踝后再伸直，以此反复，一屈一伸共 50 下。

（7）胆经的调养：最佳胆经疏通时间，子时 23：00—次日 1：00，早点休息很重要，"子时睡得足，黑眼圈不露"。

7. 打通你的任督二脉　我们常常在武侠小说或功夫电影中听到：只要打通你的任督二脉，就可以飞檐走壁了！别以为这是玩笑，其实任督二脉是真实存在的。任督二脉又叫作人体的"小周天"，它存在于人体的前后正中线，下面让我们了解一下这两条传说中的奇脉吧！

（1）任脉循行：任脉起于小腹内胞宫，沿人体前正中线，环绕口唇，交会于督脉之龈交穴，上行至眼眶下。

（2）任脉作用

1）调节月经，妊养胎儿：任脉起于胞中，具有调节月经，促进女子生殖功能的作用，故有"任主胞胎"之说。

2）调节阴经气血，为"阴脉之海"：任脉循行于腹部正中，腹为阴，说明任脉对一身阴经脉气具有总揽、总任的作用。另外，足三阴经在小腹与任脉相交，手三阴经借足三阴经与任脉相通，因此任脉对阴经气血有调节作用，故有"总任诸阴"之说。

（3）任脉上的小开关

1）关元穴（图 3-23）——补肾气，助生殖

取穴：前正中线上，脐中下 3 寸。

治疗：所有元气亏损的泌尿、生殖系统疾患。

方法：①用中指或食指指腹按揉此穴 5~10 分钟，每天两次，十天为一疗程；②用艾箱或艾柱每天温灸 3~5 分钟，可强肾温阳，可增加男性性功能，也可预防子宫肌瘤。

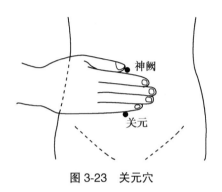

图 3-23 关元穴

2）神阙穴——祛寒之源

取穴：肚脐正中。

治疗：一切虚证引起的腹痛、肠鸣、脱肛、泄泻等疾患。

方法：①将掌心放在本穴上，力度稍重，顺时针按揉 100 次。再逆时针按揉本穴 100 次，以腹部微有热感、无明显不适为宜，可以治疗急性腹痛、吐泻、四肢厥冷和虚脱等症。②温里散寒：可在此穴行艾灸中的隔姜灸、隔盐灸、隔附子饼灸等。

（4）任脉调养

静坐功：①自由式：坐在凳子或床边，两脚踏地，两腿分开，与肩同宽，大腿放平，小腿与之垂直，两手置于膝盖的鹤顶穴上。②盘膝式：盘腿坐在蒲团或床上，将左腿屈膝放在右腿下，右脚脚掌朝上，压在左腿上，两手放在肚脐下，掌心朝上。

任脉为人体阴脉之海，滋阴即是保养任脉。滋阴的最好时间是秋冬之际，此时大自然阴长阳消，滋阴可达事半功倍的效果。一般说来，海边、山林、河畔等是吸采阴气的好地方。

（5）督脉循行：体内循行：起于小腹内，出会阴部，支脉入络脑。体表循行：从会阴沿骶、腰、背、项正中上头顶，下前额，经鼻柱，止于上唇内。

（6）督脉的作用：督脉为"阳脉之海"，可以治疗热病和一切阴寒所致的疾病。①神志病：不寐，痫证，癫狂，昏迷，惊风；②热病：中暑，高热，疟疾，感冒；③经脉循行部位疾病：脱肛，腰骶痛，项背痛，鼻渊。

(7)督脉上的小开关

1)命门(图 3-24)——壮阳穴

取穴:在腰部,当后正中线上,第二腰椎棘突下凹陷中。

主治:阳痿,遗精,遗尿,尿频,带下,月经不调,泄泻,腰脊强痛,手足厥冷。

方法:按摩时需由他人代劳。按摩命门穴时被施术者取俯卧位,施术者两手置于被施术者的后腰部,用大拇指的指腹按揉命门穴。每天早晚各一次,每次按揉 3—5 分钟,两手可交替操作。

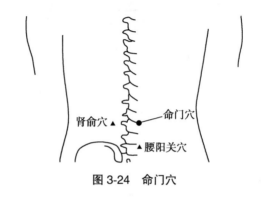

肾俞穴 ▲
命门穴
▲腰阳关穴

图 3-24 命门穴

2)大椎(图 3-25)——特效退烧药

取穴:在项部,当后正中线上,第七颈椎棘突下凹陷中。

主治:①热病,疟疾,咳嗽,气喘,骨蒸盗汗;②感冒,畏寒,风疹,头项强痛;③癫痫,小儿惊风。

方法:采用按揉、艾灸、拔罐的方法刺激大椎穴,发热可配合刺络放血,退热效穴。

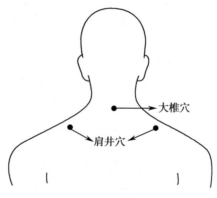

大椎穴
肩井穴

图 3-25 大椎穴

3）百会（图3-26）——诸阳之会

取穴：正坐位。在头部，当前发际正中直上5寸，或两耳尖连线的中点处。

主治：①头痛，眩晕，癫狂痫，中风失语；②健忘，不寐；③以升阳为用：脱肛，久泻，阴挺。

方法：①掌心拍打百会穴；②按压百会穴；③梳百会穴。

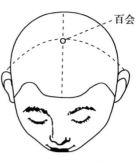

图3-26　百会穴

（8）督脉的调养：督脉灸，指督脉的脊柱段上施以"隔药灸"，用于治疗疾病的一种特殊艾灸法。盛夏天气炎热，人体阳气最盛，腠理疏松，百脉通畅，在此时"督脉辅灸"刺激背部督脉和督络，借助暑夏之伏天（阳中之阳）炎热之气候，能起到强壮真元，祛邪扶正，鼓动气血流畅，防病保健，治愈阴寒顽疾。

结语：人生几十年，经络多又瘀堵。但我们理清了这些道路，只要顺应自然，加上自己的努力，调动人体的"大药"，一定可以健康长寿！

第四节　古代名医的养生之道

一、张仲景的四季饮食养生经验

医圣张仲景（150—219）原名张机，东汉涅阳（今河南邓州市穰东镇）人。他除了精通医术外，对防病养生也颇有研究。这里仅就张仲景四季饮食养生方法予以介绍。张仲景认为，四季饮食养生应该做到"两五配四加新鲜"，就是指饮食中的主食为五谷相兼，粗细搭配，副食中菜肴的性味和烹制的味道要五味适合；所用饮食要与四季气候特点相结合，食品原料都要用新鲜的。具体做法如下：

春季因气候温和，人体阳气开始升发，正值新陈代谢更替之时，用辛甘食品可助阳气，利于代谢。配用甘凉主食，可防阳气太盛。主食宜选用甘凉性的小麦加工的各种面食，配用米粥。副食主要选用辛甘品类，如葱、韭菜、胡萝卜、花生、白菜、鸡肉、猪肉等。

夏季天气炎热，阳气盛，选用性味寒凉、甘酸、清润之食品，可清热祛暑、护阴。切忌过量食辛辣之品，以免损伤阳气。主食宜用甘寒性味的小米，配用面食、稀粥可加绿豆。副食主选甘酸清润之品，如青菜、西红柿、冬瓜、丝瓜之类，以及鸡蛋、鸭肉等。

秋季气候凉燥，多吃甘润之品可生津润燥，烹调味道以清淡为主。主食、副食均用甘润品类，主食应以大米、糯米等谷物为主，并配以面食、白薯等，粥中常放些芝麻、核桃仁。副食除各种蔬菜外，还要多吃各种水果。

冬季可以温补阳气，又要避免因化火而阴阳失调。主食宜用甘温性味之品。如玉米、高粱米面食，并搭配些米面。粥中可放些芸豆、赤小豆。副食应具有滋阳或潜阳、理气功效的蔬菜，如大白菜、胡萝卜、豆芽菜、木耳等，肉类可选用甘温助阳的羊肉、狗肉、鸡肉等。烹制食品应五味相配，味道略厚，不宜偏食或多食。

张仲景要求所用食品及原料新鲜干净，既保证有足够的营养，又能防止病从口入。医圣张仲景自古至今是世医的楷模，他为人类的健康作出了卓越贡献。在四季饮食养生方面所提出保健养生法是依据中医理论所制订的，至今仍有积极意义。

20世纪70年代以来，由于现代医学和营养学的发展，有关饮食疗养的理论和方法日臻完善，研发了一系列适宜人体的保健食品。随着基因工程及海洋生物工程的进一步发展，人类的平均寿命较以前大大延长。因此，对于食疗养生者来说，我们应在传统中医理论指导下，结合现代养生理论，全面提高自身素质，争取做一个"长寿翁"。

二、孙思邈的养生十大要术

孙思邈（581—682）是唐代杰出的医学家，7岁时便能日诵千言，人称神童。虽幼年时体弱多病，但青年以后便潜心研究老子、庄子等诸子百家，终生不慕仕途，研究医学和养生之道，因此享年百岁以上。孙思邈的养生思想很全面，既继承了唐代以前的养生观点，又有自己的创见。集毕生之学验，著成《备急千金要方》《备急千金翼方》各三十卷。他既主张静养，又主张运动；既主张食补，又主张药治；既主张保精，又反对禁欲。他的养生长寿之道很丰富，这里概括介绍他提出的养生"十大要术"。

（一）"摒外缘"以养神

人有"三宝"，精、气、神。神以精为根，以气为用，是人的生命象征。

孙思邈把人的生命比作一盏燃烧的油灯，用大炷点燃亮得时间短，用小炷点燃就亮得时间长。所以人生大限不过百年，而节护适当即可延寿。他指出"人之寿夭，在于蹲节"，就是啬神。而要啬神，首先要养性，养成有益于健康的生活习性。其次要节制情志，调和七情以养心神。"莫忧思、莫大怒、莫悲愁、莫大惧、莫跳踉、莫多言、莫大笑，勿汲汲于所欲，勿悁悁怀忿恨"。不遵此戒，必损神殒命。其三，他把养生啬神总结为"十二少"，即"善摄生者，常少思、少念、少欲、少事、少语、少笑、少愁、少乐、少喜、少怒、少好、少恶行。此十二少者,养性之都契也"。反之为十二多,多则有伤人之忧。"摒外缘"即排除一切私心杂念,达到"形神相因"的目的。养神必须养性,养性又需要有高尚的道德修养,摒弃一切不利于健康的行为方式,节制七情六欲,培养个人的"浩然正气",这样方能健康长寿。正如孙思邈所云:"夫养性者,所以习以成性,性自为善……性既自善,内外百病皆不悉生,祸乱灾害亦无由作,此养生之大经也"。

(二)"依时摄养"以保气

气是生命活动的原动力。人要爱气养气。首先,必须懂得人身的精、气、神不能分割,精能化气,气能生精,精气又是神的物质基础。神思过用必耗气伤精。所以,平时要做到事无巨细,皆勿令太过,言行坐立,皆从四正。其次,要通晓"依时摄养"之法。人体之气和天地自然之气息息相通,天有四季变化,人亦随着春生夏长秋收冬藏的变化,所以在不同季节应有不同的生活方式养其气。他提出春养生之气,夏养长之气,秋养收之气,冬养藏之气。人的衣食住行皆要因季节时令变化而变,以保气和存精。春、夏、秋、冬四个不同季节,对人体的影响极大。人体与自然界是一个有机的统一体,因此应顺应四时变化,合理增减衣物,适时调理饮食,达到人体气血阴阳平衡。

(三)重养形以强体

养形即修身。养形的要妙在于"常欲小苟,但莫大疲及强所不能",是说要注意使身体保持适度活动,运动能使人气血流通,经脉调和,但一定要避免过劳,避免勉强去做力不能及的事。如"久听伤神,久视伤血,久卧伤气,久立伤骨,久坐伤肉,久行伤筋"。形体禀受于父母,但后天调理十分重要,正如古人所讲:"流水不腐,户枢不蠹",只有长期坚持锻炼,才能强身健体,但勿要过劳。

(四)导引调气祛病延年

导引按摩,吐纳调气是孙思邈养生的重要内容,前者属健身体操,以动为主;后者为呼吸体操,以静为主,均属气功范畴,为动静气功。他强调指出,欲养生者,不但要啬神、爱气、养形,还必须兼之以导引行气,久而行之,始能延寿,善摄养者,须知调气方焉,调气方疗万病大患,百日生须眉。他身体力行,还在书中介绍了老子按摩五十法,天竺国按摩十八势,传授了很多简便有效的调气养生法。中医认为"气者生之元,神之主,体之充",故应慎言耗气。气充则可促进人体吐故纳新,改善新陈代谢。

(五)慎言语以防耗气

言为心声,心正才能言正,心无邪念,言语才得其"正",慎言语要从端正心念做起。还要防止多语伤气。行不言,食不言,卧不言,冬季尤须慎言语,不可"触冷而开口大语",真是别开生面。古人认为人心"为动所惑,不能不动",故七情六欲便会随之而来。孙氏的调气祛病延年术为动静相宜法,相得益彰,故对健康十分有利。

（六）节饮食以保平安

"安身之本,必资于食""不知食宜得,不足以存生也""食能排邪而安脏腑,悦神爽志以资血气",孙思邈认为饮食养生法以节俭为第一要妙,食宜清淡,少用炙煿厚味辛辣油腻甘肥之物。注意五味宜忌调配的同时,还要注意进食的时间和多少。讲究进食方式,必须细嚼慢咽,讲究饮食卫生,防止病从口入。他认为,凡病当先"以食治之,食疗不愈,然后命药"。总结他毕生的食疗经验,列入《食治》篇,搜集150余种食疗品,我国第一部食疗专著《食疗本草》就是以《食治》为基础增补而成的。《黄帝内经》中有"饮食有节……故能形与神俱,而尽终其天年,度百岁乃去。"指出饮食要适度,反对饮食不节,饥饱无度。孙氏的"食以安腑"方略为预防早衰的重要因素。

（七）房室有节可保天年

孙思邈把房室列为养生的十大要术之一。提出"不违情性之欢"的原则,做到房室有节和男女和谐是房中养生的精髓。打开了封建羁绊下的禁区,为今日养生提供了可供借鉴的经验。中医认为,"精满自遗,合理地调配房室,一方面可以增进情感交流,另一方面可以增加机体新陈代谢,促进身心健康"。

（八）反世俗以求长生

他赞同嵇康讲的"养生有五难":名利不去为一难,喜怒未除为二难,声色不制为三难,滋味不绝为四难,神虑精散为五难。去其五难,反其逆而行之,转难为易。能反俗者,可与论说养生,可以尽其天年。此说的"五难"为养生的大敌。老子在《道德经》中反复强调"恬淡虚无"可以长生。正如他讲:"祸莫大于不知足,咎莫大于欲得。"因此,人们欲取得高寿,必须注重"修身以通,修道以仁",从而达到"仁者寿"的目的。

（九）服食药饵以保健

"百药有济命"之功,他将可以长期食用延年益寿的药物组合成方剂,用特殊方法配制。如茯苓酥主除万病久服延年方、杏仁酥主除万病诸风虚劳冷方、地黄酒酥令人发白更黑,齿落更生,髓脑满实,还年却老,走及奔马,久服有子方。药膳是在中医理论指导下,按照气血阴阳的偏颇而配制的。它可以防治疾病,调补虚损,增强体质,延衰老,益寿延年。

（十）严守禁忌以防劳损

在德行方面,要做到"修养积德",在日常生活起居方面,注意避免贼风邪气的侵袭,在饮食方面要慎饮食。"无犯日月之忌,无失岁时之和""一日之忌者,暮无饱食;一月之忌者,暮无大醉;一岁之忌者,暮须远内;终身之忌者,常须护气。"孙氏的这种观点乃人与自然是一个统一整体,告诫人们远离虚邪贼风,谨守机体"阴平阳秘""气血和平",从而有利于体康身健。孙思邈的养生十要是他毕生经验的总结,为后人提供了十分宝贵的养生方法。后世有人编写了孙真人养生铭,铭曰:"怒甚偏伤气,思多太损神;神疲心易投,气弱病相侵,勿被悲欢极,当令饮食均;再三防夜醉,第一戒晨嗔,亥寝鸣天鼓,寅兴漱玉津,妖邪难犯己,精气自全身。若要无诸病,常当节无辛,安神宜悦乐,惜气保和纯。寿夭休论命,修行在本人,若能遵此理,平地可朝真"。

孙思邈十分重视运动抗衰健身,在他的著作中收载有大量的功法,并且身体力行。正如他所说,每天"鸡鸣时起,就卧中导引"。也就是每天要早起,先在床上做活动肢体的锻炼,在床上做气功;方法是:仰卧在厚软的床上,头与身平。双手分置身体两侧,双足呈八字形分开约四五寸之距,手稍握拳。舌头顶住上颚,把口中津液徐徐咽下。把气由鼻慢慢吸入直至肚脐部位,待气吸满后,再徐徐由鼻呼出。这种练气的方法,清早、临睡各练一遍。孙思邈养生经验中最精彩的内容要算这类气功了。在这方面,他十分推崇古代的导引和按摩。古代导引就是我们所说的气功,包括动静两种,后来又发展成太极拳、八段锦等等。孙思邈这套锻炼方法,作为1300多年前的锻炼方法是难能可贵的。它的主要目的就是"养性之道,常欲小劳,但莫大疲及强所不能堪耳。且流水不腐,户枢不蠹,以其运动故也。"他还指出锻炼身体要有恒心,要坚持不懈。他说:"行气之道……一日勿住",就是说这些练气养生方法,天天要做,一天也不要间断。

孙思邈是我国古代的著名医学家,养生大家。他的十大养生要术基本上包括人们从生理、病理的预防保健常识,为我们提供了宝贵的养生财富。由于他是一位医家,大多是从医学角度讲养生,我们在借鉴之时,可以参考结合现代养生理念,全方位提高身体素质,这样的养生保健才具体全面。

三、葛洪的养生之道

葛洪(约283—363),自号抱朴子,是道教的养生家。他一生写了很多书,著名的有《抱朴子》《金匮要方》《肘后备急方》和《西京杂记》。他对道教理论的改造和古代医药学、化学方面做出杰出贡献。

葛洪养生的主张是不伤不损。他在《抱朴子内篇》一书里,列举出十多项伤损之事。包括用脑过度,体力消耗过度;情绪失常,过喜过悲;生活没规律,饮食不节;性生活不和谐等等。如何避免伤损呢? 他又列举出许多饮食起居的注意事项,包括唾不及远;行不疾步;耳不极听;目不久视;睡不及久;卧不及疲;先寒而衣,先热而解;不极饥而食,食不过饱;不过劳过逸;不宜大汗淋漓;不宜多睡;不冒大寒大热、大风大雾;不偏嗜五味等等。人体是人生命活动的宅宇,它内含精、气、神,维持人的生命活动,养生家历来都主张运动形体来强身延年。这种活动旨在锻炼身体,促进健康,陶冶性情,培养高尚的情操,无论是散步、导引、按摩、打太极拳、还是舞剑、舞蹈、游泳、跑步等,都不能过极,不可完全从兴趣出发,需量力而行,适合身体接受的能力,不可走向反面,形成"五劳七伤"。葛洪特别强调人的精神保养。他提出"无忧者寿"的格言,告诫人们把世情看得淡一些,对社会世俗的矛盾采取超然的态度,不要陷入名利色情的烦恼之中。葛洪的这些主张,符合现代心理养生的要求,保持坦荡乐观的情绪是有益于健康的。一个"忧"字能使人夭寿,道家的"致虚极,守静笃""清静天下正"包含了虚静守柔而忘忧,忘忧就可长寿。正如《寿世青编·养心说》云:"未事不可先迎,遇事不可过忧,既事不可留住,听其自来,应以自然,任其自去,忿懥恐惧,好乐忧患,皆得其正,此养生之法也"。

葛洪在书中总结说:"是以善摄生者,卧起有四时之早晚,兴居有至和之常制;调理筋骨,有偃仰之方;杜疾闲邪,有吞吐之术;流行荣卫,有补泻之法;节宜劳逸,有兴夺之要。"告诫人们,道教养生首先要注意饮食起居的生活规律,还要用导引术来修习道教气功,调理筋骨,再加上服食滋补药品和注意性生活的卫生,就能取得保健养生的作用。"顺应四时"历来是中医所强调的,因为自然中的"六气"与人体密切相关,四时的变迁可以导致许多变异。因此,要想取得健康,必须掌"五运"(金、木、水、火、土)与"六气"(风、寒、暑、湿、燥、火)之间的关系,使"六气"对人有利,不能使"六气"变成"六淫"。

葛洪是一位医家,同时又是一位著名的养生家。他的养生理念包含了许多道家的哲理及医学常识。现代人大多处于激烈的经济大潮中,面对许多竞争与压力,需要我们从不同角度自我减压、放松心情、适时锻炼、合理调配饮食起居,只有这样,才能健康长寿、完善人生。

四、李时珍的《本草纲目》与养生主张

李时珍(1518—1593),字东璧,号濒湖山人,明朝蕲州(今湖北蕲春县蕲州镇)人,出身于三代相传的世医之家。

据史载,李时珍自幼苦读儒家经典,14岁便考中了秀才,补了诸生(即官学子弟),但此后一连三次却科举失意。于是,他打消了"科举致仕宦游之路"的念头,毅然弃儒学医。几年后,鉴于他妙手回春的高超医术,曾有人推荐他到太医院任职,但他仅仅干了一年,便托病回到了故乡。从此,一边行医,一边编撰药物学巨著《本草纲目》。他经常上山采药,深入人民群众之间,向农民、渔夫、樵夫、药农、铃医请教,参阅历代医药及有关书籍八百余种,对药物加以鉴别考证,纠正了古代本草书籍中的药名、品种,产地等某些错误,并收集整理宋、元以来民间发现的很多药物,充实了内容。

李时珍的养生主张在他的著作中得以体现,其中收载了大量的轻身延年益寿的医论及方药,可谓养生医学之大典。这里仅介绍四个方面。

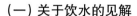

（一）关于饮水的见解

李时珍在《本草纲目》中明确提出："饮食者,人之命脉也,而营卫赖之。"故曰："水去则营竭,谷去则卫亡。"他认为一个人的健康长寿,首先取决于合理的饮食结构和饮食方法。

早在李时珍之前,不少养生学家就饮用水进行过研究,普遍认为:天是一,地是二,水生于天,谷成于地,人的先天是一滴水,所以要以水和谷食为主,以菜肴佐之。水谷中,水滋阳而谷滋阴,因此水最重要。《管子》书中说:"水者,地之血气,如筋脉之通流者也",将水分为"经水""枝水""谷水""川水"和"渊水"。我们前面讲的南宋学者贾铭在其《饮食须知》中,对种种天降水作了界定。李时珍认为:"水者坎之象,上则为雨露霜雪,下则为海河泉井";流水者,"其外动而性静,其质柔而气刚";"水性本咸而体重,劳之则甘而轻。取其不助肾气,而益脾胃也。"他还把江湖水归为"地水",并将它分为"顺流水""逆流水"和"急流水"三种。其中,"顺流水"性顺而下流,又名甘澜水;"逆流水"乃洄澜之水,其性逆而倒上;"急流水"因湍上峻急,其性急速而下达。所以,他称"天水为一","地水为二",认为"地水"不如"天水"好;而"地水"中的江湖水,又以"顺流水"为饮用佳品。

（二）关于食补和食疗的主张

在食补和食疗方面,李时珍有很多论述。如:蔬菜中的豆芽,"甘温无毒",可主治"湿痹膝痛,五脏不足,脾胃气结积。壮气力,润肌肤,益颜色,填骨髓,补虚损。"如胡萝卜,"性甘、辛,微温,无毒",可主治"下气补中,利胸膈肠胃,安五脏,令人健食。"如家禽中的鸭肉,"主大补虚劳,最清毒热,利小便,除水肿,消胀满。"若将鸭肉同糯米煮粥食之,有养胃补血、生津之作用,对病后体虚者,大有裨益;鸭肉同海带炖食,对老年性动脉硬化和高血压有益。如乌鸡"性甘,微温,无毒",可主"止肚痛,心腹恶气,除风湿麻痹,补虚羸,安胎,治折伤并痈疽。"并附方"补益虚弱:虚弱人用乌雄鸡一只治净,五味煮极烂,空腹饮食之""或五味腌炙食"。如家畜中的羊肉,则是大补之物。能和人参、黄芪相比。黄芪补气,而羊肉补形,但吃羊肉时,肚子里一定要留有余地,不可吃得太饱,饱则伤脾坏腹。鱼类的营养及吃法,李时珍也有诸多论证。鲤鱼"性甘、平,无毒",若煮食,可"治咳逆上气,黄疸,止渴。生者,治水肿脚满,下气。治怀妊身肿,及胎气不安。"对价值昂贵的鲫鱼,他认为"不宜烹煮,惟以笋、茺、芹之属,连鳞蒸食乃佳"。不过,他随后又说:"其鳞与他鱼不同,石灰水浸过,晒干,层层起之,以作女人花钿,甚良"。李时珍在《本草纲目》中对数百种可食用的谷豆、瓜果、蔬菜、肉类等用品的性味、功能、应用进行了归纳,对人类的食疗、食补有着非同寻常的指导意义。

（三）提倡老年人食粥

李时珍认为：老人牙齿损坏者多，脾胃功能虚弱，实行粥养最佳。他说："每日起食粥一大碗，空腹虚，谷气便作，所补不细，又极柔腻，与肠胃相得，最为饮食之妙诀也。"做粥的原料，最好是粳米，因为它性甘平，是健脾胃、培中气的良药。在冬季，可多食些生姜粥、羊肉粥、牛肉粥。因为这些粥可发散风寒，温中补湿，防寒补养。

李时珍在《本草纲目》中还写了胡萝卜粥的制作与服法。新鲜胡萝卜适量，切丁，同粳米煮粥，每日早晚服用。胡萝卜甘辛微温，含胡萝卜素（可转化为维生素 A）和大量糖分、维生素 B_1、维生素 B_2、挥发油、胡萝卜碱，以及钙、磷、钾盐等。若经常食用，可防治高血压，增强老年人体质。粥对老年人、少年儿童、脾胃功能虚弱之人都很适宜，所以，李时珍在他诸多的养生理论中，特别推崇食粥，并称"世间第一补人之物乃粥也""日食二合米，胜似参芪一大包"。现代许多长寿之人的经验，也验证了李时珍食粥使人延年的理论。

（四）关于酒的主张

李时珍在《本草纲目》中对饮酒是这么写的："酒者，天之美禄也。少饮则活血行气，壮神御寒，消愁遣兴。痛饮则伤神耗血，损胃亡精，生痰动火。""若夫沉湎无度，醉以无常者，轻者致疾败行，甚则丧邦亡家，而陨躯命。其害不胜言矣！"还警告说："过饮不节，杀人顷刻……善摄生者宜戒之。"此外，李时珍还强调酒后不要饮茶。他也写道："酒后饮茶伤肾脏，腰脚坠重，膀胱冷痛，兼患痰饮水肿，消渴挛痛之疾"。若从中医的阴阳学说来看，饮酒会升阳发散，促进血液循环；而茶味苦，属阴，主降。若酒后饮茶，必将酒性驱于肾。而肾主水，水生湿，从而形成寒滞。寒滞则导致小便频浊，大便结燥。所以，酒后不宜饮茶，而应吃些水果。酒性温，味甘辛，适量饮酒可疏通血脉，活血祛瘀，驱风散寒，行药祛邪。酒也是一种很好的溶媒，酒和药物的配合使用能增强益寿保健的作用，历代文献中已记载数百种药酒方剂。现代医学证明，适时适量的饮用，可强心提神，助气健胃，增进食欲，促进血液循环，消除疲劳，对强身延年大有裨益，饮酒过量则损害健康，导致疾患发生，甚至死亡。历代医家对于过量饮酒的害处都有一致的认识。《饮膳正要》说："少饮为佳，多饮伤形损寿，易人本性，其毒甚也""饮酒过度，丧生之源"。这与李时珍对酒的主张是一致的。他对饮茶一分为二的科学态度也值得我们借鉴，茶因性味甘苦寒，气血两虚、脾胃虚寒、体质羸弱、阳气不足的慢性咳喘，慢性腹泻、营养不良性贫血、神经衰弱失眠、身体消瘦、年老体虚者及酒后之人饮茶是有害无益的。李时珍关于饮用水，食补食疗和饮酒的见解都十分精辟，为后人养生保健提供了有益的养生之方。76 岁去世的李时珍在当时已是高寿之人，他的养生保健除了一生勤于工作，笔耕不辍外，经常上山采药，坚持户外运动也是他生命之火不息的原因之一。

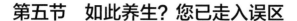

第五节　如此养生？您已走入误区

一、只讲养形不讲养神

在欣赏优秀的书法、绘画等艺术作品时，大家往往会称赞其"形神兼备"。那么，中医讲的"形神"是什么呢？"形"是指形体，即人体的脏腑、组织、器官等有形结构。"神"是指人类的认知、情感和意志等精神或心理活动。中医认为，神是生命活动的主宰，形神相互依存，形恃神以立，神赖形以存。《黄帝内经》曰："善养生者，不劳神，不苦形，神形既安，祸患何由而致"。意思是，做到形神共养，就能养生防病，这是中国历代养生家推崇的养生大法。

锻炼身体是"养形"的基本方法，运动使人体气血流畅，五脏六腑运行正常。锻炼身体现在已经成为一种时尚，年轻人在球场、健身房挥汗如雨；中老年人在公园里打太极拳、八段锦；公园里随处可见广场舞爱好者的翩翩舞姿。即使平时喜欢安静的人，也会在茶余饭后遛遛弯、散散步。"流水不腐，户枢不蠹"的根源在于持续的流动和活动，人体健康也是如此。《吕氏春秋》曰："形不动则精不流，精不流则气郁，气郁则百病生"。用现在的话来说就是，如果身体不活动，体内的精气就不会流动，如果精气不动，气就会停滞，气滞就会引发很多疾病。《吕氏春秋》实际上提出了"郁则为病，动可延寿"的观点，强调运动对健康长寿的重要作用。《养生要录》也说："每日频行，必身轻目明，筋节血脉调畅，饮食易消，无所壅滞"。讲的就是快步走对人体健康的好处——有助于放松身心、促进血液循环、促进消化功能。当今时代，大家一般都习惯于以车代步，"用脑多、劳力少"已成为大部分人的生活和工作常态，对身心健康十分不利。所以，为了强身健体、健康长寿，让我们经常运动起来吧——"早起动动腰，整天精神好""饭后百步走，活到九十九"。

现代社会，生活、学习、工作节奏过快，我们的大脑就像一台永不关机的电脑。上班时忙碌地工作，下班后忙于社交应酬、处理家务、照顾老人和孩子等。稍有闲暇，又留恋于手机、电脑，甚至在睡梦中都还浮现白天的各种场景。在各种各样"养生文化"铺天盖地的轰炸之下，有一些朋友整日纠结于如何养生、练什么功法、吃什么食物和补品等等。如此紧张的人生状态，实在是劳心伤神，严重影响我们的身心健康。思虑过度，容易导致情绪消沉、头晕、失眠、不思饮食、脘腹胀闷，甚至面色萎黄、倦怠乏力、心悸气短等。女子思虑过度，则损伤心脾，可导致月经不调，甚至闭经等病症。现在流传的养神方法形形色色、五花八门，让人眼花缭乱、无所适从，大多数的"上班族"既无时间去做、也难以长久坚持。那么，怎样才能保持精神健康呢？我们推荐一种最简单、有效的方法——"寡思以养神"。就是每天都要给自己留一些休闲时间、留一份清静，"放空大脑"，既不为芝麻绿豆小事纠结不已，也不为身外之物枉费心思。唯有如此，方能做到"全神息虑"，不致于"神虑精散"。意思就是，只有消除担忧、消除杂念，才能防止思虑过度、耗散精气，从而保持精神和心理健康。

二、只讲营养不讲调养

在健身热潮之下，"先算热卡，再动筷子吃饭"成了一些年轻朋友的饭前必做功课——人人手持食谱，计算着自己这顿该怎么吃？该吃多少碳水化合物、脂肪、蛋白质、纤维素？更有少数崇尚"精致生活"的朋友，吃饭前还要先拍下自己的餐食，发给自己的健身教练或者营养指导师，帮助自己判断是否合乎营养学标准。老人们都纳闷了："现在的年轻人是怎么回事啊，怎么变得连饭都不会吃了？"

什么是营养和营养学呢？古汉语中"营"与"荣"相通，故"营养"又作"荣养"。现代营养学对"营养"的解释是这样的：机体从外界摄取食物，经过体内消化、吸收和代谢后，或参与构建组织器官，或满足生理功能、体力活动必需的生物学过程。现代营养学是在西医理论指导下，以实验研究为基础，以七大食物营养素为本，平衡膳食为核心，注重不同群体营养素的供给，强调营养素对保持健康和治疗疾病的作用。其核心理念就是：缺什么就补充什么；古代中医只有"食养"或者"荣养"的说法，现代人则提出了"中医营养学"或"中医荣养学"的概念，即在中医理论体系指导下，利用食物来保健强身，预防和治疗疾病、促进机体康复的学科。中医饮食调养的核心理念是：药食同源，调养身体。强调脾胃为"后天之本"，注重饮食保健的个体化。未病时重视饮食养生，即"中医食养"；生病时首先考虑饮食治疗，利用食物的偏性来纠正身体失调，利用五行中的五色五味来均衡搭配饮食等，即"中医食疗"。

30多年前，笔者主管一个"食管癌术后进食困难半年"患者的经历，让我和"中医调养"发生了第一次"触电"，至今仍记忆犹新。记得当时自己才毕业不久，我的上级医生就把这个70岁的老年男性患者安排给我主管，老人在一家西医院已经治疗了半个月，因为效果不好而转来住院。老人当时极度消瘦，精神疲惫，进食困难，反酸频繁、腹部胀闷。舌淡胖，苔白厚腻，脉沉细弱。营养师评估为"重度营养不良"，胃镜检查发现"吻合口溃疡、食管狭窄"。我仔细翻阅了他在外院就诊的病历，治疗方法都是以改善营养状态为主，配合抑制胃酸、促进胃肠蠕动的药物。上级医生查房后，当时就开了一个"香砂六君子汤"处方，并交待配合穴位贴敷疗法。当时我心里就直犯嘀咕："这么普通的方子,这么简单的办法,能解决如此棘手的问题吗?"但后来的效果确实让我大吃一惊——经过一周的治疗,老人腹胀、反酸及进食困难都明显改善,3周后出院时体重竟然增加了4kg。这个临床病例让我明白了:原来治病不能只讲营养不讲调养啊!

三、胡乱减肥

随着生活水平的提高,我国肥胖人群急剧增多。肥胖大大增加了糖尿病、高血压、血脂异常等代谢疾病的发生率,已成为危害大众健康的"杀手"。那么,怎么定义肥胖呢?目前,常用体重指数,也叫体质指数(body mass index,简写为BMI)判断是否肥胖。

体质指数(BMI)的计算方法为:BMI=(体重 kg)/(身高 m)^2

成人的正常体重是指体重指数在18.5~23.9之间,若在24~27.9之间为超重,大于或等于28为肥胖,小于18.5则为轻体重。

此外,腰围是判断超重肥胖的另一种常用指标。男≥90cm(2.7尺),女≥85cm(2.6尺)为腹型肥胖(见表3-3)。

表3-3　腹型肥胖指标

腰围	警戒线 cm	超标线 cm
男性	≥85	≥90
女性	≥80	≥85

肥胖症,中医叫作"膏人""脂人"。中医认为:脾胃为"后天之本"、气血生化之源。过食肥甘厚味,导致脾失健运,生湿生热,聚湿为痰,膏脂痰浊内蓄而肥胖;肾主水,肾气虚则不能化气行水,也无力助脾制水,导致湿浊停蓄、出现肥胖;肝主疏泄,情志失调容易出现肝失疏泄,气机不畅,伤及脾胃,导致膏脂痰浊内蓄而肥胖。肥胖不仅影响美观和颜值,造成生活不便,还严重危害身体健康。因此,减肥塑身目前已成为大众热门话题,下面是人们在减肥中经容易犯的一些错误。

(一)乱用药物减肥

长期使用含蒽醌类泻药,可致胃肠吸收功能障碍,继发肠管和皮肤色素沉着;甲状腺刺激药物或交感神经兴奋药物,会引起甲亢和心衰;苯丙胺、芬氟拉明等抑制食欲的化学药,可引起肝坏死和神经障碍,甚至导致死亡的事件在全球都屡见不鲜。更让人可怕的是,这些化学减肥药物还被广泛隐身添加到各种减肥茶等制剂中。因此,没有医生指导、自己乱用药物减肥的做法,可以说就是等同于"慢性自杀"。

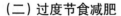

（二）过度节食减肥

生命的基本特征是新陈代谢，每个细胞的活动都需要能量供应。青少年处于长身体的重要阶段，更加需要保证营养充足。一日三餐是最好的饮食节律，胆汁排泄需要适量脂肪食物刺激；如果进食量过少，很容易引起胆汁淤滞和胆结石。曾有报道，一个 20 岁年轻女孩，因厌食、消瘦 6 个月入院。自诉之前已节食减肥 8 个月，半年前开始出现厌食，进食即呕吐，体重由原来的 60kg 降至 36kg，4 个月前连月经都不来了，还出现怕冷、全身无力现象。查体发现：面色苍白，头发枯萎，双颧隆起，血压 80/55mmHg，心率 112 次 /min。化验结果显示：血红蛋白 76g/L，血糖 3.2mmol/L，尿酮体阳性，尿素氮（BUN）11mmol/L，表明她已处于中度贫血、低蛋白血症等严重营养不良状态。虽经积极救治，最终还是不治身亡。这个病例属于神经性厌食，是一种典型的身心综合征，治疗难度很大。研究发现，当体重下降 45% 或更多时，死亡率为 5%~16%。在中医看来，她是因为长期过度节食，损伤脾胃，导致厌食、进食困难，后天生化乏源，最终气血衰竭，脏腑失养，阴阳离决。

（三）防御性减肥

目前大众审美观偏爱"以瘦为美"，甚至很多正常体重的人也认为自己太胖、不够瘦。因此，所谓"防御性减肥"就开始盛行起来。正常体型的健康成人，每天至少需要 1 500~2 000 千卡的能量来维持身体功能，当然，不同身高、体重、年龄、性别的人会有所差别。但是，即使躺着不动，仍需要能量来保持体温，维持心、肺和脑的基本功能。只有正常进食，才能保证蛋白质、脂肪、碳水化合物及维生素等营养物质的补充与供应。所以，正常体重人群进行"防御性减肥"不仅毫无道理，而且对身体健康的危害极大。

那么，针对超重、肥胖人群应该如何正确减肥呢？中西医各有各的手段，西医提倡：严格控制饮食、调整饮食结构，有助于预防改善胰岛素抵抗，减少糖尿病、高血压、血脂异常等疾病的发生率；对于极端肥胖者，甚至采用"缩胃手术"切除部分胃体，从而减少胃容量，以达到减肥目的。中医的方法就温柔多了，提倡因人制宜，以中医体质辨识来辨证调养、施治，通过食疗、配合内服药物及针灸、推拿等外治手段，恢复阴阳平衡、实现健康减重。还需要提醒大家的是：无论中西医，结合现代营养学的方法、制定个体化的营养食谱及运动方案也是十分重要的。

四、滥用滋补

随着生活水平的提高，健康长寿已经成为人们，尤其是中老年朋友的共同追求。随之而来的问题就是，滥用滋补药物和食品现象也变得越来越普遍。例如，有人认为维生素类药对身体有益、多吃无妨，于是就把维生素当水果和蔬菜吃。其实这种做法危害众多——大量服用维生素 C,可能导致肾结石;长期服用维生素 AD 丸,可发生维生素 A 中毒,出现骨痛、呕吐、瘙痒、脱发等。有人一听到医生加强营养的建议,就去大量吃氨基酸等各种"补药"。其实,如果没有进食困难,就完全没有必要用氨基酸,静脉输注氨基酸不仅可能出现过敏反应,还容易诱发肾功能不好的人出现肝昏迷、尿毒症。

合理使用滋补药或保健品,确实有一定的保健强身作用,但是如果一味滥用,那就是"花钱买伤身"。因此提醒大家:千万不能乱用、滥用滋补食物或药物。那么,哪些情况不宜进补呢?

病未愈时不宜进补。伤风、咳嗽、咯痰等外感疾病未痊愈时,不能盲目进食补品或补药。要把病邪完全祛除之后,也就是中医讲的"祛邪务尽",方能进补。否则,就像"关门留寇"一样,将病邪留在了体内,导致病情缠绵、经久难愈。

虚不受补。身体虚弱者的人,一般都脾胃虚弱,胃的消化与脾的运化功能差,服用滋腻补品或补益类中药后,不仅不能消化吸收,反而增加了胃肠负担,出现胃脘胀满、不思饮食等消化不良等症状,就是中医所说的"虚不受补"。平素脾虚湿重的人,表现为胃肠功能不好、消化吸收差,舌苔厚腻等。如果服用滋补品,会使胃口更差、更加不想吃饭。应先用中药调理,健脾祛湿,恢复胃肠功能。当吃东西不觉得饱胀、舌苔干净时方能进补。

其实最健康的保健方式,莫过于合理饮食,规律生活,以及健身锻炼。没有人能逃脱大自然的规律,就算是吃再多的保健品,也不可能返老还童。

五、饮水的作用被夸大

喝水现在已被无数人奉为养生"圣经"。某健康杂志推荐,每天要饮八杯水;某养生频道在建议每天喝八杯水的同时,还会建议最佳饮水时间。也许,此时你已心生疑惑了,为何我喝不下去这么多的水? 即使不觉得口渴,也必须强迫自己喝这么多的水吗? 喝水后不停地上厕所,是排毒吗? 这样的饮水方式健康吗? 饮水真的有这么神奇的养生作用吗? 每个人到底该如何喝水、喝多少水、喝什么水呢?

(一)每天适量饮水

《中国居民膳食宝塔(2016 版)》建议在温和气候条件下,轻体力活动的成年人每日最少饮水 1 500~1 700 毫升。

在高温或身体活动增加的情况下,人体大量出汗会导致体液减少,机体电解质紊乱和酸碱平衡紊乱,如果不及时补液,可导致血容量下降,心率加快,排汗率下降,散热能力下降,体温升高,引起脱水,严重时甚至导致中暑。因此,对身体活动水平较高、暴露于特殊环境下、从事重体力劳动者来说,要根据个

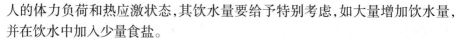

人的体力负荷和热应激状态,其饮水量要给予特别考虑,如大量增加饮水量,并在饮水中加入少量食盐。

(二)过量饮水会导致水中毒吗

答案是肯定的。"水中毒"是怎么回事呢?过量饮水导致人体盐分过度流失,开始时会出现头晕眼花、虚弱无力、心跳加快等症状,严重时甚至会出现痉挛、意识障碍和昏迷,即"水中毒"。当然,正常人极少会发生,一般多见于肝、肾、心功能异常的人。20多年前,在香港就出现过一例"水中毒"致昏迷的病例。一名16岁少女,为了美容每天喝20升蒸馏水。半年后的某一天,少女大量饮水后午睡。半小时后被家人发现昏迷不醒,马上送医院急救。当时她已经神志昏迷、全身抽搐,并出现脑水肿,血液中钠离子含量远远低于正常水平。那么,水中毒的原因是什么呢?当水摄入过多,超过身体的正常代谢能力,体内多余的水无法顺利排出,导致细胞内外的渗透压失去平衡,就会使更多的水由细胞外进入到细胞内,损坏细胞正常结构和功能。如果大量水进入到脑细胞内,还会出现脑水肿,严重时可能危及生命。

饮水的"安全"与"中毒"是否有一个明确的界限?专家给了一个大致的数据:每天饮水量超过4 000ml就有可能发生"水中毒",建议男性每日饮水量控制在3 700ml内、女性控制在2 700ml升内。但并不是说,超过4 000ml就一定会中毒,在控制量以内就肯定安全。不同的人就像不同的城市一样,排水系统的蓄水和排水能力都不相同——体重50kg和100kg的人,他们身体的摄水量和排出量肯定也是不同的。

(三)中医如何看待饮水问题

《素问·经脉别论》"饮入于胃,游溢精气,上输于脾,脾气散精,上归于肺,通调水道,下输膀胱,水精四布,五经并行。合于四时五藏阴阳,揆度以为常也。"意思是说,水液到了胃以后,分解布散水液的精微物质,上行输送与脾,经脾对精微物质再运化分解布散转输,上行输送到肺,肺气运行,通调肾之水道,下输于膀胱,水液的精华再通过经络布散全身,要根据四时寒暑变化和五脏阴阳盛衰确定合适的饮水量。

由此看出,中医对饮水主要有两个认识:第一,喝下去的水要在体内化生为津液,才能为人体所利用;第二,喝水要因时、因地、因人而定。

(四)中医教你正确饮水

饮水要少量多次,不鼓励一次大量饮水。因此要养成经常饮水的习惯,注意把饮水的时间应分配在一天中任何时刻,可早、晚各次1杯(200毫升),其他在日常时间里均匀分布。尤其是老年人神经系统退化,不能感觉口渴才饮水,更要少量多次足量饮水。

在进餐前不宜大量饮水,因为进餐前大量饮水会冲淡胃液,影响食物的消

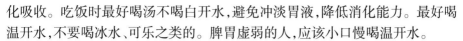

化吸收。吃饭时最好喝汤不喝白开水,避免冲淡胃液,降低消化能力。最好喝温开水,不要喝冰水、可乐之类的。脾胃虚弱的人,应该小口慢喝温开水。

运动时要注意饮水。运动前,可以喝50~100ml的水作为代谢储备;运动后,根据运动量和出汗量及时补水,建议喝温开水,并在饮水中加入少量食盐,尤其不要喝碳酸饮料或冰水。

偏差体质的人喝水要注意以下三点:①不能多喝。从中医体质学说角度来看,气虚质、阳虚质、痰湿质三种体质的人不宜大量喝水,因为容易出现胃脘胀满、食欲不振、大便稀溏甚至腹泻等脾虚湿困的症状,严重的还会出现头晕、呕吐、口淡、口黏、流清涎等水饮上犯的表现。如果觉得口渴,应该分次慢饮少量温水,切忌一次性大量地喝冰水;②不能不喝。即使整天都不觉得口渴,也不能完全不喝水,可以喝茶水或中药煎水;③药茶当水饮。阳虚体质者:可以喝一些普洱茶,或煎人参汤代水喝;气虚体质者:可用白术或党参煮汤代水喝;痰湿体质者:可用苡米或扁豆煮汤代水。

六、以煲老火汤喝凉茶为养生

广东、广西、海南、福建等岭南地区,地理位置处于热带和亚热带,夏长冬短,夏季雨热同期,气候炎热潮湿。容易使人肠胃敏感、消化功能减弱,所以羹、粥、汤等易吸收的流质食物备受青睐,因此有"宁可食无肉,不可饭无汤"的俗语。广东人看医生时,往往会习惯性地询问:医生,我平时需要煲点什么汤喝? 应该喝点什么凉茶? 那么,"煲老火汤、喝凉茶"的习惯是否有道理? 是否有益于养生?

首先,列举一些人们对于煲老火汤、喝凉茶的一些认识误区。

(一)喝骨头汤补钙吗

生活中大家通常认为,"吃什么补什么,喝骨头汤补钙"。事实并非如此。骨骼的基本成分是钙和蛋白质等物质,但骨头里的钙已经不是人体可以吸收利用的游离钙,而是被骨化结合的钙盐,骨头中的钙能溶解在汤里的量很少,而且骨头汤中存在的大部分钙盐都是不能被人体吸收利用的。经检测,10kg排骨熬成的猪骨汤钙含量不足150毫克。一碗骨头汤中大约只有2~3毫克钙。按成人每日需要800毫克钙计算,要喝300~400碗骨头汤才能满足人体对钙的需要。所以,"喝骨头汤补钙"是根本不可能做到的。此外,骨头汤里溶解了大量骨内的脂肪,经常喝骨头汤还可能引起其他健康问题。

(二)吃肉不如喝汤

俗话说:"吃肉不如喝汤。"许多人都喜欢喝汤,认为汤不仅味道鲜美,而且肉的精华都煲进汤里去了,所以汤的营养价值要比肉的营养价值高。其实,这是一种错误观念。

当肉经过水煮之后,其中的含氮浸出物会溶于汤中,但是食物中大部分的蛋白质等营养成分仍然存在于肉里面。经检测显示,煲2小时以上的老火汤中,蛋白质含量仅为5%左右,95%的蛋白质成分仍呈凝固状态留在肉渣里。所以只喝汤不吃肉,就如同"捡了芝麻丢了西瓜"。

(三)汤越鲜美越好

广东人常说"汤越靓,营养越高",事实并非如此。猪骨、鸡肉、鸭肉等肉类食物经水煮后,释放出肌溶蛋白、肌肽、肌酸、肌酐、嘌呤和氨基酸等含氮浸出物。越美味的汤含氮浸出物越多,嘌呤含量也越高。长期喝老火汤、嘌呤摄入过多,不仅加重肝肾负担,还会导致高尿酸血症,容易出现痛风性关节炎。

(四)火锅汤很营养

食物经过反复煮沸,大多数营养物质都已被破坏。因此,火锅汤既不营养也不健康。配料及肉类在高温中长时间混煮,还可能产生对人体有害的物质。餐馆里的火锅汤往往以猪油等动物脂肪为底料,以胡椒、花椒为佐料,汤中油脂多、钠离子含量高,长期大量喝火锅汤,很容易引起高血压、高血脂、胃病、痔疮等。此外,火锅汤加热时间长,硝酸盐、亚硝酸盐含量都高,存在较高致癌风险。

(五)煲汤时间越久越好

广东人有煲"老火汤"的习惯,认为汤煲得越久越够火候,营养也越好。"老火汤"中的蛋白质变性严重,维生素完全被破坏,仅有极少量的蛋白质溶出物、糖分和矿物质。所以,煲汤时间越长,食物的营养成分损失就越多,煲汤时间并不是越久越好。

(六)说说"凉茶文化"

凉茶是用药性寒凉、具有清热功效的中草药,加水煎煮而成的中草药水煮液。从凉茶的功效来看,主要分为清火与祛湿两种。如果为了清火,喝苦一些的凉茶效果比较好。如果主要是为了祛湿,则不必过分求"苦",因为苦味中药性质寒凉,多喝易伤脾胃。

凉茶虽好,不能乱喝。凉茶尽管也叫作"茶",但它与茶水的功效还是不一样的。凉茶虽好,也有禁忌证,不能乱喝。不适合饮"凉茶"的人群主要有:阳虚之人,多为办公室白领,平时多见怕冷、四肢发凉、面色苍白、大便稀溏、小便清长等症状,如果再多喝凉茶就等于"雪上加霜",使阳虚症状加重。脾胃虚弱之人服用过多凉茶,会加重脾胃虚弱,损伤正气,容易出现纳差、腹泻等。

七、以一曝十寒的运动为锻炼

在朋友圈、微博等新媒体上,我们经常可以看到各类"健身族"的个人主页,配图背景通常是健身房、球场、或跑步绿道,"不瘦十斤不换头像""今天又消耗了××大卡"等豪言壮语,但大部分人往往只是"锻炼5分钟,自拍2小时",长期坚持锻炼的人真还不多。很多年轻人,平时工作节奏就是"996",即早九点上班、晚九点下班、一天只睡6小时。没有长期、规律的运动;熬夜、加班更是"家常便饭"。还有个别年轻人,"平时基本不运动,运动就跑马拉松",结果不幸发生猝死的悲剧。这种"一曝十寒"的运动方式是非常错误和危险的。那么,正确的锻炼方式是什么呢?

(一)法天则地,以合天光

《素问·八正神明论》指出:"法天则地,以合天光。"意思是说,遵循天地自然规律是中医治病的最高原则。锻炼身体、养生防病也是如此。中医的健身锻炼的特点是讲究"动静结合",许多的中医传统锻炼方法其实都来源于自然界的启发,如五禽戏就是效仿自然界五种动物的动作,这就是"法天则地"。冬季气温低,维持体温消耗的能量大,应适当减少运动量,就符合"冬主收藏"的中医养生原则;现代人能量摄入过多,更需要增加运动量来促进消耗,这就是"以合天光"。

(二)锻炼有度,不可过用

《素问·经脉别论》提出:"故春秋冬夏,四时阴阳,生病起于过用,此为常也。"什么是"过用"呢? 任何超过机体承受能力的行为或改变都属于"过用",四时天气变化无常,超出身体的适应能力,叫作过用;饮食起居,超过了身体所需之度,叫作过用;七情过度,影响脏腑气血顺逆盛衰,也为过用。锻炼时运动量也应该适度,切记不可"过用",要把握好动与静的平衡、与环境的平衡、与四时节气的平衡、机体自身内部的平衡、体脑的平衡、能量消耗与贮藏的平衡。

八、一窝蜂使用同一保健品保健方

经常服用保健食品和保健药品,已成为现代人一种"新的生活方式",大家有事没事都喝点枸杞泡茶;认为腰酸就是肾虚,赶快去吃六味地黄丸。为了减肥塑身,人人都吃龙胆泻肝丸等等。不仅不能养生保健,还会伤身致病。"龙胆泻肝丸致肾损害事件"就是典型例子,值得大家警惕。

中医认为,无论养生还是治病,都必须在"辨证施养""辨证施治"的基础上进行。每个人的"证候"不一定完全相同;同一个人在不同时期的"证候"也会有变化。因此,对别人效果好的保健品或保健方,并不一定适合你的身体状况。必须辨清体质、准确辨证,选择合适的保健品或药品。切不可盲目听信某些保健品的不实宣传,更不能一窝蜂使用同一保健品、保健方!

九、节假日昏睡补缺觉

"报复性熬夜",是近年的网络流行词,是指大家白天忙于学习和工作,便想在夜晚找些休闲娱乐补偿,有的甚至通宵达旦,所谓"熬夜时的我,才是真的我"。于是,有人沉迷游戏,有人热衷于各种聚会,还有人被各种网剧、电影、小说吸引,不到上下眼皮打架时都舍不得睡觉。这时大家的反应大都是"怎么又这么晚了,明天又该缺觉了",随后又自我安慰:"没事,等到节假日多睡点补一觉就好"。

其实,和吃饭喝水一样,睡眠对人也是必不可少的,良好的睡眠不仅帮助恢复体力、缓解身心疲劳,还会在睡眠时分泌生长激素等一系列人体必需的激素。如果长期熬夜后出现头晕、注意力难集中、判断力下降等,就说明你的身体已经受到伤害了,受害的身体开始对你提出强烈抗议了!此时,用"节假日昏睡补缺觉"是不可取的,需要调整人体"生物钟",恢复正常睡眠。如果昏睡一整天,晚上又无法正常入眠,就是你的生物钟规律又被打乱了,接下来几天都会被失眠困扰,结果导致恶性循环。

中医认为"久卧伤气",久卧导致人体新陈代谢功能下降,气血运行不畅,气滞血瘀,水谷精微不得输布五脏百骸,产生一系列肢体倦怠乏力的情况。因此,只有保持规律的作息和适当的户外运动,才能保证白天精力旺盛、学习和工作效率高。

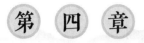

治未病是阻击亚健康之道

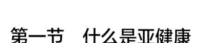

第一节　什么是亚健康

　　提到亚健康这个词,大家并不陌生,但什么是亚健康?许多人就不一定清楚了,我们经常见到这样的情况:有人这也不舒服那也不舒服,去医院做全面体格检查,结果出来后,医生告诉他:"体检结果正常,你没有病。"没有病就是健康吗?

一、亚健康及人体三种状态

(一)亚健康的概念

　　1. **亚健康的提出**　"亚健康"概念是20世纪80年代中后期开始提出的。苏联学者N·布赫曼通过对世界卫生组织有关健康定义和标准的研究发现,不少人群中存在着一种"似健康非健康、似病非病"的状况,他把这种状态称为"第三状态"。于是有人又将其称为"病前状态""中间状态""灰色状态""亚健康状态",以及"临床病期""潜病期"等。国内学者王育学在20世纪90年代中期首次提出了"亚健康"的概念,该一概念自提出以来便得到了广泛沿用。

　　2. **亚健康的定义**　2007年,中华中医药学会发布的《亚健康中医临床指南》指出:亚健康是指人体处于健康和疾病之间的一种状态。处于亚健康状态者,不能达到健康的标准,表现为一定时间内活力降低、功能和适应能力减退的症状,但不符合现代医学有关疾病的临床或亚临床诊断标准。

(二)亚健康临床表现及分类

　　亚健康状态是机体从健康状态到疾病状态过渡阶段的表现,临床上常常表现多样且界限不清。现代医学经常诊断为慢性疲劳综合征、信息过剩综合征、神经衰弱、肥胖症等。

1. 亚健康的三分类

（1）躯体亚健康状态：以疲劳，或睡眠紊乱，或疼痛等躯体症状表现为主。

（2）心理亚健康状态：以抑郁寡欢，或焦躁不安、急躁易怒，或恐惧胆怯，或短期记忆力下降、注意力不能集中等精神心理症状表现为主。

（3）社会交往亚健康状态：以人际交往频率减低，或人际关系紧张等社会适应能力下降表现为主。

临床上，躯体、心理、社会三大方面是时时互动、互为因果，上述三种亚健康表现常常相兼出现。以上只是对亚健康状态的三大粗浅的分类，其临床价值不大，尚需进一步细化分类。

2. 亚健康的五分类

具体从临床表现分类，亚健康状态的范畴可以概括为以下五大方面。

（1）身体或心理不适应的感觉所反映出来的种种症状：在相当时期内往往难以确诊的状况。

（2）某些疾病的前期表现：如已有心血管、脑血管、呼吸系统、消化系统和某些代谢疾病的症状，而未形成确凿的病理改变。

（3）暂时难以明确的"症或征"：如疲劳综合征、神经衰弱症、忧郁症、更年期综合征等。

（4）恢复期不适：某些重病、慢性病已临床治愈进入恢复期所表现的种种不适或虚弱。

（5）衰老体弱：由人体衰老引起的组织结构老化与生理功能减退所出现的虚弱症状。

（三）健康、亚健康和疾病三种状态

1. 健康　世界卫生组织最新提出，健康是包括身体、心理、社会适应力、道德、环境五个方面的全面健康。《中国公民健康素养》第一条指出："健康不仅仅是没有疾病或虚弱，而是身体、心理和社会适应的完好状态。"

2. 疾病　疾病是各种内在和外界因素导致人出现生理或心理障碍状态，通过现代医学检测手段可以相对明确诊断。

3. 亚健康　亚健康是人在生理、心理及社会适应能力等方面处于健康与疾病之间低水平的功能状态。通俗地讲就是：你说有病医生不认同，医生说你健康你不同意。一句话，亚健康就是既没有病，但又不健康。

4. 人体的三种状态　人生命过程中通常有三种状态——健康、亚健康、疾病。如果将健康称为人体"第一状态"，将疾病称为人体"第二状态"的话，那么介于健康和疾病之间的亚健康，就是所谓的人体"第三状态"。又称为"中间状态"。

二、引起亚健康的原因

有果必有因,有因必有果。我们为什么会出现亚健康状态? 引起亚健康的原因有哪些? 中西医各自又是如何看的呢?

（一）现代医学对亚健康原因的认识

现代医学调查发现,亚健康状态普遍存在于各年龄段人群,女性多发于男性;发生年龄有前移趋势,大学生普遍存在不同程度的亚健康状态;工作节奏紧张、生活压力较大的人群发生率较高。亚健康状态的发生和不良生活方式、社会因素、环境因素等有密切联系。

(1)工作压力大,作息不规律,生物钟紊乱,导致慢性疲劳和情绪容易波动

常见于某些疾病的临床前期表现。如某中年男性,出现了头晕头痛1个月症状。他怀疑自己有高血压,就到医院看诊,经检查血压为正常高值,达不到高血压的诊断标准,同时还排除了心脑血管疾病。经过详细问诊,他除了头晕头痛外,还有失眠烦躁的症状。因为单位加班多,加上供房贷家庭经济压力大等因素,导致此中年男性目前处于亚健康状态。如果进行不干预,就很有可能发展成为高血压等心脑血管疾病。

生物节律紊乱,容易表现出身心不适应的各种感觉。如疲劳综合征、神经衰弱症、忧郁症等。

(2)过度劳累,姿势紧张,脊柱、肌肉劳损,导致慢性疼痛

长期使用电子产品工作、学习、游戏,容易使脊柱劳损,出现颈椎生理曲度变直,甚至造成反弓。除了容易产生颈肩不适,继而又会影响睡眠。

长期缺乏锻炼,肌肉力量差,或者运动姿势不正确、不科学,反复局部肌肉紧张,也容易造成慢性疼痛。有些是自限性、可自愈的,但是劳损和慢性疼痛逐渐积累,后期往往导致严重的关节、软组织损伤。

(3)饮食不均衡、不定时,导致营养失衡

饮食节奏、节律不规律,饮食没有节制,容易导致肠胃功能紊乱,从而出现营养过剩、营养不良,不能为人体日常生活、工作提供足够的能量。人体各种营养、元素出入不平衡,就会导致器官组织提前衰老,引起生理功能减退,从而出现虚弱症状。

(4)环境污染

空气污染、水污染、食物重金属、药物等毒物在人体内蓄积,会导致心肺、肠胃、肝肾等系统损坏,加速功能退化。环境中的污染物以及人类制造的化学物质,容易使人体慢性中毒,这是导致亚健康的重要原因。

(5)社交障碍

人际关系生疏,社交人情淡薄,会导致社会适应力下降,心理承受力下降。

社会经济在飞速发展,但是人们精神财富增长的速度远远比不上物质财富增长的速度。人们的心态越来越容易浮躁。过度的争斗和激愤也会造成血压升高、心率加快或心率不齐。

(二) 中医对亚健康原因的认识

1. 亚健康的中医病因　中医理论强调"整体观念",认为人体自身、人与自然、社会是一个统一体。健康状态是人体内部与外界环境间的动态平衡,即"阴平阳秘、精神乃治"。疾病则是在某些因素作用下,破坏了"阴平阳秘"而发生的"阴阳失调"。而亚健康状态是由于在先天禀赋偏阴、偏阳的基础上,因情志不调、起居失常、劳逸失度、饮食不节、年老体衰而致脏腑经络功能紊乱,阴阳失衡,产生气滞、血瘀、痰湿等病理产物,进而出现偏颇体质和虚实夹杂证候(亚健康表现)。

2. 亚健康应对因调理　中医认为,亚健康是人体经络、脏腑气血的运行失常的状态,可以通过调理得到缓解。调理方法包括常见的中药内服、外治法、情志疗法。亚健康虽然没到病的程度,但已经是病产生的萌芽阶段,中医应针对病因病机、偏颇体质进行调理,其目的就是在病产生前就将疾病扼杀在摇篮之中,居安思危,未雨绸缪,防患于未然。

三、健康—亚健康—疾病

(一) 亚健康与健康的关系

1. 健康随时发展为亚健康　人体没有绝对的健康,都会有小毛病,无论先天的还是后天的,都会有。大多数情况下,只有相对的健康,只是健康的程度不同。当对人的生活、工作、心理感受产生了影响,接近器质性和功能性病变出现时,但又没达到临床诊断标准,甚至没有临床检查指标明显异常情况,那么就需要注意了。你的健康可能出现了问题,要及时反思自己的衣食住行、平时的生活习惯,身体里有隐形炸弹却没有留意到,对此,可以咨询专业的中医生,一起来寻找病因。例如,健康的颈椎不容易痛,但亚健康状态下,颈椎容易酸痛,活动受限。在日常生活中,你可能存在长时间对着电脑工作,而且姿势还过度紧张,维持耸肩伸脖子的紧张姿势过久,没有在劳损之前自我放松,慢性劳损导致脊柱劳损,这时候颈椎还达不到临床颈椎病的诊断标准,更不用说需要手术治疗的程度。但如果不注意调整姿势和调理脊柱经络瘀阻处,长期发展下去就会达到临床颈椎病的诊断,甚至继发椎动脉狭窄、脑血管供血不足,出现眩晕、高血压、偏头痛等明显疾病,从而失去局部健康状态。

2. 亚健康可逆转为健康　如果把健康和疾病比作白色和黑色,那么亚健康即为中间状态,就是灰色地带。我们身体内部的各个系统时刻都在运作不息,机体状态也是瞬息万变的。要想维持整体的健康状态,是需要在饮食作息等各个方面都注意保持健康习惯的。如果身体发出了亚健康的信号，我们及时改正不良的生活方式，并且加以调理，身体就会慢慢恢复到健康状态。如果对亚健康置之不理，甚至不改变损害健康的行为或生活方式。那么，黑色地带就会增大，等变成黑色时，就是形成疾病的状态。所以，亚健康是可以逆转为健康的。

（二）亚健康与疾病的关系

1. 亚健康就是疾病的前兆　亚健康与疾病，就是五十步与一百步的关系。我们每个人都有些轻微的身体不适，我们常常笑话有明确疾病的人，说他们不注意保养，其实自己是在五十步笑一百步。难道我们自己身体上就没有一点问题吗？自己就没有一个长期不改的不良习惯吗？有的人明知道喝酒不好，因为应酬，就会舍弃健康的观念，被小酒怡情的说辞所打动，不知不觉从喝小酒，到最后成为了"酒鬼"，并熟知各种品牌酒的价值和口感，最终成为了我们最初最不想成为的患者。

2. 疾病的恢复期多为亚健康状态　不少疾病早期，经过及时适当的治疗是可以康复的。不过，在疾病完全康复之前的恢复期，机体多处于亚健康状态。只有坚持对这种亚健康继续调理，人体才能完全进入健康状态。否则，因为食复、劳复等，这种亚健康状态又会被"打回原形"，回到疾病状态。

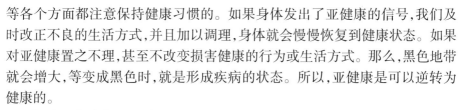

第二节　阻击亚健康——治未病的主场

一、未病与亚健康

（一）中西医眼中的疾病、健康和亚健康

1. 中西医眼中的疾病　从广义上来说，中西医对于疾病的认识是一致的，但从狭义上来说，中西医诊断疾病的侧重点是不同的。中医学更强调功能上的失调，多根据机体所表现出来的外在的宏观症状、体征（包括舌脉象）进行判断。因此，中医书中记载的很多疾病的名称是以主证命名的，从西医学角度看就是症状。西医学则更重视机体内形态、结构方面的改变，当然也有属于功能改变而导致的疾病者。其所言疾病，一般来说有较为明确的病因和发病机理。

2. 中西医关于健康、疾病和亚健康范畴的比较　如果比较中、西医有关健康（无病）、疾病（已病）、亚健康（欲病）范畴的大小，假设在中医学"无病"与西医学"健康"范畴一样大的前提下，西医学"疾病"的范畴比中医学的"已病"小,只是部分中医学的"已病"。而西医学"亚健康"的范畴则涵盖了中医学的"欲病"和部分"已病"。

(二) 亚健康属于中医"未病"的范畴

1. 未病包含亚健康　亚健康虽然是西医学基于健康新概念而提出的一种新概念,但其所反映的理念早在中医《黄帝内经》时代的"治未病"思想中就有体现,就是要重视疾病的预防,提高健康质量及生活质量。中医之"未病"是根据疾病程度而言的一个相对性概念。健康相对于亚健康而言是未病,亚健康相对于疾病而言也是未病,病后康复以后,相对于复发也是未病。所以,未病是更严重的疾病之前的一个状态,是即将产生相对更严重疾病的意思。

亚健康状态的范畴不等同于中医广义"治未病"中的未病,但属于中医"治未病"的范畴,与中医所言"欲病"的状态最为接近,但可能包括一部分"已病"的内容。这是因为中医所言病主要根据症状进行判断的缘故,它比西医疾病的范畴要大。

2. 广狭义未病与亚健康

(1) 广义未病与亚健康:中医历代医家在《内经》基础上对"治未病"理念不断发展,广义未病的范畴已经拓展为:"健康未病态""前病未病态""潜病未病态""传变未病态"和"愈后未病态"五个方面。

"健康未病态"即人体处于健康无疾病状态;"前病未病态"即人体出现一些偏离健康的迹象、征兆,但还达不到疾病的标准时;"潜病未病态"即从诊断角度可以将其理解为机体内已经存在疾病的信息,但尚未显化而从症状上表现出来,看上去如同健康人一样。根据现在有关疾病的概念,严格来讲已经属于"已病"的范畴,只是缺乏明确的诊断依据,或目前没有明显的临床表现,这种情况与现在意义上的疾病潜伏期(如传染病的潜伏期),疾病早期有体内病理改变而无临床表现(如恶性肿瘤的早期),或发作性疾病的缓解期(如癫痫、哮喘等疾病的缓解期)等相似;"传变未病态"即疾病的早期或未传变状态;"愈后未病态"即疾病痊愈后,如调养不当,可发生复发,并有食复、劳复等的不同。依照上述命名原则,将疾病愈后的未复发状态称为愈后未病态。亚健康主要与未病五态之中的"潜病未病态"和"欲病未病态"相似,是未病五态的重要组成内容。

(2) 狭义未病与亚健康:狭义未病主要包括两种情况:第一是疾病形成的早期阶段,未造成明显器质性或功能性病变;第二是疾病已形成,仍潜藏,未出现症状。亚健康就是未病的第一种情况。所以,狭义未病也包含了亚健康。

二、治未病与亚健康调理

中医的"治未病"已有两千多年的历史,中医理论体系侧重于从宏观表现

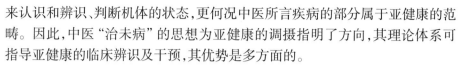

来认识和辨识、判断机体的状态,更何况中医所言疾病的部分属于亚健康的范畴。因此,中医"治未病"的思想为亚健康的调摄指明了方向,其理论体系可指导亚健康的临床辨识及干预,其优势是多方面的。

（一）治未病调理亚健康的优势

1. 中医治未病"天人相应""形神合一"等基本理念为亚健康的辨识与干预提供了理论依据。

2. 中医治未病"三因制宜"的基本理念为亚健康人群的个体化诊疗提供了基本原则。

3. 中医"四诊合参"的诊察手段,有利于对亚健康状态的早期诊察。

4. 中医治未病丰富多样的内调、外治方法和技术为亚健康的干预提供了手段。

5. 中医治未病养生理念及丰富的养生手段可运用于亚健康的预防和调摄。

（二）治未病体质学说有利于阻击亚健康

1. **偏颇体质是亚健康态形成的物质基础**　人体体质有"生理体质"与"偏颇体质"之分,前者指个体对外源性刺激的生理反应,后者指个体在受制于病邪时的发病倾向,包含对外邪的易感性、对病症的易发性及发病后病症的易转性等。偏颇体质是阴阳气血偏离平衡,脏腑经络盛衰失衡的集中体现。当人的身心状况处于低质状态或者功能失调时,也即是向亚健康态过渡的阶段。此状态存在阴阳气血的偏盛偏衰,或气血亏虚,或气血瘀滞,或某些病理产物(如痰)的蓄积等。这正与偏颇体质的形成有相通之处,故偏颇体质是亚健康态形成的物质基础,决定其发生与转归,而亚健康态则是偏颇体质的一种外显表现。

2. **体质理论预防亚健康的优势**　偏颇体质是一种将病未病的病前状态,是疾病产生的关键。要避免疾病,预防非常重要。其核心是积极改善特殊体质。"三早"预防是二级预防措施,也是临床前期预防措施,包括早发现、早诊断、早治疗。

二级预防可根据体质理论对人群进行简要筛检和确定疾病的高危人群。针对没有现症发病,但又具有偏颇体质特征的人群,采取措施改善其体质状态,可起到预防疾病发生的作用。因为偏颇体质者,虽然未病,但已表现出阴阳气血失调,趋于病态,故可参考病理性体质对疾病的倾向性,确定高危人群的方向,而且病前阶段也可能决定疾病的态势。因此,对介于疾病与健康之间的亚健康态,要避免向疾病转化,其关键是辨清个体的体质特征,通过积极的措施干预,将其扼制在萌芽状态。从中医体质理论考虑亚健康的预防,具有西医学不可比拟的优势。中医学理论更注重人与自然的和谐,强调"整体观念、辨体施治、三因制宜"。通过运用调养生息、改善饮食起居、调节情志等措施对体质进行改善。这种方法对偏颇体质的矫正更长久、更有效。

3. 预防亚健康态应从"辨体论治"着手　"辨体论治"就是以人体体质类型为认知对象,来熟知不同偏颇体质下亚健康态的特征,以此为据制定相应的防治措施,进而选择适宜的预防养生方法。调摄体质是综合考虑个体体质特点和周围环境的影响,调整气血,修正病理状态,最终改善亚健康。运用"辨体论治"的治则调护亚健康态突出体现了"治病求本"的防治学意义。根据个体的神、色、态、舌、脉及个性、饮食、起居、生活方式等进行审查,再结合中医临床辨证,及时对病症进行诊断、调理和优化,阻断亚健康过渡到疾病,从而使机体恢复到"阴平阳秘","形神合一"的健康状态。

体质种类决定着亚健康的证型,影响着疾病的转归,所以调理亚健康治疗疾病,确立治法、处方都必须考虑体质的寒热虚实等因素。如气虚质应给予补气药物扶助正气;阴虚质应予以养阴之品;痰湿质者脾胃功能失调,水谷运化障碍,其可利用化痰祛湿的方法进行调理;血瘀质的形成主要是由于先天遗传,后天损伤加上起居失度,长时间疾病等最终导致血瘀。其主要的表现症状就是血液流通不畅,引起血脉瘀滞,宜采用活血、行气、生血、化瘀等方法。"辨体论治"以人为主体,根据证型的差异,选择有针对性的措施,纠正改善病理性偏颇体质。不论是对疾病的预防或是治疗,还是对健康的保养或是促进,都具有重要的意义。

综上所述,亚健康虽表现为未病,但却存在发生某种疾病的危险。因此,探索一套全面系统、安全有效的干预措施至关重要。现阶段西方医学对亚健康态的认知手段相对缺乏,轻视了心理、社会及环境因素的影响,很难对其进行整体性调节,疗效不甚理想。相较而言,中医体质理论着眼于全局和本质,以"整体观念","辨体论治"等为理论指导,分析人体阴阳虚实,针对人体不同的体质和证型,以调整阴阳、纠正气血偏颇,进而达到扶正祛邪的目的,最终促进亚健康回归到健康状态。所以,基于中医体质理论的调理偏颇体质的方法,不失为当下预防亚健康的最佳选择,值得我们在今后的工作中推广弘扬。

三、科学阻击亚健康

(一) 亚健康在人群中占比很高

1. 全球数据　世界卫生组织(WHO)的一项全球性调查表明,健康人仅占人群总数的 5%,被确诊患有各种疾病的,占人群总数的 20%,处于健康与疾病之间的亚健康状态的约占人群总数的 75%。

2. 中国数据　国内的研究表明,我国目前有 70% 的人处于亚健康状态,15% 的人处于疾病状态,只有 15% 的人处于健康状态。

3. **广东数据** 一项调查结果显示,广东地区亚健康状态、疾病状态和健康状态的人群占比分别为 65.1%,21.9% 和 13.0%。

以上三组数据表明,亚健康状态在人群中占比很高,它影响着绝大多数人的工作、学习和生活。

(二)亚健康是慢病的源头

1. **健康形势不容乐观** 2018 年一项国民健康大数据报告显示,我国慢性病患病率已经达到 23%,死亡数已经占总死亡数的 86%。过去十年,平均每年新增病例已接近 2 倍。其中,心脏病和恶性肿瘤病例增加了近 1 倍。

2. **亚健康是慢病的源头** 近年来,为了满足民众看病住院治病的需要,全国各地都在加大对医疗卫生事业的投入。但是,医院还是人满为患,这是为什么呢? 其中一个重要的原因就是,患病的人越来越多,特别是慢性非传染性疾病(简称慢病)患者越来越多,并且日趋年轻化。而慢病越治越多是因为它的源头亚健康数量巨大,且没有得到有效的控制,后备军源源不断。例如,我国现在肥胖症已经有 7 000 万人,加上超重共计约 2 亿人。大家都知道,肥胖这种亚健康状态就是心脑血管病的后备军。

(三)亚健康调理——西医学的短板

1. **难于诊断** 亚健康是一个很大的概念,其范畴相当大,就当前来说,对于其分类及判断(或诊断)都存在着很大的困难。

2. **难于干预** 作为一种新概念,亚健康虽然是基于现代医学健康和疾病概念而诞生,但根据现代医学的指导思想,如果其机理不明确,就无法采取有针对性的干预措施。这也是许多亚健康人群,尽管有很多不适症状,自觉有病,但只要各项检测指标正常,医生一般也不会给你什么治疗措施。导致不少人踏入漫漫求医之路,穿梭于各家医院或者徘徊于医院的各个专科,有的人甚至怀疑自己得了"绝症"。

(四)防火重于救火,事半功倍

1. **在生活细节中阻击亚健康。** 阻击亚健康好比防火,治病就好比救火,究竟防火重要还是救火重要? 结果不言而喻。预防比治疗更有效,而且更容易见效。经常伏案工作的人,颈肩劳损很普遍,属于电脑办公最常见的亚健康症状。颈椎病的发病过程,开始的时候只是颈肩部肌肉劳损,颈痛,可自限性痊愈,只是偶尔发作。当颈痛得不到重视,就会逐渐演变为颈椎生理曲度变直,引起通过理疗、正骨等调理无法快速缓解的上肢牵扯痛、肌肉颤动、上肢麻木。如再不重视,颈椎结构继续变形加重,就会形成颈椎反弓,甚至出现眩晕、持续的上肢麻木疼痛,不仅影响睡眠,甚至引起急性脑缺血中风。在颈椎病早期做经络拉伸操、推拿手法调理等简单的治疗都会很快见效,但问题积累时间越长,颈椎生理曲度变形越严重,调理的效果就越差了。所以,相关职业人群,提前学好如何放松自己的颈肩部去使用电脑,学会如何坐、立、卧、行能使得颈椎更轻松,学会预防颈椎肌肉劳损积累的颈椎拉伸动作,都可以有效预防颈椎病。

2. 亚健康调理案例分析　邹先生,32 岁,从事教育工作,颈椎慢性劳损。在 2020 年新冠肺炎疫情期间,主要通过网络授课,颈椎劳累程度加重,自觉工作效率低下,经过畅气通络手法主要调理膀胱经和颈肩部经络后,状态明显好转,颈肩部明显轻松,思考速度改善明显。分析:本案例因为邹先生颈肩部肌肉慢性紧张,颈椎生理弧度稍微变直,只是出于颈肩亚健康状态,没有达到颈椎病临床诊断标准。通过常规的经络手法调理,改善效果非常明显。如果注意劳逸结合,放松工作姿势,用电脑工作时以及日常生活各种动作中,以最小的力量使用上肢,放松肩膀,多做"二锦养生功""甩手""爬墙""拉绳子"等颈肩部拉伸养生操的拉伸动作,预防颈肩部肌肉劳损。那么,颈肩健康就能得到更好维护,颈肩部酸痛的发生也会大大减少,大脑供血通畅充足,思维也会更加敏捷。

(五) 提前投资,抗击风险

1. 亚健康调理比治疗疾病的成本更少　调理是持续缓慢的支出,而不是一下子拿一大笔钱出来住院做手术;更不是生一场大病,到处借钱筹钱,背负重债,到处求助"轻松筹""水滴筹",使整个家庭因病致贫、因病返贫。为什么我们总是要等严重后果出现之后才来重视亚健康调理呢?亚健康常见的症状几乎每一个人都会出现,亚健康转变为疾病的几率很高,现在我们会花钱买越来越多的保险,给自己的车上保险、给自己的健康上保险,我们为什么买保险?因为我们相信如果万一自己生病,不至于一夜回到解放前,提高自己的抗风险能力,尽量不拖累家庭。所以,以最小的成本阻击亚健康,是在对自己的健康负责,更是对家庭负责。

只有生存保证了,物质基础有保障的前提下,大家才有时间、精力和心情去关心自己的健康。随着经济水平上升,人的追求提高了,人均寿命延长了,社会对健康的需求才普遍提升了。这时候,亚健康调理才得到重视。阻击亚健康,其实不难,难的是行动。需要有超前的健康意识、耐心、敏感性和危机感。最后,坚持就是胜利。

2. 小儿脊柱亚健康调理案例分析　小冯,11 岁,男,站立时往右侧倾斜,常向家长倾诉说右侧腰痛。第一次调理前,脱去上衣立正向墙站立,要求其自觉站直了就固定姿势,为其从正后方拍照,明显向右侧倾斜,给照片小冯本人查看,自诉一直不知道自己的站姿原来如此倾斜。经过畅气通络疗法经督脉和膀胱经通调,右侧腰眼处加强点穴松解,并在叮嘱其站立时注意左右两足的重心平均分布,一次调理后,其站姿明显变直,效果显著。本案例分析:小冯正处于少年快速发育阶段,目前只是站姿、坐姿不良,导致右侧腰肌紧张疼痛,通过调理和站姿、坐姿纠正教育,成效明显(图4-1,图4-2)。由于小冯右侧腰痛,则更习惯偏右侧倾斜站立,此为小孩子自然的应激姿势,再加之小冯疏于运动,竖脊肌松弛,脊柱支撑力减弱,若长期以往,则容易造成不可逆的脊柱侧弯,甚至可能需要通过脊椎切除手术才能纠正。所以,越早重视亚健康状况,越能避免小孩日后承担大病的风险。

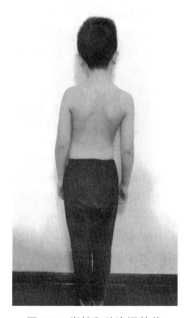

图4-1　脊柱和站姿调整前

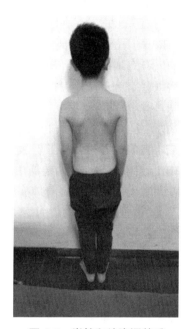

图4-2　脊柱和站姿调整后

第三节　阻击亚健康的途径与方法

一、阻击亚健康从良好的睡眠开始

(一)良好睡眠的重要性

1. **良好的睡眠是生命的重要组成部分**　世界卫生组织指出,正常睡眠是人类健康的五大基石之一。一个人只喝水不进食可以活7天,而不睡眠只能活4~5天。

睡眠和觉醒是人生最大的阴阳,中医对睡眠的经典解释是:阴气盛则寐(入睡),阳气盛则寤(醒来)。它们相互依存,相互转化,缺一不可。阴阳平和调顺,人才有精气神。阴阳相冲相离,人就会生病,甚至死亡。

睡眠占了人生 1/3 的时间,是人体的活力之源,是机体复原整合、巩固的重要环节,能促进身体组织的生长发育和自我修补。很多人迷信保健品等补品,却没有好好利用睡眠这个"天下第一大补药"。

2. 睡眠问题已成为全人类重大健康问题　根据世界卫生组织的数据,全世界约有 1/3 的人存在睡眠障碍。中华医学会调查,我国睡眠障碍患病率达 42.7%,睡眠不良者接近 5 亿人,其中 3 亿以上生活在城市。成年人中约有50% 的人群有睡眠不良经历,职业女性中有高达 80% 的人受睡眠不良困扰。

睡眠障碍已成为一种"流行病",不再是中老年人的专利。2015 年"中国睡眠小康指数调查"报告,73.6% 的人认为自己有睡眠问题;20 岁以下有57.9% 的人起床后会疲倦,20~29 岁者 40% 的人睡不踏实、半夜时常惊醒。

（二）良好的睡眠阻击亚健康非常有效

在亚健康状态七分类人群中,失眠与焦虑人数占比最高,改善睡眠质量、消除睡眠障碍有利于减轻身体疲劳、缓解人们的紧张感,舒缓心理情绪方面的精神压力,增强社会适应能力,消除亚健康的不适症状态,促进大脑记忆思维创造性的发育,提高生活水平质量,远离亚健康。

1. 良好睡眠提高记忆力　多项研究结果显示:睡眠时间不足可能是学生学习成绩不理想的一个重要原因。睡眠质量与学生的学习成绩有一定的关系,差生存在的睡眠问题多于优秀生。睡眠差的学生,脑细胞活动会减弱,大脑难以维持适宜的兴奋水平,故学习时就难以集中注意力,思维迟钝、记忆力减退并伴随着心情烦躁抑郁,学习成绩必然受到影响。养成良好的睡眠习惯,有利于在中小学生阶段开始有力阻击亚健康。

2. 良好睡眠延长寿命　良好的睡眠质量可以延长寿命。有研究跟踪记录 7 万名 45~83 岁瑞典人的睡眠习惯,调查他们的睡眠时长、工作中的体力状态、业余活动等情况。在长达 15 年的跟踪研究期间,有 1.45 万人去世。分析结果显示睡眠时间过长或过短都会增加过早死亡的风险,那些睡眠时间为 7小时的人比睡眠多于 8 小时和睡眠少于 6 小时的人要长寿 1 年。

3. 良好睡眠是最好的化妆品　俗话说,"会睡的女人美到老"。虽然睡眠不是容颜美丽的唯一因素,但至少是重要因素。据《每日邮报》报道,46 岁的萨拉参加了英国伦敦的一个睡眠学校的实验。她连续五天只睡 6 个小时与睡满 8 个小时的面容对比照,睡眠充足的人,肤色更亮泽有精神。中医认为"有诸于内,行诸于外""养内容外"。就是说,养好内脏气血,人就漂亮,心气旺盛者,嘴唇自然红润有血色,比涂昂贵的口红更精神、漂亮;睡眠充足、肾气足的

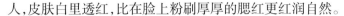

人,皮肤白里透红,比在脸上粉刷厚厚的腮红更红润自然。

(三) 如何发现自己的睡眠问题并保持良好睡眠质量

1. 健康睡眠与不良睡眠的标准

(1)睡眠维持时间:6 至 8 小时。

(2)黄金睡眠时间:晚 11 点到凌晨 2 点。

(3)入睡时间:30 分钟以内。

(4)维持时间:醒觉 <1 次。

(5)次日状态:精力好,不疲劳,头目清晰,无不适症状。

根据健康睡眠的标准,当出现以下情况,就可以考虑睡眠出现了问题。

(1)入睡时间:超过 30 分钟。

(2)睡眠中断:容易夜间觉醒或凌晨 2~4 点早醒。

(3)睡眠质量:睡眠浅、多梦。

(4)早醒:总睡眠时间缩短,通常少于 6 小时。

(5)次日状态:头晕,神疲乏力,嗜睡。

(6)精神表现:情绪低落、烦躁、焦虑等。

(7)不适症状:食欲下降、头痛、头昏等。

2. 导致睡眠障碍的原因 当出现睡眠障碍时,如何改善睡眠质量呢? 首先要找睡眠质量差的原因,我们需要反思是否存在以下影响睡眠质量的情况。

(1)工作性质:压力过大,熬夜晚睡,时间地点不规律,时差,应激、应急性工作,嘈杂环境,特殊职业,如媒体、医疗、司机、会计、金融、管理。

(2)睡眠卫生不良:入睡起床不规律,入睡迟,傍晚以后过度运动,睡前过度兴奋,如煲"电话粥"、看电影、电视等。

(3)易失眠体质:阳虚质,阴虚质,气虚质,气郁质,血瘀质,特禀质。

(4)饮食不当:食用高热量的食物,傍晚以后喝酒、咖啡、茶及抽烟,进食补品不当,冰冷饮食,凉茶不当,宵夜,过饱,过饥,减肥,营养失调。

(5)精神疾患:焦虑症,抑郁发作,双相情感障碍。

(6)躯体疾病:心力衰竭,哮喘,帕金森病,痴呆,胃炎,肠炎,痛经,子宫肌瘤,甲亢,糖尿病,各类过敏,神经性皮炎,贫血,各类脊椎、关节或肌肉慢性疼痛等。

3. 好的睡眠习惯是改善睡眠质量最好的"良药" 中医治病讲究"三分治,七分养",即以养为主,以治为辅的观点。所以,失眠症在去除原发病的基础上,尤其应以日常养生为主,纠正不良睡眠习惯,树立战胜失眠的信心,可取得一定疗效。

(1)顺时睡眠:由于睡眠是人体阴阳消长、交替过程中的必然阶段,所以睡眠时间要法于四季及一日中的阴阳消长。四季睡眠时间可参见本书相关内容。

（2）一日睡眠时间：早起不宜在鸡鸣前，晚起不应在日出后。

坚持子午觉——子午之时，即每天中午11：00—13：00和每天晚上23：00—次日1：00，阴阳交接，极盛极衰，体内气血阴阳极不平衡，静卧等待阴阳之气平复，可达到颐养天年的目的。子午之时，也是经络之气"合阴"及"合阳"之时，此时睡眠有益养阴及养阳。

23点以前入睡——因为这个时候休息，最能养阴，睡眠效果最好，可以起到事半功倍的作用。

午觉只需在午时（11：00—13：00）休息30分钟即可，因为这时是"合阳"时间，阳气盛，所以工作效率最好。

（3）时长因人而异：足够的睡眠是健康长寿的保证，只有充足的睡眠才会有足够的造血时间。但每人每天生理睡眠时间根据不同的年龄、性别、体质、性格、环境因素等等而变化，故人的睡眠时间多长才算足够，很难机械规定。

（四）失眠的调理

1. 饮食有节助眠　饮食是影响睡眠的重要因素之一。饮食对人体是不可缺少的，对帮助人们安静入睡也很重要。

（1）不可过饱或过饥：胃不和则卧不安。胃不舒服，睡觉就不安稳。过饱增加胃肠容量，脘腹胀满，转侧难受，必然影响正常睡眠。过饥令人清醒，若进食过少，谷不得入于胃，气血衰少或不通，血不养心神，而夜不闭目。

睡前应少吃，以不饥为度，饮食定时定量，肠胃有实有虚，升降有序，才能使人体阴阳协调，夜里安然入睡。

（2）饱食勿睡：《抱朴子·极言》认为："饱食即卧，伤也。"《养性延命录》指出："饱食即卧，乃生百病。"吃饱马上睡，会减弱脾胃运转功能，食滞胸脘，化湿成痰，大伤阳气。若食后必欲卧，则宜右侧卧，以舒缓脾脏之气；若食久，则左侧、右侧卧均可以。

（3）饮食清淡：睡前不应过食肥甘油腻，睡前避免进食刺激性食物和饮料，如辛辣的食物、浓茶、含有咖啡因的饮品或食品、烈酒等，否则易致滋生湿浊痰热，扰动心神而妨碍睡眠。

（4）食物益眠：可选择服用有益睡眠的食物如蜂蜜、桂圆、牛奶、大枣、莲子、百合、小米等，还可配合药膳保健。

药膳种类很多，可根据人的体质和症状辨证选膳。常用药膳有：茯苓饼、银耳羹、百合粥、莲子粥、山药牛奶羹、黄酒核桃泥、芝麻糖、土豆蜜膏等。

药膳举例：①桂圆莲子汤，取桂圆、莲子各100克，煮成汤食用，具有养心、宁神、健脾、补肾等功效；②三味安神汤，酸枣仁10克，麦冬、远志各3克，加水500毫升煎成50毫升，在睡前服用，具有宁心、安神、镇静、催眠等功效；③柏子仁炖猪心,每次可用柏子仁 20 克,猪心 1 个,将柏子仁放入猪心内,加水炖熟服食,具有养心、安神、补血、润肠等功效。

2. 安神定志助眠　安神定志助眠就是要从心理、情绪上进行自我调适,改善睡眠。

(1)先睡心后睡眼:若情绪不稳定,可致心神被扰,难以入睡。蔡季通《睡诀》指出:"睡侧而屈,觉正而伸,早晚以时。先睡心,后睡眼。"就是说,睡前应当专心思睡,平复情绪,不可被日间的俗务所扰,这样方能快速入睡。

(2)心理暗示:善于自我调节心理平衡,培养对生活的乐观情绪,安排好日间的活动。可采用睡前自我暗示法放松精神,帮助去除心中的贪嗔痴。

诱导催眠法就是默念数字或听单调的滴水声、钟表滴答声等。联想法就是想象出一幅原始森林、鸟语花香、蓝色多瑙河淙淙流水的场景。缩小自我法就是闭目放松,意识跳出身体之外,想象搭乘上一个氢气球,不断从地面上升。在逐渐升高的过程中,你会看见自己的身体越来越渺小。在浩瀚的宇宙中,人的确是很渺小的,当你来到地球 2 万米的高空,根本就看不见自己了。再继续向月球、银河系进发,人就越来越渺小,你会发现自己作为宇宙的一分子,很渺小,在时间的历史长河和宇宙的浩瀚空间里,我们只是沧海一粟,并没有什么好紧张的,心态也就越来越淡然。我们只是在该睡觉的时候睡着了。

(3)音乐助眠:临睡时听一段舒缓的轻音乐,既可以有催眠效果,又可避免产生闲思杂念,而将注意力转移到听音乐上来。当产生疲劳感后,就易于入睡。

3. 起居调摄助眠　中医讲究起居调摄养生,而起居调摄有助于我们良好的睡眠。

(1)身体"松绑":避免穿着紧身内衣入睡,睡前摘掉手表、假牙,睡前脱掉袜子,睡前务必卸妆。充分放松身体的肌肉和神经,以促进新陈代谢,调节机体功能和血液循环,配合平缓的"呼""吸"。呼吸是全身肌肉经络的呼吸,不是单纯气体进出鼻孔的机械运动。用最小幅度的腰腹部核心肌群的收缩和舒张,调节自己的呼吸,使呼吸变得更"细""匀""长"。不要被心情和心跳控制自己的呼吸,要学会把控呼吸的节奏和深浅。

(2)正确睡姿:良好的睡眠姿势对睡眠健康的影响是至关紧要的,睡眠姿势不正确会降低睡眠质量。但一般人睡卧多无讲究,概括起来不外仰、俯、侧三种方式。

一般来说,右侧卧为最佳卧姿,优点在于因其能保证气血的顺畅、周身部位的放松、脏腑的通达,左侧心脏在胸腔中受压最小,可减轻心脏负荷,使心输出量增多,同时右侧肝脏处于最低位,肝藏血最多,加强了对食物的消化和营养物质的代谢,胃及十二指肠的出口均在下方,利于胃肠内容物的排空。而仰卧并不可取,因为仰卧会使肢体伸张,关节挺直,肌肉紧张,又因手捂胸口,小腿交压,往往导致不寐、打鼾、噩梦,甚则气息欲绝。俯卧也因其姿势压迫心肺,又易闭塞口鼻,不利于气血的运行通畅,肠胃的消化蠕动,甚则危险不堪。

睡姿也并非一成不变。孙思邈《备急千金要方》指出:"人卧一夜当作五度反复,常逐更转。"在入睡时养成正确睡姿的良好习惯,是有利于自身保健的,但并不要求睡着后姿势永远不变。人在睡眠过程中姿势并非固定不变,一夜的睡眠过程中,人的体位一般会变动 20~60 次。

睡姿还要因人而异。孕妇多宜左侧卧,尤其是进入中、晚期妊娠的女性,左侧卧有利于胎儿生长。患者应选择一些适合病情的特殊睡姿,如心衰患者及哮喘患者宜取半侧位或半坐位,同时将枕与后背垫高,腰痛患者宜往健侧卧。

(3) 良好环境:卧室宜清幽,安静,洁净,舒适。光线宜暗,便于敛神聚气,就寝时应灭灯,使目不外眩,精神内守,应选择柔色或暗色窗帘。建议室内温度以 26℃ 最为适宜,湿度以 50%~60% 为宜。空气应保持清新,经常通风换气。特殊人群如哮喘、慢性过敏性鼻炎者,卧室配备负氧离子发生器、新风换气系统更佳。

(4) 寝具:枕头以颈椎舒服为度,太低则脖子后仰,阳气不通,头昏目眩;太高则脖子屈曲,颈肩酸痛,不能转动。合适的枕头应高度、硬度和弹性均适宜,让人在躺下时颈椎曲线呈 S 形,脸部的倾斜度约 5°,以仰卧时枕高 15~20 厘米,侧睡时枕高约 20 厘米为宜。少年儿童的枕高一拳,侧睡时枕高一拳半。

枕芯宜软硬适度。古人以 4 寸为平枕,酌情选用布枕、藤枕、石枕、瓷枕、竹枕等,枕中可充以菊花、灯心草、竹茹、蒲黄等。分别具有清热平肝,清心安神、化痰、祛痰等功效,起着相应的保健治疗作用。

床应宽大、保暖防湿,以硬制木板为宜。床垫不能太软,一般采用中等硬度的床垫,否则身体会往下沉,对腰椎造成负担。

被芯宜柔软,宜轻不宜重,可选细棉布、棉纱、细麻布等,使用不宜超过 2 年。褥宜软而厚,一般以 10 厘米厚棉垫为佳,随天气冷暖变化加减。

睡衣宜舒适,为了得到最大的舒适度,睡衣应选择自然纤维(纯棉、毛或丝)。热天睡衣宜宽松,冷天睡衣宜贴身。

4. 运动功法助眠 一些传统的运动功法有助于改善睡眠质量,如叩齿咽津、握固、鸣天鼓等。

叩齿咽津是道教中非常推崇的几种养生方法之一,其可达到健齿固肾、驱除三虫、交通水火等作用。此类功法多于睡觉前、晨起后进行练习,可帮助入静安眠。叩齿以三十六遍为佳,叩齿行功时舌抵上颚,如此真气可流通于周身百节,能去心火,治牙痛。咽津是以舌搅牙龈之上下(一般三十六下为佳),每作三次乃止,津液满口分三口咽下。可使心液滋合,气血流畅水火既济,上润顶门,中注五岳,溉脏润身,诸疾不生。

握固是左右拇指施其四指或四指总握其拇指,用左右手以挂腰腹之间,可使人心气归一,有助于思想安宁,邪气百毒不得入。

鸣天鼓是两手掩耳,两食指压中指,然后食指用力滑下,略有敲击弹性。可闻若鸣天鼓声,击三十六下,有通血脉、激发内气的作用。

适度的体育锻炼可使大脑得到更多新鲜血液,有助于增强交感—副交感神经的功能稳定性。每周运动 3 次或以上,每次 20—30 分钟的有氧运动。最好在清晨进行,睡觉前 2 小时内不应运动。原因是清晨能接触到阳光,可以让人在晚上提早感到睡意。而睡前运动会刺激神经系统提升体温,导致入睡困难。

晚饭后进行 30 分钟至 1 小时的散步或其他舒缓活动,如练气功、打太极拳等,但要避免剧烈运动。既可促进消化,又可促进睡眠。

5. 中医传统养生方法助眠　穴位按摩、敲打胆经、按压迎香、五指梳头、临卧浴足等中医传统养生方法,对改善睡眠非常有益。

(1)穴位按摩:按揉双侧安眠穴、神门穴、三阴交穴、迎香穴等都有助于安眠。

安眠穴位于项部,当翳风穴与风池穴连线的中点。以双手拇指回旋轻揉 2~3 分钟,具有平肝息风、宁神定志、有效舒缓紧张情绪、帮助入睡等功效。

神门穴位于掌侧腕横纹的尺侧,当尺侧腕屈肌腱桡侧处。以拇指尖按揉 5 分钟,具有养心安神功效,为治疗失眠的主要穴位。

三阴交穴位于小腿内侧,足内踝尖上约 10 厘米处,胫骨后方。以拇指尖按揉 5 分钟,能通调肝脾肾之经气,具有健脾、益肾、养肝、心气下交、安神宁志等功效。

迎香穴位于鼻翼两侧,在睡前 5 分钟左右反复按压迎香穴,按压力度以感到肿胀为宜,能直接刺激呼吸系统,防止因为呼吸不畅而影响睡眠质量。

(2)敲打胆经:在睡前 30 分钟左右敲打胆经,让胆经通畅,体内的气血循环就会顺畅,睡眠质量就会提高。敲打方法:双手握空拳,用中等力度,从臀部的中点位置开始敲打,一直沿着大腿外侧敲打至膝盖外侧即可,连续敲打 50 次左右。

(3)五指梳头:头部穴位多,通过梳理,可起到按摩、刺激作用。睡前用双手指梳到头皮发热,可疏通头部血流,提高大脑思维和记忆能力,促进发根营养,减少脱发消除大脑疲劳,早入梦乡。

(4)耳穴压豆:选皮质下、心、肝、肾、神门、垂前等穴,用王不留行籽粘压,餐后 30 分钟及睡前压耳穴 3~5 分钟,有灼热感为宜,并且每天多次按压穴位加强刺激帮助睡眠。

(5)睡前浴足:古人云"春天浴足可生阳故脱,夏天浴足能祛暑湿,秋天浴足可肺润肠濡,冬天浴足使丹田温煦。"坚持每天临睡前用热水洗脚,可起到解除疲劳、改善睡眠的作用。做法是临睡前用40℃的温水边泡、边洗、边摩擦双脚,每次大约20分钟。然后,用手搓位于足心的"涌泉穴",可以促进心肾相交。心肾相交意味着水火相济,对阴阳相合有促进作用,阴阳合抱,睡眠当然达到最佳境界。

6. **睡眠刺激控制疗法**　床是用来睡觉的,不睡觉不上床。对于失眠者,睡不着就起床,想睡觉再去睡。如果还是睡不着,就再次起床来。不管晚上是否睡好觉,早晨要定时起床,白天不打盹,不午睡。注意:第1周时睡眠可能会更差,但只要坚持,最终能够逐步建立正常"睡眠—觉醒"节律。

7. **失眠寻求专业的帮助**　睡眠对于生命及健康是十分重要的,然而又是最被忽视的。因此,它是治未病、亚健康调理最重要和最薄弱的环节。睡眠是人体的充电器,是最好的"滋补品",养生之道在于"防病于未然"。让我们通过自己的努力,改善睡眠,战胜失眠,呵护健康!失眠如果超过2周,经自我调整失败,则需寻求专业的失眠治疗方案。

二、体质调理阻击亚健康

平日里,不少中医师经常被人问:"我全身无力,失眠心烦,心悸气短,又不想吃饭,去了几家医院看病,做了好多化验和检查,就是找不出原因,是不是得了什么绝症啊?"中医师回答:"那倒不一定。你来做一个中医体检,肯定可以查出原因的。""还有中医体检?""对!就是中医体质辨识。很多人出现不适,西医化验检查又没有问题,大多是亚健康。如果做中医体检,就会发现你的这些不适是由于某种偏颇体质引起的。"

体质调理是在中医理论指导下,根据不同体质的特征,采用相应的养生方法和措施,纠正其体质偏倚,达到阻击亚健康、防病延年目的的方法。常见的体质类型有平和质、气虚质、阳虚质、阴虚质、痰湿质、湿热质、血瘀质、气郁质、特禀质九种。在此,我们补充一种常见的血虚质,创新性提出"9+1"体质体系,包含了九种偏颇的体质和一种相对健康的平和质。除了平和体质需要正常养生外,其余九种偏颇体质都需要调理。

(一) 气虚体质调理

气虚体质是由于体内元气不足,出现气息低弱、脏腑功能状态低下等症状的体质状态。

1. 气虚体质基本特征

特征概括:气短,易感,自汗。

心理特征:性格胆小,不喜冒险。

常见体征:短气少言,一动就气喘吁吁,容易疲乏,目光少神,头晕健忘,易出汗,舌体胖大、边有齿痕,脉弱。

发病倾向:易出现感冒、低血压、内脏下垂等病症。

2. 气虚体质调理方法

调理法则:培补元气,补气健脾。

饮食调理:可常食益气健脾的食物,如粳米、小米、大麦、山药、土豆、大枣、香菇、鸡肉、鹅肉、兔肉等,少吃耗气食物如生萝卜、空心菜等。

参考食疗方:①山药粥:山药、粳米,适合气虚体质者食用;②黄芪童子鸡:童子鸡、生黄芪,本方补气力量较强,对气虚表现比较明显者,可每隔半个月食用一次;③灵芝茶,将灵芝剪成碎块,放在茶杯内,冲入沸水,代茶饮,可以提神,消除疲劳。

运动调理:适度活动,"久卧伤气"。运动宜柔和缓慢,不宜剧烈运动,如散步、慢跑、打太极等。

药物调养:可用甘温补气之品,如人参、山药、黄芪等。成方可选玉屏风散。

膏方调养:冬虫夏草 10 克,人参、高丽参、西洋参、太子参、山药、黄芪、山楂、麦芽、当归、党参各 50 克,制作成膏,加入蜂蜜、冰糖调味。每天清晨取 1 匙,用开水冲服,但不可过量。例如,人参过量服用,可导致鼻出血。

自我保健:可进行呼气提肛法的锻炼。首先吸气收腹,收缩并提升肛门,停顿 2~3 秒之后,再缓慢放松呼气,如此反复 10~15 次。另外还可选取气海、关元等穴位,用掌根着力于穴位,做轻柔缓和的环旋活动,每个穴位按揉 2~3 分钟,每天操作 1~2 次。

(二)阳虚体质调理

阳虚体质是由于体内阳气不足,给人的整体感觉就是火力劲不够。阳虚体质的人一年四季手脚都发冷,而且"手冷过肘,足冷过膝",甚至夏天一吹空调就手脚冰凉,所以不敢吹空调,有的还要披上披肩或毛衣。

1. 阳虚体质基本特征

特征概括:畏寒,喜热,沉静。

心理特征:性格沉静内向。

常见体征:肌肉松软,手脚冰凉,喜热饮食,容易出汗,精神不振,小便清长,大便偏溏,舌淡胖嫩,边有齿痕,脉沉迟而弱。

发病倾向:耐夏不耐冬,极易感受寒邪而形成各种痹证、泄泻等。

2. 阳虚体质调理方法

调理法则:补肾温阳,益火之源。

饮食调理:宜食温补之品,如羊肉、狗肉、鹿肉、生姜等,少吃西瓜、火龙果等生冷食物。

参考食疗方:当归生姜羊肉汤:当归、生姜、羊肉,具有温阳祛寒的功效。

运动调理：宜选择舒缓柔和的运动方式，如散步、慢跑、太极拳、五禽戏、八段锦等。另外日光浴、空气浴也是很好的强身壮阳之法。

药物调养：可选补阳祛寒、温养肝肾之品，如鹿茸、海狗肾、蛤蚧、杜仲等，成方可选金匮肾气丸。

膏方调养：取鹿茸 15 克、海马 10 克、海龙 15 克，巴戟天、补骨脂、菟丝子、淫羊藿、仙茅、锁阳、肉苁蓉、黄精、枸杞子、五味子、葫芦巴各 50 克，制作成膏，加入蜂蜜、冰糖调味。每天清晨取 1 匙，用开水冲服。

自我保健：《素问·生气通天论》曰："阳气若足千年寿，灸法升阳第一方。"艾灸是补益人体阳气的重要方法，选取关元、命门等穴，采用温和灸的方法，每周进行 1 次。也可配合摩擦腰肾法温肾助阳，以手掌摩擦两侧腰骶部，每次操作约 10 分钟，以摩至皮肤温热为度，每日 1 次。

（三）阴虚体质调理

阴虚体质是指由于脏腑功能失调，出现体内津液精血等阴液不足、阴虚生内热等主要症状的体质状态。

1. 阴虚体质基本特征

特征概括：潮热，体瘦，喜饮。

心理特征：性情急躁，多外向好动。

常见体征：体形偏瘦，面色潮红，手足心热，目涩眼花，平素易口燥咽干，口渴喜冷饮，眩晕耳鸣，睡眠差，小便短涩，大便干燥，舌红少津、脉细数。

发病倾向：耐冬不耐夏，极易感受热邪而见咽喉疼痛、失眠、烦躁等病症。

2. 阴虚体质调理方法

调理法则：滋补肾阴，壮水制火。

饮食调理：多食滋补肾阴的食物，如甘蔗、梨、百合、桃子、银耳等，还可多食沙参粥、百合粥、山药粥，少吃葱、姜、蒜、辣椒等辛辣之品。

参考食疗方：①蜂蜜银耳蒸百合：百合、蜂蜜、银耳，具有养阴生津润燥的功效；②莲子百合煲瘦肉：莲子（去芯）、百合、猪瘦肉，具有养阴清热安神功效。

运动调理：宜进行动静结合的运动项目，如打太极拳、练八段锦等，控制出汗量，及时补水，养成规律的生活习惯，不熬夜。

药物调养：可用滋阴清热、滋养肝肾之品，如女贞子、山茱萸、五味子、麦冬、沙参、玉竹等药。成方可选六味地黄丸。

膏方：取麦门冬、山茱萸、酸枣仁、黄精、天麻、龟板、鳖甲、石斛、川贝母、天冬、玉竹、菟丝子、枸杞、鹿角胶各 50 克，制作成膏，加入蜂蜜、冰糖调味。每天清晨取 1 匙，用开水冲服。如果干咳无痰可用川贝母和梨炖服，阴虚盗汗可用鳖煲汤，以滋阴潜阳。因此类药物容易碍脾滞胃，所以食用时最好配用山楂、陈皮、鸡内金等消食化滞之品。

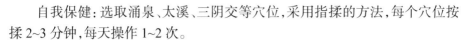

自我保健：选取涌泉、太溪、三阴交等穴位，采用指揉的方法，每个穴位按揉 2~3 分钟，每天操作 1~2 次。

（四）痰湿体质调理

痰湿体质是由于体内水液内停而出现痰湿凝聚、气机不利、脾胃升降失调的体质状态。中医说"百病皆由痰作祟""顽痰生怪病"，痰湿体质者易患浮肿、糖尿病、中风、胸痹等疾病，对梅雨季节及湿重环境适应能力差。

1. 痰湿体质基本特征

特征概括：肥胖，黏滞，稳重。

心理特征：性格温和、稳重，多善于忍耐。

常见体征：腹部肥满松软，皮肤多汗且黏，常自觉胸闷、气短、乏力，食欲不振，嘴里常有甜腻感，喜食肥甘厚腻，舌淡胖苔腻，脉滑。

发病倾向：对梅雨季节及湿重环境适应能力差，易患消渴、中风、胸痹等病。

2. 痰湿体质调理方法

调理法则：健脾利湿，化痰泄浊。

饮食调理：宜选用健脾助运、祛湿化痰的食物，如冬瓜、白萝卜、薏苡仁、赤小豆、荷叶、山楂等。茯苓饼、鲤鱼汤、冬瓜汤、萝卜汤等美味对于调理痰湿体质也很好。少食肥甜油腻的食物。不宜多饮酒，切勿过饱。

参考食疗方：①荷叶粥：干荷、大米，具有祛湿降浊的功效；②冬瓜海带薏米排骨汤：冬瓜、海带、薏米、猪排骨（少量）、生姜，具有健脾祛湿、化痰消浊的功效。

运动调理：应养成运动的好习惯，活动量逐步增强，循序渐进。可选择快走、武术及羽毛球等。如果膝盖负重过大还可选择游泳。

药物调养：可用温燥化湿之品，如陈皮、厚朴、半夏、茯苓、泽泻、瓜蒌、白术、车前子等，代表方平胃散。

膏方调养：黄芪、茯苓、白术、白豆蔻、川朴、苍术、莲子、芡实、薏米各 50 克，陈皮、杏仁、桑白皮、地骨皮各 20 克，桂枝、甘草各 10 克，槟榔 15 克，制作成膏，加入蜂蜜、冰糖调味。每天清晨取 1 匙，用开水冲服。

自我保健：选取丰隆、足三里等穴位，采用指揉的方法，每个穴位按揉 2~3 分钟，每天操作 1~2 次。

（五）湿热体质调理

湿热体质是以湿热内蕴为主要症状的体质状态。长期居住潮湿的地方或者处在温度高湿度又高的气候里，都容易成为湿热体质。喜欢吃甜食和肥腻之品，或长期饮酒的人，大多属湿热体质。

1. 湿热体质基本特征

特征概括：痤疮，口臭，性急。

心理特征：性格较冲动，容易心烦、急躁。

常见体征：满面油光，易生粉刺痤疮，皮肤瘙痒，口苦、口臭，男性易阴囊潮湿，女性易带下增多，大便黏滞不畅，小便短赤，舌质偏红，苔黄腻，脉滑数。

发病倾向：对湿热气候较难适应，容易患疮疖、黄疸、热淋等病。

2. 湿热体质调理方法

调理法则：化湿消浊，清泄伏火。

饮食调理：多吃西红柿、黄瓜、绿豆、芹菜、薏米、苦瓜等清热利湿的食物，平素可熬煮由赤小豆、绿豆、薏米组成的三色粥。忌辛温滋腻之物，少喝酒，少吃海鲜。

参考食疗方：①老黄瓜赤小豆煲猪肉汤：老黄瓜、赤小豆、瘦猪肉（少量）、陈皮、生姜，具有清热利湿、理气和中的功效；②三色粥：赤小豆、薏苡仁、绿豆，具有清热利湿解毒的功效。

运动调理：适合大运动量锻炼，如中长跑、游泳、爬山、球类等，运动时应注意避开高温环境。

药物调养：可选用清热利湿之品，如黄芩、黄连、栀子等。成方代表龙胆泻肝汤。

膏方调养：取生黄芪、枳壳、白术、茯苓、山药、马鞭草、薏苡仁、白茅根、猪苓各 30 克，葛根 50 克，车前子 20 克，石莲子 15 克，泽泻 10 克，制作成膏，加入蜂蜜、冰糖调味，每天清晨取 1 匙，用开水冲服。

自我保健：选取支沟、阴陵泉穴，采用指揉法。阴陵泉还可以选择刮痧，先涂刮痧油，用刮痧板与皮肤呈 45° 角在穴位区域从上往下刮，以皮肤潮红或出痧点为度。

（六）血瘀体质调理

血瘀体质是由于全身血液运行迟缓不畅，表现为皮肤晦暗、舌质紫黯等血内症状的体质状态。多因情绪长期抑郁，久居寒冷地区或脏腑功能失调所致。

1. 血瘀体质基本特征

特征概括：唇暗，瘀斑，疼痛。

心理特征：性情易烦躁。

常见体征：口唇暗淡，舌质暗有瘀斑，舌下静脉曲张，或有针刺样痛点，女性多见痛经、闭经，或经血中多凝血块，脉涩。

发病倾向：不耐受寒邪，易患癥瘕、痛证及血证等疾病。

2. 血瘀体质调理方法

调理法则：活血祛瘀，疏利通络。

饮食调理：可常食红糖、丝瓜、玫瑰花、月季花等活血祛瘀的食物，还可少量饮用葡萄酒、糯米甜酒，有助于促进血液运行。女性月经期间慎用活血类食物。

参考食疗方：①黑豆川芎粥：川芎、黑豆、大米，具有活血祛瘀功效；②红

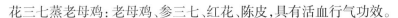

花三七蒸老母鸡:老母鸡、参三七、红花、陈皮,具有活血行气功效。

运动调理:多做益心脏血脉的活动,促进气血运行,如舞蹈、太极拳、八段锦、保健按摩等。

药物调养:可用当归、川芎、怀牛膝、鸡血藤、桃仁、红花等活血养血的药物,成方可选血府逐瘀汤。

膏方调养:取西洋参(另煎,冲)120克,生地黄、熟地黄各180克,地骨皮、旱莲草、白术、茜草炭各120克,天冬、麦冬、白芍、山茱萸、女贞子、炒当归、黄芩、太子参、黑山栀、香附、川续断、炒蒲黄、荆芥炭各90克,黄连30克。以上药物共煎,去渣浓缩,加入龟甲胶、陈阿胶、鹿角胶各90克,冰糖250克,制作成膏。每天清晨取1匙,以开水冲服。

自我保健:选取期门、血海等穴位,采用指揉的方法,每个穴位按揉2~3分钟,每天操作1~2次。

(七)气郁体质调理

气郁体质是由于长期忧郁烦闷、心情不舒畅,出现以肝气郁结、气机郁滞为主要症状的体质状态。长期气郁会导致血液循环不畅,严重影响健康。

1. 气郁体质基本特征

特征概括:忧郁,叹息,思虑。

心理特征:性格内向不稳定、敏感多虑。

常见体征:形体多偏瘦,愁眉苦脸,唉声叹气,或嗳气呃逆,或乳房胀痛。纳眠差,舌淡红,苔薄白,脉弦。

发病倾向:经受不起精神刺激,不适应阴雨天气,易患脏躁、梅核气、百合病及郁证等。

2. 气郁体质调理方法

调理法则:疏肝解郁,调畅气机。

饮食调理:多食行气解郁的食物,如佛手、橙子、柑皮、韭菜、香菜、大蒜等。少食收敛酸涩的食物,如石榴、乌梅、青梅、杨梅等。参考食疗方:三花茶:茉莉花、菊花、玫瑰花,具有行气解郁功效。

运动调理:尽量增加户外活动和社交,多参加群体性体育运动项目,坚持做较大强度的"发泄式"锻炼,如跑步、登山、游泳等。

药物调养:常用香附、乌药、川楝子、青皮、郁金等疏肝理气解郁的药,成方可用逍遥丸。

膏方调养:取生地黄、酸枣仁、柏子仁、夜交藤、浮小麦各150克,八月札、佛手各35克,当归、白术、玫瑰花、白芍各30克,远志、柴胡、牡丹皮、川楝子各15克,黄芩、甘草各10克,大枣50克,加入蜂蜜、冰糖各150克,制作成膏。每天清晨取1匙,用开水冲服。

自我保健：选取合谷、太冲等穴位，采用指揉的方法，每个穴位按揉 2~3 分钟，每天操作 1~2 次。

（八）特禀体质调理

特禀体质又称特禀型生理缺陷、过敏。是指由于先天性因素或遗传因素造成的一种特殊状态的体质。主要包括先天性、遗传性的生理缺陷，先天性、遗传性疾病，变态反应性疾病，原发性免疫缺陷等。

1. 特禀体质基本特征

特征概括：先天，遗传，过敏。

心理特征：随禀质不同情况各异。

常见体征：过敏体质者常见哮喘、鼻塞、喷嚏，或皮肤常出现风团；遗传性疾病有垂直遗传、先天性、家族性特征；胎传性疾病者具有母体影响胎儿个体生长发育及相关疾病特征。

发病倾向：过敏体质适应能力差，易患哮喘、荨麻疹、花粉症及药物过敏等；遗传性疾病如血友病、先天愚型等；胎传性疾病如解颅、五迟、五软等。

2. 特禀体质调理方法

调理法则：益气固表，养血消风。

饮食调理：饮食需保持均衡，荤素搭配合理，远离过敏原，宜多食益气固表的食物，尽量少食辛辣、腥发之物，如蚕豆、羊肉、鲤鱼、海鲜、茄子、辣椒、浓茶、咖啡等。

参考食疗方：①固表粥：乌梅、黄芪、当归、粳米，具有益气养血脱敏功效；②黄芪首乌藤炖猪瘦肉：黄芪、首乌藤、猪瘦肉、食盐、葱、生姜、料酒、味精各适量，具有益气养血、祛风脱敏功效。

运动调理：顺应四时变化，宜进行慢跑、散步等户外活动，避免春天或季节交替时长时间在野外锻炼。

药物调养：常用药物有防风、荆芥、苦参、蝉衣、白鲜皮、蛇床子等，代表成药消风散。

膏方调养：取黄芪、鹿茸、党参、白术、人参、五味子、首乌、灵芝、女贞子、菟丝子、枸杞、玄参、天冬、麦冬、沙参、肉桂、巴戟天、仙茅、生地、淫羊藿、黄精、山药、肉苁蓉、锁阳、杜仲、蛇床子各 50 克，蜂蜜、冰糖各 250 克，制作成膏。每天清晨取 1 匙，用开水冲服。

自我保健：在三伏天或三九天时，可通过天灸的方法，培补人体阳气，增强体质，防治过敏。

（九）血虚体质调理

1. 血虚体质基本特征

特征概括：心悸、眩晕、多梦、耳鸣。

心理特征：心神不宁，易受惊吓。

常见体征：面色淡白或萎黄，唇舌爪甲色淡，头晕眼花，心悸多梦，手足发麻，妇女月经量少、色淡、后期或经闭，脉细等证候。

发病倾向：易出现低血压、心悸失眠、头晕眼花、妇女月经不调等病症。

2. 血虚体质调理方法

调理法则：补血养血，养心养肝。

饮食调理：可常食补血养肝的食物，如苋菜、芹菜、红米、大豆、枸杞、桂圆肉、桑椹、黑芝麻、大枣、鸡肉、猪肝、兔肝等，少吃耗血食物如荸荠、大蒜、生萝卜、槟榔等。

参考食疗方：①归芪煲鸡汤：当归 30 克、北芪 60 克、母鸡 500 克煲汤；②当归生姜羊肉汤：全当归 30、生姜 50 克、羊肉 500 克，加水煲汤，食用羊肉汤即羊肉；③决明子苦菊苣茶：取决明子 5 克、菊苣 5 克、蒲公英 5 克、枸杞 5 克制成决明子苦菊苣茶。

运动调理：注意劳逸结合，"久视伤血"。不宜出汗过多，"汗为心之液""汗血同源"。运动宜选择开阔场所，绿化较多的户外运动，护目养肝养血，如户外瑜伽、公园散步等。

药物调养：可用补血养血之品，如当归、何首乌、阿胶等。成方可选当归补血丸、归脾丸等。

自我保健：可练习八段锦的其中一式"攒拳怒目增气力"。半蹲马步，练习抓拳、出拳，左右手交替，每次左右手共出拳 36 次，每天 3 次。另外还可选取血海、梁丘穴等穴位，用双手拇指揉按穴位，做轻柔缓和的环旋活动，每个穴位按揉 2~3 分钟，每天操作 1~2 次。

看完了体质调理阻击亚健康这一段，大家可能觉得这下可好了，我的亚健康不用找医生了，就按照上面体质调理的方法来调理。这种想法可以理解，没有大病谁愿意往医院跑啊？不过，要提醒大家的是，首先要准确地辨别好自己的体质；其次，针对复杂体质，一定要请有经验的医生帮助你调理体质。否则，你会发现"按下葫芦浮起瓢"，或者基本没有效果。

三、中医外治阻击亚健康

（一）针刺

1. 针刺疗法的来源　针刺是最古老的中医外治之一，早在《黄帝内经》中就有"九针"的详细记载。古代九种针具，即镵针、圆针、鍉针、锋针、铍针、圆利针、毫针、长针和大针。九针不单止描述的是九种不同的针具，现在更是泛指针刺疗法系统，不同针法治疗不同病症。

2. 针刺疗法分类　针刺疗法目前临床上多用于治病，但其中部分针法也非常适合用于亚健康调理。按针刺的角度可分为平刺、斜刺、直刺,平刺即入针后平贴皮肤水平潜行继续进针,针具只在皮下走行;斜刺则是与皮肤呈 90度以内夹角的角度进针,直刺则是垂直皮肤进针。根据针刺手法不同,分为提、插、补、泻、捻、转、迎、随等,以达到激发经络脏腑气血。

3. 针刺疗法常用经络和穴位 在日常亚健康调理时,可利用针刺疗法做适当操作。比如,提升阳气,可以选取督脉要穴,平刺大椎穴,直刺百会穴,解除疲劳,提升督脉阳气,增强免疫力。督脉是阳脉之海,就是说所有属阳的经络都和督脉有关。督脉阳气最旺盛,针刺督脉要穴有助于升阳补气。还常常选取任脉和胃经的穴位。

常用的亚健康调理穴位如下:

(1)百会穴

定位:头顶正中线与两耳尖连线的交叉处。

主治:头痛,头重,疲劳,眩晕,休克,高血压,脱肛。

(2)大椎穴

定位:第 7 颈椎棘突下凹陷中。

主治:热病,咳嗽,项强,肩背痛,腰脊强,五劳虚损,七伤乏力,中暑,风疹。

(3)中脘穴

定位:前正中线,肚脐上 4 寸。

主治:胃痛,呕吐,呃逆,反胃。

(4)足三里穴

定位:小腿外侧,外膝眼正下 3 寸。

主治:脾胃虚弱,胃动力不足,胃胀胃痛,腿痛脚麻,免疫力低下。

(5)气冲穴

定位:在腹股沟区,耻骨联合上缘,前正中线旁开 2 寸,动脉搏动处。

主治:腹痛,阳痿,阴肿,疝气,月经不调,不孕,下肢冰冷。

4. 穴位定点要领 针刺穴位准确与否直接关系到调理效果,常用穴位定位方法如下:

(1)骨度分寸法:是将人体各部位的长度、宽度,以骨节、缝纹等标志为依据定出分寸的腧穴定位法。所有人均可按照此标准进行定位,比如前发际正中至后发际正中为 12 寸,剑突下至肚脐为 8 寸,肚脐至耻骨联合上沿为 5 寸,肘横纹至腕横纹为 12 寸等。

(2)同身寸法:拇指一横指为 1 寸;食指、中指、无名指和小指并拢作四横指,以中指中节为准是 3 寸。

(3)体表标志定位法:是指体表各部位由骨节肌肉形成的突起、凹陷、五官轮廓、发际、乳头、肚脐等固定标志来定位,如口角旁开 4 分定地仓,肚脐上 4

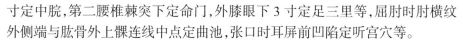

寸定中脘,第二腰椎棘突下定命门,外膝眼下 3 寸定足三里等,屈肘时肘横纹外侧端与肱骨外上髁连线中点定曲池,张口时耳屏前凹陷定听宫穴等。

5. 实施针刺注意事项　由于针刺专业性较强,需要系统学习和了解之后方可使用,一般可寻求专业中医师调理,科学运用针法。针刺阻击亚健康与治疗不同,行针要轻巧柔和,让受调理者放松心神,施术者更要聚精会神,针刺前后可对针刺穴位做适当按摩放松,缓解局部皮肤和肌肉紧张。

(二)灸法

1. 灸法的功效　《黄帝内经》曰:"凡药之不及,针之不到,必须灸之!"灸法有内服药和针刺疗法达不到的功效,灸法具有温通渗透的功效。艾草性温和,渗透力强,亦有芳香行气之效。艾灸能激发机体免疫力,增强机体抗病能力。

2. 灸法分类　按形式分为艾炷灸、艾条灸、温针灸。按手法分为直接灸、间接灸和悬灸。

3. 施灸的刺激量　施灸刺激量一般按壮来计算。艾炷是由艾绒捏成的圆锥形,分大、中、小三种。如半个橄核大小为一大炷,半个枣核大小为中炷,麦粒大小为小炷,每燃烧一炷为一壮。施灸的壮数多少,按各人体质和需求不同选择,无明确定数,一般以局部皮肤微红,热力渗透到穴位深层即可。

4. 施灸形式的选择

(1)直接灸:又称为发泡灸、疤痕灸。"若要身体安,三里常不干",是古人对足三里疤痕灸保健的形象描述。即在足三里灸 9 壮左右小艾柱,灸后用膏药和不透气胶布覆盖足三里穴,等一周左右,自然化脓,每天不去疤痕,清理疤痕周围的脓液后更换胶布,这种灸法能明显增强机体免疫力,可预防季节寒热交替产生的慢性病、过敏性疾病等。

(2)间接灸:也叫隔物灸。将艾炷隔着姜片(隔姜灸)、蒜片(隔蒜灸)、食盐末(隔盐灸)、或在药品制成的薄饼(附饼灸、豉饼灸、椒饼灸等)上施灸,而不直接将艾炷放在皮肤上,这种方法叫间接灸。

具有温经通络的作用,又不会像直接灸那样灼伤皮肤。间接灸的种类有很多种,可根据病症的不同,选用不用的物品作隔垫。

1)隔姜灸:将鲜姜切成直径 2~3cm,厚 0.2~0.3cm 的薄片,中间以针刺数孔。然后将姜片置于应灸的腧穴部位或患处。再将艾炷放在姜片上点燃施灸。当艾炷燃尽,再易炷施灸。灸完所规定的壮数,以使皮肤红润而不起泡为度。常用于因寒而致的呕吐、腹痛以及风寒痹痛等,有温胃止呕、散寒止痛的作用。

2)隔蒜灸:用鲜大蒜头,切成厚 0.2~0.3cm 的薄片,中间以针刺数孔(捣蒜如泥亦可),置于应灸腧穴或患处,然后将艾炷放在蒜片上,点燃施灸。待艾炷燃尽,易炷再灸,直至灸完规定的壮数。此法多用于治疗瘰疬、肺痨及初起的痈疡等病证。有清热解毒、杀虫等作用。

3)隔盐灸:用干燥的食盐(以青盐为佳)填敷于脐部,或于盐上再置一薄姜片。上置大艾炷施灸。多用于治疗伤寒阴证或吐泻并作、中风脱证等,有回阳、救逆、固脱之力,但需连续施灸,不拘壮数,以期脉起、肢温、证候改善。

4)督脉灸:是指于督脉的脊柱段上施以"隔物灸",用于治疗疾病的一种特殊艾灸法。督灸的治病作用是多方面的,囊括经络、腧穴、药物、艾灸、发泡等多种因素的综合优势,直对病所进行全身调整。发挥益肾通督、温阳散寒、壮骨透肌、破瘀散结、通痹止痛的功效。主要适用于强直性脊柱炎,类风湿关节炎等免疫性疾病,还可用于疾病的预防和保健。

(3)悬灸:即为悬空施灸,是一种不用针、无接触、无毒副作用的灸法。男女老少皆可通过悬灸进行养生保健、养颜驻容。取穴施灸时,艾条燃烧产生的近红外线可激发人的经络感传现象,促进经气运行,为正常细胞、免疫活细胞及能量缺乏的病态细胞输送活化能。同时借助于反馈调节机制,纠正病理状态下能量代谢的紊乱状态,调控人体的免疫力,从而达到祛寒祛湿,打通经络,调和气血,协调阴阳,扶正固脱,由内而外健康美丽的效果。

悬灸主要施灸工具为艾条。艾条有粗细不同的尺寸,艾条越粗热刺激越强,渗透力越强,需要根据个人体质和需求不同选用。艾条选用药材的年份、种类和制作工艺与疗效有一定关系。"七年之病,求三年之艾",说明艾草的年份越陈久,效果更好。有的艾条不单只有艾草,还会配合更多药材,达到相应的效果。比如雷火灸,是中医的一种传统灸疗法。用多种中药制作而成的粗艾条,根据不同的配伍,具有通经活络,活血化瘀,消肿止痛,追风除湿,温经散寒,散瘿散瘤,扶正祛邪等功效。

悬灸使用现成的艾条,可以选择手持艾条,或者使用艾灸箱、艾灸盒等艾条固定器具施灸,较艾炷灸方便,是现代人们调理亚健康更常用的保健灸法。悬灸常用的手法有温和灸、回旋灸、雀啄灸。

(4)温针灸:针刺与艾灸相结合的一种方法。将艾绒搓团捻裹于针柄上点燃,通过针体将热力传入穴位。每次燃烧枣核大艾团1~3团,或者2.5cm的小艾条,使用艾条热力较强,避免艾灰掉落烫伤皮肤,可用纸片稍作隔挡。本法具有温通经脉、行气活血的作用。适用于寒盛湿重,经络壅滞之证,如关节痹痛,肌肤不仁等。

(5)艾灸常用穴位

1)气海

定位:腹正中线脐下1.5寸。

主治:虚脱、形体羸瘦、脏气衰惫、乏力等气虚病证。

2）关元

定位：前正中线上，当脐中下 3 寸。

主治：中风脱证，肾虚气喘等病症。

3）中脘穴

定位：前正中线，肚脐上 4 寸。

主治：胃痛，呕吐，呃逆，反胃。

4）足三里穴

定位：小腿外侧，外膝眼正下 3 寸。

主治：脾胃虚弱，胃动力不足，胃胀胃痛，腿痛脚麻，免疫力低下。

（三）天灸

天灸又叫贴敷疗法，是传统的中医外治疗法，符合中医"天人合一"的治疗理论特点，即人体是顺应自然而自我调节的。在夏天最热时，补阳有"三伏天灸"治疗。在冬天最寒冷时，扶阳有"三九天灸"治疗。天灸疗法已有二千多年的历史，既能防病又能治病。根据"春夏养阳""冬病夏治"的原理，在一年中最热的三伏天对特定的穴位进行温热刺激，从而达到温肺逐痰、健脾补肾、有效增强体质、提高免疫能力的目的，尤其可促进呼吸系统的抗病功能，具有服药打针都无法相比的调理体质的作用。"三九天灸"可进一步加强疗效，是对"三伏天灸"的有力补充。

1. 天灸操作 取白芥子、延胡索、甘遂、细辛等中药共研成细末，用鲜姜汁调成稠膏状，压扁切成块，每块约 1cm×1cm（约 6 克），再于膏药表面加少许麝香，用边长约 5cm 的正方形胶布固定膏药于特定穴位。此法施灸，三伏天从初伏开始，每隔 10 天一次。即初伏、中伏、中伏加强、末伏、末伏加强。三九天从一九冬至开始，每隔 9 天一次。每年连续施灸 3~5 次，连续施灸 3 年为一个疗程。

2. 天灸适应证 这种冬病夏治的独特治疗方法，主要针对一些阳虚、体寒、湿气重的患者。具体适应证如下：

（1）呼吸系统疾病：反复易感冒、过敏性鼻炎、慢性支气管炎、支气管哮喘、慢性咽炎等。

（2）胃肠系统疾病：虚寒性胃痛，慢性胃炎胃溃疡引起的胃胀、反酸等，慢性腹泻（慢性肠炎、肠易激综合征等），消化不良，厌食症等。

（3）妇科疾病：各种虚寒性妇科病：月经不调、痛经、慢性盆腔炎、附件炎、白带过多、产后身痛、产后风等，以及色斑、黄褐斑等。

（4）儿科疾病：适合体质虚弱、抵抗力降低的患儿，可见消化不良、厌食易感冒、哮喘、鼻炎、遗尿、发育不良等。

（5）慢性骨关节疾病：风湿性关节炎、肩周炎、颈椎病、腰椎病、软组织劳损等。

（6）其他：各种体虚、免疫力低下等引起的各类疾病。

（7）禁忌证：实热证、急性传染疾病、恶性肿瘤、孕妇、发热患者，不适合此法。

3. 天灸注意事项

（1）时间不宜过长：成人一般贴药时间以 30~60 分钟为宜，儿童贴药时间酌减。如 3 岁儿童 15~30 分钟，以皮肤感受和耐受灼热水平为察看指标，避免灼伤皮肤。

（2）孕妇及月经期妇女不宜天灸：因天灸药膏中含有较强的刺激性药物，故孕妇不宜进行天灸。另外，由于天灸所用的中药药性偏温，易动血，建议月经期妇女不宜贴药。

（3）发热患者不宜天灸：新近外感发热和阴虚发热等发热患者，及不明原因发热，体温超过 38℃的患者不宜天灸。

（4）有出血病证的患者不宜天灸。

（5）2 岁以下婴儿慎行天灸治疗：由于婴幼儿皮肤较细嫩，容易灼伤皮肤，建议 2 岁以下婴儿慎行天灸治疗，但个别婴幼儿因病情需要行天灸治疗者，建议贴药时间为 10 分钟左右。

（6）天灸治疗饮食禁忌：天灸期间应注意清淡饮食，忌食生冷辛辣，以防损伤正气影响疗效。不宜食用"发物"，如鸡、鸭、烧鹅、牛肉、羊肉、海鲜、花生、韭菜、芋头等。

（7）天灸治疗着装要求：建议女士们不宜穿连衣裙、连身衣，尽量选择较宽松的衣服。

（8）天灸贴药后不宜运动：天灸贴药后不宜进行剧烈活动，以免大量出汗，导致药膏脱落，不仅达不到治疗效果，还会弄脏衣物。

（9）天灸治疗取穴切记贪多：天灸门诊经常会遇到有的患者急于求成，希望天灸治疗时多贴药，一次对付多种病。其实，取穴越多，治疗效果反而会下降。中医建议天灸取穴应少而精，每次天灸不宜超过三个病种。因为天灸取穴 6 处，三个病种就共 18 处，过于分散反而会降低穴位刺激，影响疗效。

4. 天灸后的处理　如果施灸过量，时间过长，导致局部出现细小水泡，不要戳破，可任其自然吸收。如果水泡较大，可用消毒毫针刺破水泡，放出水液，再涂以龙胆紫，并保持创面清洁，防止感染。

（四）手法

1. 手法概述　手法是指不借助针具、内服药、艾灸等外部器具，单纯运用手部对身体经络、皮肤、肌肉、骨关节等刺激的疗法。主要分为按摩、推拿、徒手整复手法和道家武医点穴功法等。

手法主要的功效是通过对人体经络以各种方法刺激，激发经络气血运行，

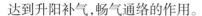

达到升阳补气,畅气通络的作用。

2. 常用手法

(1)按法:用手指或手掌着力于治疗部位上,逐渐用力往下按,有拇指按、屈指按、屈肘按、双掌重叠按等方法。点穴手法与按法类似。也可用四肢同时按压极泉穴、气冲穴等,缓慢压紧 30 秒后缓慢放松,可有心经、胃经整条经络的充血感,对经常手脚冰冷者调理效果非常好。

(2)摩法:用单指、多指螺纹面或手掌、手背第五掌骨、小鱼际附着在体表某部位,作环形有节律的旋转抚摸,成为摩法。

(3)推法:用手指或者手掌着力于人体一定部位,贴紧皮肤或者局部穴位后向一定方向推动,有疏通经络,行气消瘀等功效。推法常用于背部督脉、膀胱经,对疏通整背的经气效果甚佳。

(4)拿法:用拇指和食指、拇指和食指中指、拇指和其余四指对向用力提捏或揉捏某一部位称为拿法。常用于肩颈两侧的斜角肌和背部捏脊。

(5)㨰法:用手背近小指侧,附着于身体一定部位上,通过腕关节内收、外摆和前臂的旋前、旋后,使长生的力持续作用于治疗部位称为㨰法。

(6)拍法:用五指并拢,形成空心虚掌,然后以虚掌有节奏的轻快拍击,可循经拍击,处理经络全程。

(7)拉法:拉法即拉手指、脚趾、四肢、脊椎。拉手指脚趾需要施术者以手指固定指端,瞬间发力,拉响指关节和趾关节。拉手需要施术者双手抓紧患者手掌内外侧,向内、向外各旋转 3 圈后在近躯干的时候瞬间拉扯,同时拉响肩关节、肘关节、腕关节,拉通整个上肢的经络,患者会有手麻的感觉。拉腿与拉上肢类似。拉脊椎需要患者仰卧位,施术者一手固定托住患者后颈部,一手托着下巴,将头部稍微后仰 10 度,瞬间向头顶方向纵向拉响,颈椎、胸椎、腰椎同时受力,可将督脉瞬间拉通,头部气血瞬间通畅。拉法属于武医推拿手法之一,对施术者要求较高,但疏通经络效果奇佳,找有武术功底的专业人员方可。

(五)刮痧

刮痧是我国传统中医的自然疗法之一,主要以中医经络腧穴理论为指导,利用刮痧器具,刮拭经络穴位或某处皮肤,通过良性刺激,从而达到活血透痧的作用。有活血化瘀、驱邪排毒的效果。

1. 舒筋通络　肌肉紧张和疼痛常互为因果关系,刮痧治疗消除了疼痛病灶,肌紧张也就随之消除。如果使紧张的肌肉得以松弛,则疼痛和压迫症状也可以明显减轻或消失,同时有利于病灶修复。

2. 活血祛瘀　刮痧可调节肌肉的收缩和舒张,使组织间压力得到调节,以促进刮拭组织周围的血液循环。增加组织流量,从而起到"活血化瘀""祛瘀生新"的作用。

3. 调整阴阳　刮痧对内脏功能有明显的调整阴阳平衡的作用。如肠蠕动亢进者,在腹部和背部等处使用刮痧手法,可使亢进者受到抑制而恢复正常。反之,肠蠕动功能减退者,则可促进其蠕动恢复正常。这说明刮痧可以改善和调整脏腑功能,使脏腑阴阳得到平衡。

4. 常刮身体八部位养生保健

(1)刮手脚,行气通络:女性经常出现手脚冰凉的症状,中医认为这主要和机体阳气不足,或气血运行不畅有关。建议,先用刮痧板的面刮拭手掌,手掌发热后用刮痧板上的凹槽刮拭手指的四面,从根部到指尖,每个方向刮5~10次,能行气通络。同理可运用于刮拭双脚。

(2)刮腹部,能通便:长期便秘不但会影响消化吸收功能,还会使机体吸收毒素。可用刮痧板的面在腹部自上而下,从左向右依次刮拭。需要注意的是,如有内脏下垂,应由下向上刮拭。

(3)刮眼周,能明目:相信大家都做过眼保健操,对其中的几个按摩穴位也非常熟悉。而以刮痧代替手指的按揉,能对穴位形成更有效的刺激。先用刮痧梳点按睛明穴,然后以睛明穴为起点,外眼角为终点,分别从上眼眶和下眼眶两个方向刮拭。能改善眼睛周围的经络气血运行,缓解视疲劳、干涩。

(4)刮颈部,活血舒筋:颈肩不适是伏案工作者的"职业病",刮痧可以活血舒筋,改善局部气血淤滞的状态。主要选择三条路线,即后发际中点向大椎穴,以及后发际两个外角上缘分别向左右肩部方向刮拭。另外,感冒时刮拭这个部位还具有祛风解肌的效果。

(5)刮胸骨,宽胸理气:很多人在心情不好或劳累后,会有胸闷气短的感觉,可用刮痧梳的单角自上而下缓慢刮拭下半段胸骨。这个位置上有八会穴中的"气会"膻中穴,刺激这个穴位有宽胸理气的作用。此外,爱打嗝的人也可以经常刮拭这个部位。

(6)刮胁肋,疏肝解郁:焦虑、抑郁、烦躁,长期的精神压力会导致整个身体功能的紊乱。中医认为,正常的情志活动依赖于气机的调畅,而肝脏能疏通气机,因此能调节情志。由于人体两侧的胁肋主要有肝经分布,刮拭这个区域能疏肝解郁,其中,重点是乳头直线和第六肋间交点的期门穴。刮拭时,动作要慢,寻找并刮拭疼痛或结节的部位。

(7)刮脚底,缓解失眠:失眠症患者可以在晚上临睡前刮拭脚底,有助于促进睡眠,缓解头痛。方法是先从脚掌到脚后跟方向全脚底刮拭,刮热后再用刮痧板单角刮拭脚心中央的涌泉穴。

(8)刮头部,提神醒脑:头部是全身阳经汇聚的地方。清晨起床后,用刮痧梳刮拭头部,能振奋阳气使人神清气爽。方法是以头顶的百会穴为中心,向四周呈放射状刮拭,至头皮有热感。如果有疼痛点,可在此点上反复刮拭5~10次。

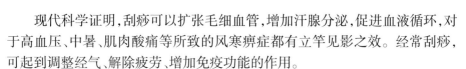

现代科学证明,刮痧可以扩张毛细血管,增加汗腺分泌,促进血液循环,对于高血压、中暑、肌肉酸痛等所致的风寒痹症都有立竿见影之效。经常刮痧,可起到调整经气、解除疲劳、增加免疫功能的作用。

(六) 拔罐

拔罐作为中国传统岐黄之术中一项重要的养生调理措施,具有相当悠久的历史,且在民间广为流行。拔罐时,用火燃烧罐内空气,使之内部产生负压,随即吸附于皮肤表面。利用局部热刺激、负压吸引作用,通过对皮肤、毛孔、经络、穴位的吸拔,可以引导营卫之气始行输布,鼓动经脉气血,濡养脏腑组织器官,温煦皮毛;同时使虚衰的脏腑功能得以振奋;畅通经脉,调整机体的阴阳平衡,使气血得以调整,进而令人形体健旺、精神饱满。

1. 拔罐的作用　拔罐可以逐寒祛湿、疏通经络、祛除淤滞、行气活血、消肿止痛、拔毒泻热,具有调整人体的阴阳平衡、解除疲劳、增强体质的功能,从而达到扶正祛邪、治愈疾病的目的。所以,许多疾病都可以采用拔罐疗法进行治疗。

比如:人到中年,筋骨疼常见,按中医的解释多属风湿入骨。拔火罐时罐口捂在患处,可以慢慢吸出病灶处的湿气,同时促进局部血液循环,达到止痛、恢复功能的目的,从而治疗风湿"痹痛"筋骨酸楚等不适。

(1)负压作用:人体在火罐负压吸拔的时候,皮肤表面有大量气泡溢出,从而加强局部组织的气体交换。在机体自我调整中产生行气活血、舒筋活络、消肿止痛、祛风除湿等功效,起到一种良性刺激,促其恢复正常功能的作用。

(2)温热作用:局部皮肤有温热刺激作用,以大火罐、水罐、药罐明显。温热刺激能使血管扩张,促进以局部为主的血液循环,改善充血状态,加强新陈代谢。使体内的废物、毒素加速排出,改变局部组织的营养状态,增强血管壁通透性,增强白细胞和单核吞噬细胞的吞噬活力,增强局部耐受性和机体的抵抗力,起到温经散寒、清热解毒等作用,从而达到促使疾病好转的目的。

(3)调节作用:拔罐的调节作用是建立在负压或温热作用的基础之上的,首先是对神经系统的调节作用,拔罐对局部皮肤的温热刺激,通过皮肤感受器和血管感受器的反射途径传到中枢神经系统,从而发生反射性兴奋,借以调节大脑皮质的兴奋与抑制过程,使之趋于平衡。其次是调节微循环,提高新陈代谢。微循环的主要功能是进行血液与组织间物质的交换,其功能的调节在生理、病理方面都有重要意义。

2. 拔罐的工具　目前常用的罐具种类较多,有竹罐、玻璃罐、抽气罐等。

3. 拔罐的应用

(1)留罐:将罐吸附在体表后,使罐子吸拔留置于施术部位,一般留置 5~10 分钟;多用于风寒湿痹、颈肩腰腿疼痛。

（2）走罐：罐口涂万花油，将罐吸住后，手握罐底，上下来回推拉移动数次，至皮肤潮红；用于面积较大、肌肉丰厚的部位，如腰背；多用于感冒、咳嗽等病症。

（3）闪罐：罐子拔住后，立即起下，反复吸拔多次，至皮肤潮红；多用于面瘫。

（4）刺络拔罐：先用梅花针或三棱针在局部叩刺或点刺出血；再拔罐使罐内出血 3~5 毫升；多用于痤疮等皮肤疾患。

4. 拔火罐注意事项

（1）不宜拔罐的情况：皮肤上有过敏或者是溃疡、水肿以及大血管分布的部位，都不适宜拔罐。高热抽搐者，以及孕妇的腹部、腰骶部位，亦不宜拔罐。

（2）火罐不适用于所有疾病，正常情况下，腰背痛的疾病是适合拔罐的。而腹部、脸部等肌肉不丰富、有脏器空腔的地方不提倡拔火罐，尤其是腹部，很容易形成肠套叠、肠梗阻。

（3）用火罐时应注意勿灼伤或烫伤皮肤：若烫伤或留罐时间太长而皮肤起水泡时，小的无须处理，仅敷以消毒纱布，防止擦破即可。水泡较大时，用消毒针将水放出，涂以龙胆紫药水，或用消毒纱布包敷，以防感染。

（七）中药熏蒸

中药熏蒸又叫蒸汽治疗疗法、汽浴治疗疗法、中药雾化透皮治疗疗法，是以中医理论为指导，利用药物煎煮后所产生的蒸汽，通过熏蒸机体达到治疗目的的一种中医外治治疗疗法。早在《黄帝内经》中就有"摩之浴之"之说，《理瀹骈文》曾指出："外治之理，即内治之理；外治之药，即内治之药，所异者法耳。"

皮肤是人体最大的器官，面积很大，毛孔很多，除具有防御外邪侵袭的保护作用外，还具有分泌、吸收、渗透、排泄、感觉等多种功能。中药熏蒸治疗疗法就是利用皮肤的这一生理特性，使药物通过皮肤表层吸收、角质层渗透和真皮转运进入血液循环而发挥药理效应。

中药熏蒸集中了中医药疗、热疗、汽疗、中药离子渗透治疗疗法等多种功能，融热度、湿度、药物浓度于一体，因病施治，药物对症，可有效治疗多种皮肤疾病。通过可调式中药熏蒸治疗方法，采用电脑控制的中医理疗，直接对中药进行蒸煮，免去了传统的那种需要先将中药煎煮成液体繁复过程，通过由源源不断的热药蒸汽以对流和传导的方式直接作用于人体，扩张局部和全身的血管，促进体表组织的血液循环，改善皮肤的吸收作用，促进汗腺大量分泌，加速皮肤的新陈代谢；同时由熏蒸药物中逸出的中药粒子作用于体表直接产生杀虫、杀菌、消炎、止痒、治痛等作用，或经透皮吸收人体通过激发组织细胞受体的生物化学过程发挥药疗作用，进而消除病灶。

1. 中药熏蒸的优势

(1)直达病灶：药蒸汽通过皮肤的渗透、转运、吸收或通过人体内通外口的开口直达病灶。

(2)毒副作用小：对脾胃的毒副作用小。内服药通过消化吸收而发生药效，但在消化吸收的过程中，药物会对脾胃本身产生或多或少的刺激，有的甚至是强烈刺激，从而影响脾胃功能的正常发挥。而中药熏蒸经皮肤、孔窍直达病灶，不经脾胃，对脾胃无影响，因而中药熏蒸这对于那些脾胃功能欠佳的患者，是非常好的治疗手法。

(3)纯天然：熏蒸时所用药物均为绿色、天然之物。

(4)治疗过程舒适：中药熏蒸的过程也是人体肌肉筋骨放松的过程，是一个舒缓享受的过程。比起打针疼痛、输液不便、中药苦口等方式，实在是要惬意许多。

2. 中药熏蒸疗法的十大功效

(1)疏通经络：可放松筋骨，打通人体经络，促进气血循环，对各种风痛有效。

(2)净血排毒：可改善人体新陈代谢，促进血液循环，帮助排除体内废物及肝肾毒素，对各种水肿有特效。

(3)清毒杀菌：可深入皮下组织，杀菌消毒，清除污垢，帮助去死皮，使肌肤美白。

(4)清除疲劳：可使全身放松，缓解压力，心情愉快，恢复活力。

(5)活化细胞：可使全身细胞活跃，有效改善体质，增强免疫能力。

(6)强化功能：可刺激人体微循环系统，改善人体各种功能。

(7)减肥瘦身：可帮助排汗，消除多余热量，燃烧多余脂肪，使身体苗条，凹凸有形。

(8)美容除斑：可调节内分泌，预防妇科病，消除色斑。

(9)改善睡眠：浴20分钟，相当于40分钟的剧烈运动，浴后可进入深度睡眠，醒后倍感轻松、精神。

(10)预防冻疮：可改善四肢微循环，缓解手脚冰凉症状，预防治疗冻伤。

3. 适应证

(1)风湿类疾病：风湿、类风湿关节炎、强直性脊柱炎。

(2)骨伤类疾病：腰椎间盘脱出症、肩周炎、退行性骨关节病、各种急慢性软组织损伤。

(3)皮肤类疾病：银屑病、硬皮病、皮肤瘙痒症、脂溢性皮炎等。

(4)内科：感冒、咳嗽、高脂血症和高蛋白血症、糖尿病、失眠、神经官能症、血栓闭塞性脉管炎、慢性肠炎。

（5）妇科：痛经、闭经等。

（八）足疗

足疗，是我们祖国医学的一种外治方法，是中医的宝贵遗产。"若要人不老，天天来泡脚。"小时候，家里老人天天念叨着，非要叫我们每天临睡前洗脚，一是卫生，二是冬天脚暖和了容易入睡。陆游写道，"洗脚上床真一快，稚孙渐长解浇汤"。看来，对于咱老百姓，足疗养生早就深入到我们的生活中。而现如今，用足疗保健来防病治病的理念更是深入人心，看看满街大大小小的足疗馆就可证实。

1. 什么是足疗　指通过药物浸泡和足部按摩，使足底各个反射区受到刺激，身体的功能得到调整，达到防病治病、强身健体的作用。

2. 足疗的作用

（1）能促进血液循环：脚自古就有人体的第二心脏之说。从养生理论看，脚离人体的心脏最远，而负担最重，因此最容易导致血液循环欠佳。医学典籍记载："人之有脚，犹如树之有根，树枯根先竭，人老脚先衰。"很多人秋冬时常会感觉手脚冰冷，其实就是血液循环不畅通的缘故，用热水泡脚可以促进气血运行，改善体内的新陈代谢，调整脏腑功能。

（2）能调节经络、防病治病：人体的足部是多条经络的汇聚点。三条阳经（膀胱经、胃经、胆经）的终止点和三条阴经（脾经、肝经、肾经）的起始点，都在脚上，因此泡脚相当于刺激了这六条最主要的经络，有益于其他全身性的疾病，比如说风湿、关节炎、感冒等常见疾病。如果能坚持天天泡脚，就能温阳通络、泄化浊瘀、清降阴火，起到减缓症状的保健作用和辅助治疗作用。

（3）提高睡眠质量和皮肤质量：睡眠烦恼是很件痛苦的事情，不仅白天无精打采，还会导致身体状况下降，泡脚能缓解疲劳，改善睡眠质量，促进人体脉络贯通，达到交通心肾、疏肝理气、健脾益气、宁心安神的功效。而皮肤有屏障和吸收、分泌与排泄、体温调节、感觉、呼吸等作用，泡脚不仅可以促进新陈代谢、去除污垢，还可以通过皮肤的"呼吸"，改善体内的水分分布和血液循环，起到护肤、美容的作用。

（4）可预报全身疾病：中医认为足与脏之间是通过经络相联系的，人体是统一的有机体，人体各器官在足部都有一个相应的反射区。"千江有水千江月"，在疾病初期，相应脏腑的问题就会在反射区反映出来。通过足疗能在疾病发生初期就被发现或引起重视，以免错过最佳治疗时间。

3. 足疗的方法

（1）足部按摩

1）反射区按摩：有人观察到足与整体的关系类似胎儿平卧在足掌面。头部向着足跟，臀部朝着足趾，脏腑即分布在跖面中部。根据以上原理和规律，

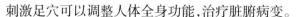

刺激足穴可以调整人体全身功能,治疗脏腑病变。

足部按摩的常用手法之一叫作单食扣拳法,用食指的关节部刺激有关部位。它主要用于脚底部,因为按照足部反射区分布,有很多内脏反射区全在脚底,必须力度比较大,才能起到育效刺激作用。

按摩双足治疗疾病和保健有五个选择的反射区:第一个反射区就是腹腔神经丛;第二个反射区是脾脏;第三个反射区是肾脏;第四个反射区是输尿管,第五个反射区是膀胱。这五个反射区是在按摩的开始或结束时,都必须加强的五个反射区。

2)穴位按摩:洗脚后,双手搓热,轻揉或搓相应的穴位,可全脚按摩也可局部按摩。①涌泉穴——补肾通二便:位于足底部,蜷足时足前部凹陷处,约当足底第 2、3 趾缝纹头端与足跟连线的前 1/3 与后 2/3 交点上。按摩方法:可以直接用屈食指点按揉动 5~8 分钟;②太冲穴——降压平肝:位于足背,第 1、第 2 跖骨间,跖骨结合部前方凹陷中,或触及动脉波动处。按摩方法:用拇指指腹按压该穴 5~8 分钟;③三阴交穴——调补肝脾肾:位于胫骨后缘靠近骨边凹陷处。以足内踝尖为起点,用自己手指并拢 4 指宽,靠近骨头凹陷处。按摩方法:用掌根摩擦三阴交 20~50 次,感觉穴位温热。

(2)足浴:即泡脚。人们常说一句话:"富人吃补药,穷人泡泡脚。"可见泡脚的作用很大。

1)选择泡脚容器:根据传统中医汗法以及人体经络学原理开发的足疗盆不仅能使洗脚水恒温,而且还能按摩脚底,是很好的专用足浴工具。有些含红外线按摩的足疗盆可以帮助缓和肌肉紧张,增强保健功效;含磁的足疗盆一般会在盆底装有永久磁石,形成低磁场网络覆盖足部,磁场渗透足部穴位,能产生多种效应的综合作用。

2)热水泡脚:也就是单一的用热水泡脚,不添加任何附加物品,一样可以加速血液循环、提高身体的新陈代谢,同样具有很好的保健作用。

3)中药泡脚:用煲好的中药水或者泡脚片来泡脚,其选用的配药方针对一些疾病进行泡脚,所以最好咨询医生后,让医生帮助调配好药方,这样可以针对性治疗一些疾病。我们老百姓也有很多常用的中药,比如艾叶、红花、姜苗等,可以起到温经活血的作用。

4. 常用泡脚方

(1)失眠泡脚方:五味子 20g、香附 20g、夜交藤 30g、郁金 30g、百合 30g、石菖蒲 30g。用法:用纱布裹好水煮 50 分钟,待水温下降至 40℃左右,用蒸汽足浴盆浸泡 30 分钟,每日一次,每剂重复 2~3 天。

(2)温经散寒方:可用老姜 30g、牛藤 30g、秦艽 30g、肉桂 20g、独活 30g、徐长卿 30g、川椒 30g、红花 15g。用法:用纱布裹好水煮 50 分钟,待水温下降至

40℃左右,用蒸汽足浴盆浸泡 30 分钟。

(3)足癣汗脚方:黄柏 30g、煅龙骨 50g、明矾 20g、槐花 20g、五倍子 20g、郁金 30g、丁香 20g、苦参 20g、大黄 20g、地肤子 15g、地榆 30g。

5. 足疗禁忌

(1)糖尿病足患者不宜足浴。

(2)下肢动脉闭塞缺血会导致"雪上加霜"。

(3)泡脚让血栓患者面临"灾难"。

(4)妊娠期女性禁止足浴,尤其是中药足浴。

(5)患有各种严重出血病的人也不能足浴和按摩。

(6)肾衰竭、心力衰竭、心肌梗死、肝坏死等各种危重患者不宜足疗。

(7)足部有外伤、水疱、疥疮、发炎、化脓、溃疡、水肿等不宜足疗。

(九)药浴

1. 药浴的定义 即用药液或含有药液水洗浴全身或局部的一种方法。

2. 药浴的作用 在药浴的过程中,除了水本身的理化作用(主要是温热作用)外,药物对人体会产生较大影响。药物水溶液的有效成分,通过体表和呼吸道黏膜进入体内,根据不同药物的组方,可以起到开宣腠理,祛风散寒,温经通络,化瘀止痛,调和气血,清热解毒,祛湿止痒等功效。

3. 药浴具体方法 中医药浴疗法可分为淋洗、擦洗、冲洗、浸洗、坐浴、沐浴、熏洗、含漱等 8 种类型,现分别介绍如下。

(1)淋洗法:一种用药物煎剂或冲剂不断喷洒患部的治疗方法,又称淋射法。其作用机制是利用喷洒时药液的刺激和冲洗作用,促使局部经络疏通,气血流畅,并能祛除秽物,从而达到解毒消肿、散瘀止痛及洁净疮口等目的。操作时将所选药物煎汤去渣取汁,趁热把药水装入带细眼的小喷壶内,不断喷淋全身及患部,或用消毒纱布蘸药液连续淋洗患处。喷淋时,下面放置容器以接药水,若药水已凉可加热再倒入小喷壶内,继续喷淋。注意淋洗时,药液量之多少、喷洗的时间长短可根据病证而定。另外,在淋洗时要注意保温,洗毕要擦干局部皮肤。

(2)擦洗法:是一种用药物煎剂擦洗全身及患部的治疗方法。本法是通过药物对皮肤渗透及摩擦之力,起到清热解毒、活血祛瘀、行气通络等作用。操作时将所选药物加水浓煎去渣取汁,倒入盆中待温,用毛巾或纱布擦洗全身及患部,最好微微擦红表皮,觉轻痛时效果较好。每日擦洗 2~6 次,每次擦 5~10 分钟,每剂药可用 1~2 天,用时将药液加温再用,药液每日换 1 次。另外,在擦洗时要注意手法,切勿用力过猛而损坏肌肤。

(3)冲洗法:是一种用药物煎汤冲洗疮口的治疗方法,它是通过冲洗清除脓液,洁净疮口,达到清热解毒、杀虫止痒等目的。操作时将所选的药物加水煎淡汁,待温或冷却后用注射器等吸取药液,注入脓腔或阴道进行冲洗,至分泌物洗尽为止,每日数次,每次一般冲洗 5~10 遍,1 剂可用 1~2 天。注意用过的药水不能再用;冲洗时药液的多少、冲洗时间的长短根据病情而定;冲洗完结要擦干局部皮肤。

(4)浸洗法:是一种用药物煎汤浸洗全身及患部的治疗方法。它是浸法与洗法的结合,是通过药液较长时间作用于患部,直达病所,并趁药液的荡涤之力而发挥清热解毒、祛风杀虫止痒、软化角质、祛腐生肌等功效。操作时将所选的药物煎汤,去渣取汁倒入盆或木桶中,待温浸泡、洗涤全身及患处。每日浸洗 1 或 2 次,每次 30~60 分钟,每剂可用 1~3 天,每次用时需将原药液煎沸后再用。在浸洗时要注意调节室温,避免感受风寒,浸洗完毕后要将浸洗部位擦干。

(5)沐浴法:是一种用药物煎汤来沐浴的治疗方法。本法是借浴水的温热之力及药物本身的功效,使周身腠理疏通,毛窍开放,起到祛风燥湿、杀虫止痒、温经散寒、疏通经络、调和气血、消肿祛瘀等作用。操作时将所选药物煎汤去渣取汁,把药液倒入浴盆的热水中,趁热遍洗全身。或把药物装入纱包,放入热水中进行沐浴。每日 1 或 2 次,每次 1 剂。沐浴时要注意浴液温度适中,以免过热烫伤肌肤,并且要注意保暖,避免受寒、吹风,洗毕应立即拭干,盖被保暖。

(6)坐浴法:是一种用药物煎汤置盆中让患者坐浴,使药物直接浸患部的治疗方法。它可使药物较长时间地直接作用于病变部位,并借助热力,促使皮肤黏膜吸收,从而发挥行气活血、清热除湿、杀虫止痒、收敛等作用。操作时将所选药物煎汤取汁置于浴盆中,待温度适宜,将臀部浸入盆中洗涤患部。每日 1~2 次,每次 15~30 分钟,每剂可用 1~2 天。坐浴时注意药液温度要适宜,以免过热烫伤皮肤,并且要注意保暖。另外妇女在妊娠期或行经期均不宜坐浴。

(7)熏洗法:是一种利用药物趁热在患部熏蒸、淋洗和浸浴的治疗方法。本法是借助热力和药力的综合作用,促进腠理疏通,气血流畅,改善局部营养和全身功能,达到解毒消肿、活血通络、行气止痛、祛风燥湿、杀虫止痒等目的。熏洗法可分全身熏洗法和局部熏洗法两种。

1)全身熏洗法:将所选药物用量加倍煎汤去渣取汁,趁热倒入浴盆中,盆内放一小木凳,高出药面约 10 厘米,患者坐在小木凳上用沐浴罩罩住或用布单、毛毯在上面盖住(仅露头部在外)勿使热气外泄,待温度适宜,取出小木凳,再进行沐浴,以出汗为宜。熏洗完结后擦干全身,用浴巾盖住,卧床休息,待汗干后再换穿衣服。

2)局部熏洗法:①手部熏洗:将所选药物煎汤趁热倒入盆中,将患手架于盆上进行熏蒸,用布将手和盆口盖严,不使热气外泄,待温度适宜把患手浸于药物中洗涤;②足部熏洗:将所选药物煎汤趁热倒入盆内,将患足放在小木凳上熏蒸,外以布单将盆口盖严,待温取出小木凳,把患足及小腿浸入药汤中浸洗;③头部熏洗:将所选药物煎汤趁热倒入盆内,患者取坐姿,向前微倾,面向汤盆闭眼,进行熏蒸,或以布单将头和面与盆相对盖严,待温,揭去布单,再频频洗头面部;④二阴熏洗法:将所选药物煎汤趁热倒入盆内,盆上放置带孔横木架,患者暴露臀部坐在木架上进行熏蒸,外周盖以布单,勿使热气外泄,待药汤温度适宜,拿掉木架,将臀部浸入盆中坐浴。

另外,在冬季进行熏洗疗法时需注意保暖,夏季要避风。全身熏洗后皮肤血管扩张,血液循环旺盛,全身温热出汗,必须待汗干,穿好衣服后再外出,以免感受风寒;还需注意药液的温度要适宜,不可太热,以免烫伤皮肤,也不可太凉,以免产生不良刺激。

(8)含漱法:是将药物煎成水剂或制成片(丸)剂,先含在口中一会儿,再漱涤后吐去,或徐徐咽下,轻者每日 3 或 4 次,重者每日 5 或 6 次。具有清热解毒、消炎止痛等作用,用以治疗口腔、咽喉等病。用时须注意药汤不宜太热,以免烫伤口腔。

4. 药浴注意事项

(1)中度以上高、低血压病史、心脏功能不良者慎用。

(2)有严重哮喘病者应避免使用,或遵医嘱。

(3)皮肤有较大面积创口时慎用。

(4)孕妇及女士月经期间避免使用。

(5)具有严重过敏病史者慎用。

看了上面这些外治法,大家是不是有些震撼啊? 同时,又有一些懵圈啊? 会问这么多方法我选哪一种呢? 这里还是建议大家具体咨询有经验的中医师,特别是有些多少有一些风险的外治法更应该如此。

大家也可能发现,前面介绍的很多外治法都说可以治疗什么什么病,怎么用来治疗亚健康呢? 确实,许多外治法既可以治疗疾病,又可以调理亚健康。试想,如果我们在亚健康阶段就调理好了,不是更好吗?

四、六经辨证调治亚健康

(一)什么是六经

关于"六经"的概念,我们从中医基础理论谈起,用通俗语言解析"六经"概念的源头。在《黄帝内经》的七篇大论里,已经完整出现六经的概念,在其他各个章节关于人体生理病理联系的理论叙述中均有体现。它的出现与中国古典文化"河图""洛书"是一脉相承的。但真正与人体疾病密切结合来阐述六经的是我们的医圣张仲景,他编写的临床实践医案《伤寒杂病论》,把六经作为一个系统论的基础理论,完全囊括了人体病理生理的演化,就像孙悟空是人体,但它的生老病死都跳不出如来佛的五指山一样,人体疾病的发生发展也离不开六经辨证体系。我们说了那么多,就来详细分析一下"六经"的具体内涵。

1. 六经的概念源于五运六气 五运是"木火土金水"五行的运动,六气是指"风寒暑湿燥火"六种气候。在《黄帝内经》论述五运六气中关于"六气"的理论,是一个广阔空间概念,人类生存的空间是一个整体,是一个立体时空,包括时间和空间,在这个立体时空里,我们的祖先观察到一年四季,春夏秋冬,寒热温凉交替出现;"风寒暑湿燥火"六种气候也在时空里交替出现。聪明的祖先把这个六种气候变化分为阴和阳,阴阳又各分成三个层面共为六个层面,阳分为表、里、半表半里,分别是太阳寒水,阳明燥金,少阳相火,阴分为表、里、半表半里,分别是太阴湿土、少阴君火,厥阴风木,这六气是互相联系,对立统一关系,形成我们复杂多变而又有规律的气候变化。"天人相应",人类是在地球上生存,与我们生存的空间是一体的大宇宙,人体就是个小宇宙,因此人体变化规律也可以用三阴三阳六经归纳总结。这个时候我要提醒大家,不要把十二经络理论混淆六经概念,这是两个不同概念,十二经络名称借用部分六经概念,六经理论更早于十二经络理论。

2.《伤寒杂病论》丰富发展了六经概念 六经概念用于人体是指三阴三阳六个层面病理生理变化,张仲景在《伤寒杂病论》中,从太阳、阳明、少阳、太阴、少阴、厥阴这六个层面,补充和发展了六经理论的内容,创立了辨证论治理论体系,把人体生理和病理的变化统一归纳为六经辨证,这就是六经辨证的来源。

(二)什么是六经辨证

"六经辨证"是由张仲景在《素问·热论》的基础上,根据伤寒病的证候特点和传变规律总结出来的,属中医临床辨证的首创,为后世种种辨证方法的形成奠定了基础。"六经辨证"是根据经气理论,以三阴三阳为纲,对病证进行浅深层次证候分类的辨证方法。"六经辨证"的核心是:人体无论是生理还是病理状态,都有规律可循。医圣论著广博精妙,我们只能管窥一斑,尝试做以下解读。

1. 人体生老病死过程就是阳气盛衰、阴阳消长的过程 人体是从阳气旺盛到衰竭,阴气从少到多的一个过程,如人体的生长发育,开始于一个肉眼看不清很小的受精卵,受精卵就像一团充满动力的阳气,不停长大,10个月成长为一个活生生的婴儿,这个过程就是阳多阴少的发育,小儿为纯阳之体。女性在一七和二七阶段,男性在一八和二八阶段,经历幼儿、少儿过程,肉体和内脏一直在生长发育过程,阳气一直在主导生长发育,阴气越来越多,阳气与阴气逐渐持平,到女性三七的时段,男性三八的时段,女人和男人阳气和阴气都到达顶峰,是人体精气神最旺盛年龄,阴阳持平保持在青年和中年时期,是我们生命最有活力的阶段,到了女性七七阶段,男性八八阶段,阳气已衰,天癸枯绝,肾气衰退、无法生育了。进入老年以后,阳气少,阴气多,阴阳离决直至生命终点。这就是人的一生变化规律,人体生命轨迹是阳气从多到少的过程,阴气是从少到多的过程。如果从病理学角度,身体阴阳之气的变化就是疾病形成的内因,外因是感受"风寒暑湿燥火"六种邪气,扰乱人体阴阳平衡,导致发病。张仲景《伤寒杂病论》的思路是疾病从外到内,从轻到重,从经络到脏腑传变,治疗原则是汗吐下和、温清消补,分层次使用。

2. 六经辨证浅析

(1)第一层,一阳,是太阳寒水,外感邪气外袭人体时,太阳寒水这个层面首先受邪,表现畏寒、发热、鼻塞、流涕等一系列表证,病机是病邪在身体气分、营分攻击人体,就如同两国交战,敌人在边防线上攻打,这种情况,用麻黄汤、桂枝汤之类发汗药物,调动人体正气,就可以把病邪驱赶出去,保护人体健康,但是如果外感邪气入侵时正气不足,就有可能邪气直入身体里层,少阴(一阴)层或太阴层(三阴),这样的情况就是疾病危重的表现,或者是病邪陷入里层,变成里证,治疗就会改变,要扶正和驱邪同时进行。

(2)如果邪气继续增强,但人体正气也在增强,邪气会进入正邪相争剧烈的局面,就是三阳阳明经层面,患者表现高热烦渴,大便不通,这就是阳明经证,使用吐法和下法,承气汤类是代表,如果正气不足,又可能邪气陷入里层。

(3)半表半里是二阳少阳相火,它代表邪气入里但力量已经减弱,人体正气也不足,人体处于正邪交争的局面,表现寒热往来,恶心欲呕,心烦,使用和法,用小柴胡汤为代表治疗,和解少阳。

(4)如果病邪在经过三个层面抗争仍未被清除,就会进入里层,就是三阴层面,整个三阴层面代表是身体状态失衡,一阴少阴君火的主证是阳气不足,表现身体困倦嗜睡,脉微弱,涉及心和肾的脏腑层面。方剂以麻黄附子细辛汤和四逆汤为代表。

(5)病邪如果在太阴湿土层面,是三阴层面,阴气最多,表现腹痛,呕吐,病情与脾胃关系密切,用理中汤为代表方。

(6)如果病邪入里,但病势减轻,阳气也不足,就会出现厥阴证,就是二阴厥阴风木经,病势缠绵难愈,就会表现复杂,寒热虚实交替出现,乌梅丸是代表方。

以上是六经辨证纲领,是阴阳和正邪在人体变化的描述,能从整体把握疾病的治疗方法,能主动把握病情,避免被病邪牵着鼻子走,这是非常高明的治

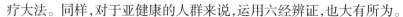

疗大法。同样,对于亚健康的人群来说,运用六经辨证,也大有所为。

(三)什么是六经体质?和亚健康的关系

六经体质即太阳体质、阳明体质、少阳体质、太阴体质、少阴体质、厥阴体质。不同体质的人有各自的易感外邪、易受病因。发病后,临床表现各有特点,进一步发展,转归预后也有区别,很容易表现为相应的六经病变。我们简单介绍一下六经体质的表现:

1. 太阳体质 其人多体质壮实,抗邪能力较强,感受外邪易表现为发热、恶寒等表实证或表现为发热重、恶寒轻、咽痛、口渴等表热证。性格外向,做事有气魄。

2. 阳明体质 其人多食欲亢进,平素能吃能睡.发病易表现为发热、大便干结的阳明腑实证。体格壮实,肌肉丰满,精力旺盛,好运动,做事积极主动。

3. 少阳体质 其人多体质虚弱,发病易表现为胸胁胀满,妇女月经不调等证;或易表现为心烦郁怒、口苦咽干、胁痛腹满等证。体型瘦小,面容无华,性情忧郁,喜悲观,意志不坚定。

4. 太阴体质 其人多体质虚弱,形体肥胖。进食生冷油腻易腹泻,发病易表现腹胀、呕吐、腹泻等证;或平素畏寒,发病易表现为腹满冷痛,下利清水等证。进取心强,做事认真。

5. 少阴体质 其人多体质虚弱,平素畏寒,心时动悸,腰膝酸冷,发病易表现为畏寒肢冷,甚至可见四肢厥冷、冷汗淋漓等阳衰危证。形体多肥胖,肤色白多红少,好静恶动,行事低调。

6. 厥阴体质 体质虚弱,腠理不密,平素易感寒邪。易表现手足逆冷,脉沉细,或四肢痹痛。体型多瘦削,皮肤不荣,毛发稀疏。性格内向,受挫后容易丧失信心。

由此可知,如果我们能知晓自己的六经体质类型,能够针对性地进行调理和预防,防患于未然。比如,一个太阴体质的人,平时易腹泻肢冷,在日常调养方面可针对自己的特点,平素吃一些温中散寒的食疗方,如胡椒煲猪肚、子姜炒鸡等,而避免冷饮、寒凉之物等。

另外需告知大家的是,体质尽管相对衡定,但并不是一成不变的。三阴体质和三阳体质会相互演变,甚至重叠,交叉。同时,六经体质学说与前面九种体质学说并不矛盾,两种学说可互相补充、相互结合,指导临床实践更加全面。

(四)运用六经辨证调治亚健康的临床实践

临床的中医治未病就是真正的治病,只是这些病还是以各种症状为主,按照目前检查设备无法检查出来,只能给一个名词成为功能性疾病,甚至是精神类疾病,如抑郁症,焦虑症,癔病等等,事实真是这样吗?我举个病例,刘某某,女,38岁,当时就诊主诉反复头晕,出汗,畏风5年,日渐加重,近1年来,已经加重到无法正常生活和工作,夏天出门都要穿羽绒服,头戴帽子,经常晕倒在路上,休假1年无法上班,反复到各大医院检查治疗也无法确诊,只能按照抑郁症治疗,但也不能好转,用药时症状也是反复发作。根据患者症状,畏寒,畏风,自汗盗汗都有,头晕,四肢凉,舌淡暗,脉细弱。六经辨证分析,患者体质是太阳寒水和少阴君火均有寒气,用麻黄附子细辛汤合桂枝汤,温阳散寒,祛风固卫,1周后症状好转,继续守方,2周症状基本消失,转回调理太阴湿土,巩固后天之本,反复用附子理中汤治疗,恢复后天之本后,进一步调理厥阴风木和少阴君火,巩固先天之本,用桂附地黄丸治疗,经过共3个月调理,整个人脱胎换骨,夏天她可以穿上漂亮裙装,恢复正常工作。这么一个复杂病例,就是在六经辨证治疗后恢复正常体质康复的。所以,六经辨证指导中医治未病是最好的治疗大法,是调治亚健康的有效手段。我们要进一步研究它与各种体质的联系,制定出更加详细,可以重复使用和灵活变通的方法,让中医治未病简单、有效,更好地为患者排忧解难。

五、中医传统功法阻击亚健康

(一)中医传统功法对阻击亚健康非常重要

1. 中医传统功法是我们掌控身体的钥匙 中医传统功法,是调理经络的日常操作,也是最细微的调理方法,注意细节,则能对自己的身体全知全能。我们需要练习身体五官的敏感度和躯干肢体的灵活度,因为身体的每一个细节都可以反映很多问题,只有五官感觉灵敏和躯干肢体灵活,身体经络的反应才变得敏感起来,才能从身体的经络反应之中见微知著,一叶知秋。阻击亚健康的第一步是发现自身的异常,练习传统功法就是增强我们人体发现亚健康症状的敏感性,从而在源头阻击亚健康。

2. 中医传统功法比健身、瑜伽更养人 中医传统功法源远流长,在我国长沙马王堆3号西汉墓中就出土了绘有各种运动姿势的帛画导引图40多幅,这也是五禽戏、八段锦创作的来源。中医传统功法更注重全身经络气血的畅通,通过导引吐纳,配合有平稳节奏的心神催动,达到外练筋骨皮,内练精气神的作用,是一个完善的锻炼系统。

3. 中医传统功法随时随地可轻松练习 八段锦、五禽戏、太极拳,这些常见传统功法,每天早、晚在每个城市的广场、公园里,都有大叔、大妈、靓仔、靓女在悠然起舞,潜心练习。八段锦既有站立式的,也有坐位式的,甚至还有床上八段锦,中华人民的智慧是无穷的,几千年来,中华民族习练中医传统功法的形式多种多样,坐立卧行皆可练习,修心正行。

（二）练习适合自己的中医传统功法

1. 传统功法，切勿贪多，先学一门，一通百通　学无止境，条条大路通罗马，所有功法的核心都是一样的，没有门派的区别，不同形式的传统功法都会回归同一个原点，就是练气，使得丹田的气原来越饱满。

行行出状元，不同职业、专业中，顶端的学者和武者，都有相似之处。学一门功法，目的是从这门功法入门，去重新感悟创立这门功法之人的初心，融古通今，练习功法的形式只是窍门，心法才是原点。

2. 常见传统功法　传统功法主要分为两类，第一类是主要通过活动、拉伸躯干、肢体的传统功法，例如太极拳、八段锦、易筋经、五禽戏等相对缓慢的运动功法；第二类是躯干肢体活动配合身体经络自我按摩、推揉的养生操。两者既有相同之处，也各有所长。

第一类传统功法，以太极拳为例，通过柔和的运动步伐、身法、手法，活动拉伸和旋转人体各肢体关节的经络，起到促进经络血液运行、疏通经络瘀阻的作用，但不存在循经点按和推揉自身穴位或整体经络的动作，因为这类功法本身是从武术实战的拳法发扬而来，用于保健养生，多数动作是以自身经络整体活动促进精气运行，而不是按摩自身经络的形式。

第二类是简易养生操，这一类比较适合普通人以及非专业人员。例如道家的"拍八虚"法；名老中医郭程湘老师创立的峨嵋内功养生法、四分钟经络操和床操；中医养生学博士生导师刘焕兰教授研创的"全养生操"等，都是结合了身体活动和自我经络穴位按摩的养生操，通过肢体活动，拉伸经络，通调气血，同时配合全身经络点、揉、按、擦、拍等方法，更具备直接刺激经络气血疏通的作用。

以上两类功法共同之处都是疏通经络，扶正祛邪，升阳补气。不同的是动作幅度和动作难度稍有不同，我们可以根据自己的体质条件选择不同的功法，体形壮实、运动协调性特别好的可系统练习传统功法；体形羸弱、动作协调能力较差的，可以选择易学的一套养生操功法，动作简单易学，坚持则有效。

3. 练习传统功法的核心要义　练习传统功法最重要的是达到调形与调神、调气三者融洽结合的状态，使经络气血从内而外通畅。调形是建立在人身整体精气神调和的基础之上的，当人们日常施行运动功法或者养生操时，心中会存在杂念，无法静心。中医认为神是主宰气机的最高统帅，有意识的思维引导，有利于气机随着督脉上升，从而充盈全身，充盈脏腑，《素问·灵兰秘典论》：神者，生之本，神不调和则五脏六腑难安。"心者，君主之官也，神明出焉。主明则下安，以此养生则寿，殁世不殆；主不明则十二官危"。就是说，当心里杂念很多，意念不能安静时，人体精气容易逆乱和走散，不容易循经而行。

良好的精神情志能够增进人体的健康，而不良的情志对人体刺激超过一定限度则会损害健康。精神情绪刺激对人体的影响,不单取决于情志本身,更取决于人们对情感的态度和方式。心能静养、欲能节制、情能舒畅则脏腑安宁不受扰动,气血和平不会逆乱。保持恬淡虚无,即精神思想保持宁静淡泊、虚心、无欲无求的状态,可以使人聚精积气、神气充足,为积极进取奠定基础。

再者,关于人们日常施行运动功法或者养生操时调气的重要性。人体经络气血推动的原动力在于心,但是肺主治节,司呼吸,肺主气,肺是配合心脏的搏动,调节呼吸和脉搏的节奏,辅助推动气血运行的,有节律的呼吸是调整人体气机十分重要的一环,呼吸没有平稳节律,反而伤肺,节奏平稳的呼吸,能使脏腑气血有节律的充盈全身经络和脏腑。肾纳气,肾主藏,呼吸的深度与肾密切相关,肾之气血充盈,则呼吸深而长。

呼吸的功效在于吐故纳新,吸收清气,呼出浊气。在施行传统养生功法和养生操时,呼吸达到细、匀、长,即保持有节律的深呼吸,延长吸气的时间,可以使得清气进入人体的量更多,呼气时间越长,让人体清气与浊气之间的交换率更高,浊气呼出更充分。清气是正气,浊气是邪气,经络养生最重要的就是扶正祛邪,正气存内,邪不可干,故施行经络养生功法时调气的重要性就体现在养正辟邪这一作用上。

4. 传统功法三大心法调理常见亚健康症状

(1)"气聚丹田",调理腰椎:气聚丹田是传统功法练习时要求达到的心法要领,简单地说,就是做到收腹并夹臀,呼吸采取腹式呼吸,中心下沉,使腰部生理弯曲调直,从大椎到尾椎,整个背部、腰部和臀部成一个平面。气聚丹田调整脊柱的功效,体现在腰部和腹部肌肉同时放松,以最小的力量维持腰背部平直,使任脉和督脉呈直线状态,丹田之气则最容易向上升发,起到升阳补气的作用,同时,腰椎间盘在腰背部平直的状态下,每个椎间盘都是水平受压,平衡受压,减轻椎间盘后角的压力,避免椎间盘后角的退化。

临床案例分析:14岁女孩,小吴,初二,由于腰痛麻木,不能久坐,运动后疼痛明显,到湛江当地医院骨科就诊,诊断为腰椎间盘突出症,当地骨科除了手术方案以外,没有更好的建议。其母亲、大哥、大姐,2019年寒假来广州咨询,表示担心手术方案对小孩造成损伤,其母亲考虑小孩仍小,腰椎问题的处理方案直接关系到小孩日后的生理和心理成长,忧心忡忡;小吴本身也是一个很内向的女孩子,就诊时也很紧张。首诊时,提供保守治疗方案,施行畅气通络疗法调整脊柱,建议其回校与班主任、体育老师、校长商量停止中考体育训练,身体健康比中考体育成绩更重要,做通小孩的思想工作,调理后每次教导小孩调整腰椎弧度的方法,以及调整坐姿、站姿、走路姿势。经过一个假期的调理,小吴回校后,家长与学校协商好停止长跑等中考项目训练,保护好腰椎,同时不断适应正确的坐、立、卧、行姿势,腰痛麻木得到明显缓解,小吴第二个假期到广州就诊时，已经变得很健谈，人也更开朗乐观了，还跟我说，以后她也要学医，治好跟我有同样病痛的患者。本案例说明，青少年的健康问题不容乐观，虽然他们年纪还小，学习能力还没成熟，但只要反复强调、教育，通过耳濡目染，循序渐进地将健康生活习惯融入孩子的思想中，有助于帮助小孩打好健康生活理念的基础，为小孩健康成长的全过程保驾护航。

（2）"含胸拔背"，调理颈肩："含胸"是指做到沉肩坠肘，就是把两边肩膀彻底放下来，两手臂彻底下垂，这时，我们的前胸的生理弧度是有一点自然内扣的。含胸不是两个肩膀用力内扣，而是肩膀放松放下。"拔背"是传统功法站桩重要心法之一，简单讲就是要做到下巴微收，视线水平，头顶往上引，就像头顶的最高点有条垂直线将自己吊起来一样。做到含胸拔背，颈部前面与后面肌肉用最小的力量维持动作，这时，我们颈肩部的肌肉就得以自然拉伸，劳损自然缓解，同时，颈椎内的血管、关节供血也回流增加。含胸拔背就是将颈肩部放松，将心脏气血通向大脑的通道放宽，自然而然，大脑的供血也得到了保证，预防大脑缺氧造成的病症。

（3）呼吸吐纳，增强心肺功能：呼吸细、匀、长，就是要做到不单鼻子在呼吸，更要做到全身经络同时呼吸。无论胸式呼吸还是腹式呼吸，都是局部肌肉在运动，胸式呼吸集中在胸肋肌肉运动，腹式呼吸集中在腰腹部肌肉运动，但传统功法的呼吸，是全身肌肉联动，如何做到全身联动？很简单，就是在吸气的时候，十个脚趾慢慢抓紧地面，在呼气的时候，十趾撒开，如此反复循环。脚趾用力的过程越长，吸气的过程就越长，通过调整脚趾抓地和撒开的节奏，控制吸气和呼气的节奏，因为脚趾是人体足三阳经和足三阴经的交汇处，脚趾的运动，可以直接带动全身阴阳两经的运动，如此呼吸，可以使人体对自己呼吸节奏的控制力提高，将呼吸练习地更深，气体交换更彻底。肺部是人体清气和浊气交换的场所，也是推动心脏向全身泵血有节律进行的重要器官，"呼吸细、匀、长"既能提升肺活量，使吐故纳新进行地更彻底，又能增强心脏泵血的效率，总体增强心肺功能，去除全身疲劳。

第五章

治未病是促进康复之道

第一节　康复，您真的懂了吗

我国人口众多，医疗资源相对有限，目前在大部分人的思维里，医疗方式还是以药物、手术等手段为主，但随着中国康复治疗的起步和发展，人们逐渐意识到康复治疗的重大意义。

一、康复的内涵

提到康复，很多朋友立马就会想到"祝您早日康复"。那么，康复的含义是什么呢？

（一）现代康复

我们常说"临床给生命以岁月，康复给岁月以生命。"在现代医学体系中，临床医学与康复医学如同车之两轮，鸟之两翼，前者救治生命，以治愈和延长生命为目标；后者恢复生命的活力，以提高生存质量、回归社会为出发点和落脚点。两者相辅相成，以不同的着眼点和治疗重点密切配合，共同致力于人的身心平衡，健康完整。

世界卫生组织（WHO）认为："康复是指综合地、协调地应用医学的、教育的、社会的、职业的各种方法，使病、伤、残者（包括先天性）已经丧失的功能尽快地、能尽最大可能地得到恢复和重建，使他们在体格上、精神上、社会上和经济上的能力得到尽可能的恢复，使他们重新走向生活，重新走向工作，重新走向社会。"康复不仅针对疾病，而且着眼于整个人，从生理上、心理上、社会上及经济能力上进行全面康复。

（二）中医康复

康复一词，最早见于南朝《三国志裴松之注》："康复社稷，岂曰天助，抑亦人谋也"。中国辞典的始祖《尔雅》解释说:"康,安也;复,返也。"所以,康复的含义就是"恢复平安健康"。

"康复"的概念在《黄帝内经》中已具雏形。《素问·五常政大论》提出:"其久病者,有气从不康,病去而瘠……无代化,无违时,必养必和,待其来复。"大家都知道,中医治病就是调理阴阳,或者称之为调气。只要气调顺了,人自然就健康了。可是,为什么有的人气虽然顺畅,但还是没办法康复到理想状态,病已去而身体仍然瘦弱呢?《内经》揭示了答案:大病已愈很久,而体质却久久不能恢复,究其原因就是——外在的天时地利因素还不到催化人体正气的时机,所以要顺应自然,做好养生保健,平心静气地等待天时地利,人体正气随着时间积累而发动起来,身体就会逐渐回复到健康状态,病情也有转机而康复。

中医康复发展到今天,已经形成了一门新的学科。它以中医治未病为理论指导,以功能恢复为导向,借助现代康复的器械手段,采用内调外治多种治疗方法,帮助患者达到回归社会生活、全面康复的目的。

二、康复的重要性

那么,康复治疗能给人们带来怎样的收益呢?事实上,康复治疗在许多方面都有着极其重要的作用。

(一)重治疗轻康复的现状不容忽视

2018 年 5 月 17 日,《长江日报》刊载了一对都得了脑出血的兄弟俩、结局却迥然不同的故事。63 岁的哥哥,术后做了几次康复治疗后,因为怕疼拒绝继续进行康复治疗。六年来只能坐在轮椅上,手脚挛缩,生活不能自理。而弟弟主动要求做康复治疗,仅 8 天就能扶着推车自己走,说话也恢复了清楚流畅。

临床上,许多患者及其家属重治疗轻康复。他们愿意在挽救亲人的生命上花费巨资,却对病后的康复持保守甚至消极态度。同样手术都很成功,为什么会造成截然不同的结果?那就是患者朋友们不了解"三分手术,七分康复"的道理,没有及早地进行康复治疗。

(二)通过康复促进功能恢复、重返社会

人们在疾病、损伤、手术后,身体的功能会出现某些缺失。其中有一小部分可以自行恢复,但多数功能恢复还得依靠及时、正确的康复治疗与功能练习,才可逐渐恢复或得到代偿,从而达到功能恢复、重返社会的目标。否则会影响正常的功能恢复,甚至留下后遗症。

《灵枢·平人绝谷》讲,假如一个人得不到水谷精微的充养,最多坚持七天,精气神也就耗散了,津液也就枯竭了。自然法则告诉我们,人是要吃五谷杂粮的,而五谷、蔬菜、瓜果都是由土地生长出来的。所以《本草纲目》就说

了："水为万化之源,土为万物之母。"我们每个人都是大地的子女,如果把我们的身体比作土地,身体病了就相当于土地荒芜了。我们病了之后做手术,打针吃药,相当于把地里的荒草挖掉,荆棘给砍掉,但这还没完,因为身体还要恢复正常的运转,土地要重新长出庄稼来。这时候,土地由于连年疏于打理,变得坚硬、贫瘠,我们要给它松松土,施施肥,种上点谷物或蔬菜。如此,土壤培育出了庄稼,庄稼把土壤变得松软、肥沃。来年土质恢复了,又是一个大丰收。同样,健康的恢复也有一个过程。这个过程就需要康复治疗帮助我们来完成。慢慢地,脏腑功能逐渐恢复,正气充实了,那么药物可以减量,可以生活自理,参加工作。更为重要的是,随着身体的康复,我们心理上和精神上也会感到自信和愉悦。

胡大一教授曾说:"没有康复的心脏病治疗都是残缺的。"冠心病术后或者被诊断为心衰的患者大多会想:"我以后是不是就只能静养了,以前的工作和生活都要跟我说再见了?"其实不然!给大家讲个小故事。18世纪,一位英国医生把心脏患者组织起来,到空气新鲜的森林里伐木,每天锯树30分钟,3个月后,绝大多数患者心绞痛消失了。这就是康复治疗的运动疗法,很神奇!有的患者朋友就说:"我在家里买个跑步机,自己跑不就好了?"其实,运动方式有多种。对于病患者来说,要根据实际情况,在医生指导下,选择适合自己的运动方式进行康复运动。譬如随着年龄增长,人们的心脏功能开始减弱,老年人走一走、散散步就挺好。运动量也是因人而异的,既不能做过量的运动或过重的劳动,也不能骤然增加运动强度。如何把握合适的运动量,让心脏在运动中获得最大的受益,则需要进行心脏康复评估。

总体上,康复治疗,首先可以帮助患者控制病情,缓解伤痛,逐渐恢复体能,建立战胜疾病的信心,并且通过康复锻炼和饮食调护,逐步恢复脏腑、肢体功能,提高生活自理能力,甚至重新参加社会劳动。其次,康复治疗通过消除疾病复发的高危因素,有效降低疾病复发概率,减少药物服用量,缓解疾病所带来的经济压力。最后,康复治疗还可以帮助患者建立健康的生活方式,提高机体免疫力,以达到益寿延年的目的。

三、康复的目标

我们的康复目标是——整体康复、全面康复。理想中的康复,是综合、协调地应用医学、教育、职业、社会等措施,减轻疾病、损伤和年老体衰所带来的失能或半失能,尽最大的努力促进机体功能恢复,回归社会,达到身体上、精神上和社会上的完满状态。

(一)强调整体康复

中医认为,脏腑之间、经络之间、脏腑经络与肢体之间都存在着功能和结构上的多种联系,人体各个部分构成一个统一的有机整体。《类经》:"经脉者,脏腑之枝叶;脏腑者,经脉之根本。"如果把人体比作一个树,骨骼肌肉就相当于树干,脏腑就是树的根须,经脉就是枝叶。在康复过程中,对局部的功能障碍也应从整体出发,采取全面的康复措施。《素问》:"五脏六腑皆令人咳,非独肺也。"拿咳嗽来说,如果长时间不愈,且伴有腹部胀满、食欲减退等症状。这时候你喝胖大海、止咳糖浆啊,就不管用了,因为这种咳嗽是由于脾胃的运化功能差了,导致三焦气机壅滞,气不能往下走,就上逆犯肺作咳。出现这种情况,要健脾胃、助消化。中药用五味异功散加三仙,兼有痰湿的话,还要加半夏、厚朴。也可食疗,平常吃点陈皮、山楂、山药也有效,中医强调"整体观念",不要只盯着肺的问题。

(二)重视心理康复

中医有句行话叫作:"无情之草木,难医有情之病。"意思是说人的身体功能受情绪影响,有些疾病难以通过药物来治愈,所以身心放松很重要。康复治疗不仅要达到身体的健康,也要注重心理、情绪的健康。

在中医的致病因素里,情志失调是非常重要的一个因素。《素问·举痛论》强调:"百病生于气也,怒则气上,喜则气缓,悲则气消,恐则气下……惊则气乱,思则气结。"情志异常可导致气机升降失常,脏腑功能紊乱,阴阳平衡失调,以致正气虚弱,邪气入侵致病。比如说,为什么日常生活中容易生气的女性,通常伴随有月经不调、胁痛等问题?因为"怒伤肝",肝主疏泄,调节月经的周期与血量。"女子以肝为先天",情志失调对经带胎产都有不好的影响。所以,想要发火的时候,不妨等待三秒钟,找个空旷的地方快步走,随着环境的改变,心情也会好起来。

明代万全的《幼幼发挥》里记载了一则有趣的故事。一个半岁的幼儿,有一天突然就不高兴了,总是昏睡,也不吃乳奶。小孩的父母很着急啊,连忙请了大夫来看。大夫来了,感到很困惑:看这神色形态,并不像是得病了啊!但他是个高明的医生,想到思念过度就会损伤脾胃,进一步询问道:"幼儿是不是想念什么人呢?"小孩父亲回答说:"哦,是这样。之前都是哥哥哄着他。三天前哥哥去学堂读书了,从这之后,谁逗他也不笑,也不吃乳了。"大夫就讲:"你让哥哥看看就明白了。"果然,幼儿看到哥哥后喜笑颜开,没一会儿就肯吃乳食了。有人会说,尚在襁褓的婴孩哪里懂什么七情六欲呢?实则不然,不论小孩还是老人,皆有七情六欲,所思所欲不得,境遇不顺,心态自然不能平和,心病则百病丛生。俗话说:"心病还需心药医。"患者由于病痛的打击,情绪、心理上都会受到影响。因此,要注重对患者心理郁结的疏导。美国前总统罗斯福说:"我们唯一值得恐惧的就是恐惧本身。"民间谚语说:"笑一笑,十年少;愁一愁,白了头。"患者只要保持积极乐观的心态,战胜心魔,病情就会好得很快。

（三）回归社会生活

康复的目的，不仅在于恢复功能，还要回归社会生活，提高生命质量。

人生活在复杂的社会环境中，生命活动受到社会环境的影响，因而在生理上可表现为身心功能和体质特点有一定差异。《素问·疏五过论》指出，在诊断疾病之前，要先询问患者的生活情况。"尝贵后贱"可能导致"脱营"病；"尝富后贫"可发生"失精"病。剧烈、骤然变化的社会环境，可破坏原有的生理和心理的协调和稳定，引发某些身心疾病，或使原发疾病恶化。也就是说，如果人们不能适应社会环境的变化，情绪失调，脏气郁结，即使不遭受外邪侵袭，仍然会导致疾病的产生。

明代医家龚廷贤《万病回春》记载了这样的案例：一个老人患沉疴旧病，残疾了30多年，从脚趾到膝关节都红肿疼痛，穿不了鞋子，已成"瘤病"，经"复沉潜诊视，植方投剂，获效如响，不旬日而渐离榻，又旬日而能履地，又旬日而康复如初"的文字记载。其表述的内容与现代医学的康复极为相似。经过合适的措施，患者下肢功能不断改善，恢复正常生活。大家都听过郑智化演唱的《水手》这首歌吧，但是，很多人可能并不知道水手背后的故事。郑智化在2岁时，因为脊髓灰质炎（小儿麻痹症）双脚完全丧失了行走能力，但他撑起双拐站了起来，一辈子追逐自己的梦，他的成功激励着许多人。1992年他是歌手，《水手》是他送给奥运健儿的成名作。2019年他是画家，他以艺术家的身份在北京举办了名为《溺爱》的画展。即使部分身体功能无法恢复，身残志坚，仍然可以生活得精彩，为社会发展贡献自己的力量。康复的目的不是回到过去，而是开启一个新的未来！

第二节　中医康复以治未病为中心

中医治未病思想，贯穿于疾病的预防、治疗、康复之中。中医康复以治未病瘥后防复思想为指导，具体使用中医内调外治和中医养生等方法，构建综合的具有特色的中医康复体系，促进机体全面康复。

一、治未病瘥后防复

中医康复采用治未病瘥后防复指导思想，就是通过采取各种措施来巩固疗效，防止疾病复发和后遗症。

疾病症状虽已消失，但正气尚未完全恢复，受某种因素诱发容易使旧病复发，要采取防治措施来巩固疗效，防止疾病复发或留有后遗症。《素问·热论》

说:"病热少愈,食肉则复,多食则遗,此其禁也。"这就是告诉我们某些热病将愈的恢复期,如过食肉腥肥腻,往往会使病邪留滞,导致病证复发;饮食过量,会使热邪遗留而难以治愈,这就是热病的禁忌。《灵枢·口问》告诉我们,体内原有的寒气未尽,这时候不适宜进食,进食后就会引起呃逆,煮一碗姜汤或者艾条灸一灸,祛除体内的余邪就好了。在医圣张仲景的《伤寒论》中,又讲了阴阳复、劳复、食复等愈后复发的情况。也就是说,大病初愈,要远离房事,避免过度劳累,饮食要一点点增加,不能过饱。

二、内调外治促康复

(一)辨证论治贯穿康复治疗的始终

中医康复讲究辨证论治,收集患者错综复杂的证候信息,辨识疾病的原因、部位、性质以及处于某一阶段,通过分析、综合得到辨证的结果,对证采用相应的康复方法。如中风,要辨识是处于急性期还是恢复期,是气虚血瘀还是血溢脉外,再对其施用针灸、推拿、艾灸、拔罐、中药熏洗、传统康复训练等手段进行治疗。辨证方面,一定要对患者的体质、当前的病情做合理评估,还应当包括患者心理活动的交流,论治这一块呢,还要讲辨证施乐,辨证施膳等。总之,辨证论治思想必须贯穿在患者身心康复治疗的始终。

(二)内外兼治

中医康复历来重视内治,也不偏废外治。从神农尝百草以来,中医内服中药治病积累了丰富的经验,依据个体差异辨证施治,一人一方,专病专药,疗效显著。《黄帝内经》曰:"药之不及,针之不到,必须灸之。"就是说,通过内服药物不能到达病所,针刺也不行,那就要用艾灸的方法。

中医康复的独特之处在于:内治法和外治法有机结合,取长补短,合理运用中药、针刺、推拿、艾灸、刮痧、拔罐、药物敷贴、药物熏蒸、导引等方法养生康复。《黄帝内经·灵枢》曰:"夫十二经脉者,内属于脏腑,外络于肢节"。中医外治法可以利用经络系统,将感应刺激通过各经气血循环,交通于五脏六腑、四肢百骸、五官九窍,皮肉筋骨、无处不到。

内病可以外治,外病也可以内治。比如说,呃逆,针刺背腧穴后加电针,效果常常比内服中药还要好。失眠的患者,可以通过针刺安神、中药足浴的方法改善睡眠,减少药物依赖。老年人习惯性便秘,可以通过脐部药物敷贴温阳润肠来治疗。《金匮要略》开篇指出:"腠者,是三焦通会元真之处,为血气所注;理者,是皮肤脏腑之纹理也。"就是说,很多顽固性湿疹,病根不在皮肤,而在脏腑气血失和。往往由于患者过食肥甘厚腻、饮食不洁,伤及脾胃,内生湿热,而外显于皮肤。这时候内服中药的方法才是最有利于病情康复的。

三、中医养生保康复

（一）饮食调护

《素问·藏气法时论》首先提出了"毒药攻邪,五谷为养,五果为助,五畜为益,五菜为充"的食疗方法。中医认为"药食同源",首重食疗,而后药治,常常药食并用,以取得理想的临床效果。广东人擅长煲汤,常常在食材中加入药物,做成药膳,使食物中和药物的"毒性"（偏性）,可以在品尝美味的同时起到治疗补养的效果。但是对于初愈的患者,胃较润,饮食要一点点增加,过饱则伤脾,为七伤之一。所以《伤寒论》就讲"损谷则愈",那就要少吃一点,清淡一点。中国人习惯了"补养"的概念,认为人参、黄芪、老母鸡多吃没坏处。药膳也要视患者具体情况辨证施膳,很多时候煮点粥就好,平平淡淡才是真。

（二）动静相宜

心神宜静,形体宜动,动静兼修,方收康复之效。《黄帝内经》里说"久卧伤气,久坐伤肉"。处于恢复期的患者,就要从病床上走下来,适当走一走,打打八段锦、太极拳,可以促进全身气血的运行和脏腑功能的恢复。《吕氏春秋》就有记载,在上古阴康氏当政之初,发生了水患,河道淤塞不通,民众的房子被湿冷邪气浸淫,许多人为阴气所滞,关节不畅,筋骨不达,患了风湿病。为了和病痛作斗争,人们发现舞蹈动作可以减轻痛苦,舒展关节,于是编制了适当的舞步来宣导体内滞着的湿气。现在有不少中老年人,甚至年青人都有颈肩腰腿痛,每天打打八段锦、太极拳,或者跳跳广场舞,也可以驱逐邪气,帮助疾病的康复。

快节奏的现代生活,经常让人感到身心疲惫,而静养的方法则可以让人快速放松心情,释放压力。中医的静养,是指把所有的意念抛空,气沉丹田,注意力集中在自己的呼吸上。比较正式的静养是:坐在床上,保持打坐姿态,两腿盘起,眼睛闭上,手自然地放到腿上或者手掌闭合放于胸前。身体各个部分都放松下来,一点劲都不用,思想完全放松,深呼吸数次。也可以坐在高度适当的凳子上,腿放平,不要悬空,两手放在腿上进行静养。静养不必拘于时间和地点,感到累了就可以做。每天静养10分钟,有利于调整气血循环,调补心肾,改善睡眠。

（三）形与神俱

百病生于气,康复先静心。《黄帝内经·灵枢》曰:"愁忧恐惧则伤心。"自古以来,中医就非常重视情志因素在疾病中的作用。适当地对患者进行心理疏导,能够促进和提高药物对疾病的治疗作用。如《素问·至真要大论》提出了"惊者平之"对恐怖症的心理疗法。对于受到惊吓,心神不宁、惊悸怔忡的患者,要用使之习以为常,而不觉惊的方法治疗。金代名医张从正就有通过用木棒敲击木几之响声,成功治愈惊恐症的医案。另外,我们可以通过文娱活动,如琴棋书画等调理人体情志,使七情协调,体内阴阳趋于平衡,从而使疾病康复。

音乐疗法是依据中医五行相生相克的原理,通过五音与五脏的联系来调节身心,改善患者心理状态,提高治疗效果。如《胡笳十八拍》《十面埋伏》《阳春白雪》《梅花三弄》等曲目。运动疗法可调节情绪。现代研究提示:运动可能是通过释放脑肽——身体的天然麻醉剂,令人镇静和感到快乐;同时作为一种转移注意力的方法,还可以缓解抑郁症状,并能使人自信快乐,促进人际关系,充实生活。

(四)天人合一

《灵枢·岁露》曰:"人与天地相参也。"中医康复注重"天人合一",自然界中的空气、阳光、泉水、高山、森林、天然药、食物等,均可用来为康复服务。北魏郦道元在《水经注》中记载"温泉水……其水温热若汤,能愈百疾"。我们在康复过程中可以效法自然,运用药浴、足浴的方法促进康复。养生名著《老老恒言》记载:"背日光而坐……脊梁得有微暖,能使遍体和畅。"中国工程院院士、国医大师石学敏教授建议膝骨性关节炎患者,多晒晒太阳,防护寒湿。另外,晒太阳可以帮助人体钙的吸收,有效预防和治疗骨质疏松。心为"阳中之太阳",心脏病的中老年患者,也适合多晒一晒太阳,日光为太阳精微,可以温暖心阳,帮助心脏功能的康复。充分利用自然界物质进行康复,对人体有着很好的益处。森林是"地球之肺",利用森林天然氧吧,可以辅助治疗慢性缺氧性疾病和呼吸系统疾病。

(五)适应社会

人的本质是社会性,人们对物质生活和精神生活的多种需求必须依赖于社会。康复的最终目的是回归社会生活。对于存在心理障碍的患者,可以通过团体活动、交朋友的方式,使之慢慢适应社会生活。对于残疾人群和慢性重病患者,政府需要健全就业保障制度,社会给予关怀。

据《人民日报》报道,2020年2月3日武汉市金银潭医院8名"新冠肺炎"确诊患者出院,这是首批以中医药或中西医结合方式治愈出院的患者。出院时,不仅赠送了每位患者2周药剂,并嘱咐患者要适当增强运动,合理饮食,以加快身体恢复。这体现了中医康复治疗药食并举、动静结合的特色。

康复,需要你我携手共进。沉舟侧畔千帆过,病树前头万木春!康复的春天已经到来了!

四、忌食发物防食复

当你去中医院看病或住院时,大夫们可能会告诉你:"鸭肉、鹅肉等性寒凉食物,多食易凝滞血脉,伤脾胃阳气,不利于外科疮疡等疾病的恢复。""湿疹、银屑病、皮炎等皮肤病,辛辣刺激、鱼肉海鲜、牛羊肉等,这些食物都不能吃。""肿瘤患者晚期常常阴阳气血较虚,患者常常会食补,但是海参不能吃,牛羊肉尽量少吃,发物一定要避免食用。"

在康复过程中,要特别注意不要吃"发物",否则会因饮食不慎,导致病情复发或加重,即"食复",则得不偿失。

中医常说的"发物"到底是什么呢?

(一) 何为发物

1. 发物的概念　所谓"发"即诱发、引发、助发。所谓"物"就是指食物。凡对某类患者或者特殊体质的人,可以诱发旧病、加重已发疾病、削弱药力的食物,中医称之为"发物"。

2. 食物既能治病又能致病　大家知道,食物能防治疾病是由于它本身特有的性味,这就是食物的"食性"。如果不懂食性,那么对某些特殊体质的人或患者,某一食性就会诱发旧病,加重已发疾病,削弱药力,这是食物的"发性"。具有"发性"的食物也就是民间所说的"发物"。

3. 发物是相对的,不是绝对的　原本患有慢性疾病的人,体内存有"伏邪",如果吃了"发物",就可能诱发原有的慢性病,导致疾病反复发作。而如果体内没有"伏邪",身体健康,根据自己的体质适量吃些"发物"则是无害的。

(二) 常见"发物"有哪些

中医认为,发物主要有:发热之物、发风之物、湿热之物、发冷积之物、发燥之物、动血之物、滞气之物和光敏性食物八大类。

1. 发热之物　指使人体产生火热性现象的食物,如葱、姜、韭菜、胡椒、羊肉、狗肉等温热、辛辣易助热上火的食物。这类发物对于热性体质、阴虚火旺者、结核病患者、伤口有炎症的人、发热口渴、大便秘结之人皆不宜食用。

但对于寒性体质(即阳虚体质)者来说,吃这些发热的食物往往有驱寒温阳的作用,有助于驱除体内的寒气。

2. 发风之物　如海鲜、鱼、虾、蟹、鸡蛋、香椿芽、鹅等易使人生风、疾病扩散、加重皮肤病变(如荨麻疹、湿疹、丹毒、疮痈疔疖等)的食物。患有荨麻疹、湿疹、中风等疾病,或患有过敏疾病者不宜食用。另外,海鲜对于痛风患者来说是发物,容易诱发疾病。

不过,虾等海鲜对于不过敏的人来说,因其富含优质蛋白质,是良好的营养物质。

3. 湿热之物　指影响脾的运化,助湿化热的食物,如饴糖、糯米、猪肉等。对于脾胃虚弱、痰湿体质等人群,湿热发物都不适宜多吃。患有湿热、黄疸、痢疾等疾病者应忌食。中医讲"甘能令人中满""膏粱厚味,足生大丁",意思是甜食影响脾胃功能,油腻之品则易生湿热,产生疔疮。像痰湿体质的人,再食助湿生热的发物,就会加重湿滞,引发脾胃不适等其他症状。

但是,湿热发物并非绝对不好,例如糯米对于中气不足的虚弱人群有一定补益作用。

4. 冷积之物　是指具有寒凉特性,容易损伤人体阳气,而使脏腑阴寒加重的食物,如西瓜、柿子、冰糕、冬瓜、四季豆、莴笋、柿子等。一般脾胃虚寒、寒证体质等人群不宜多吃,以免引起泄泻、冷痛、咳嗽、胸痹等不适。

但是对于实热体质的人群,冷积发物是比较好的降火良方,尤其在夏季,但是也不宜多吃,以免过度伤阳。

5. 发燥之物　是指具有火热性质,伤津耗液,使人体产生干燥失润的食物,如炒干果中的炒板栗、炒花生、炒瓜子等。

6. 动血之物　是指具有温热性质,能伤络动血的食物,如胡椒、辣椒、桂圆、羊肉、狗肉、白酒等。此类食物易破血外出,各种出血性疾病,如血热上冲的衄血、吐血、咯血,或血热下注的痔疮、月经过多、血尿者皆不宜使用。

虽说吃山楂开胃,但生山楂开胃活血,可诱发流产,所以妊娠期间山楂就是动血发物。不过,这些食物有非常好的通经活络、活血化瘀的疗效,可用于防治血瘀型头痛、肩周炎及部分种类的风湿性疾病。

7. 滞气之物　是指具有滞涩阻气、不易消化的食物,如豆类、薯芋类、油腻食品、荞面、莜面、芡实、莲子等。此类食物会引起胃肠胀气、消化不良等症状,脾胃虚弱者不宜使用。

不过,这些食物不少都有固肾涩精、补脾止泄的功效。对于脾虚型腹泻或者肾虚早泄的人群有一定食疗效果。

8. 光敏性食物　光敏性食物指那些容易引起日光性皮炎的食物。如莴苣、茴香、苋菜、荠菜、香菜等。

这些食物不大量食用不会出现不良反应,但过敏体质人群要少吃。

发物的范围其实很广泛,几乎涉及大家日常饮食的方方面面。与其对发物警惕,不如好好认识发物,正确吃发物。因为只要懂得如何结合自己的体质、证型吃发物,一样能达到养生防病、促进康复的功效。

第三节　不同人群的康复之道

前面从总体上介绍了以治未病为中心的中医康复,针对不同的人群,如疾病急性期人群、慢性病人群、心理问题人群、社会失能人群等,可以开展针对性的康复治疗。

一、疾病急性期人群——拉一把，已病早愈

中医常讲"治标"与"治本"。《素问·标本病传论》曰："急则治其标，缓则治其本。"意思是说，在疾病的急性期应先对症治疗；当疾病比较和缓时，就要解除疾病发生发展的根本原因，这样才能使疾病痊愈。比如消化道溃疡并发大出血时，溃疡是本，而大出血是标。此时，若不积极止血，患者就有死亡的危险。所以，当此紧急时刻就应该先治其标——止血。血止之后，再治其本，治溃疡病。这种治法，表面上看来是治标，其实质还是为了治本。

因此，"急则治其标"不单指药物、手术及物理化学疗法，还应包括早期康复治疗。急性期的中医康复治疗以控制病情发展、改善症状为主。因为机体功能的缺失和衰退是从伤病发生后即刻开始的。因此，必须把握早期良好的治疗时机，认真探求疾病的本质，从而采取最恰当的治疗措施以提高疗效，并在各项功能刚刚开始甚至还没有减退时，就进行针对性的康复治疗，避免和减少并发症、后遗症的发生。做到"早康复，早受益"，以免延误时机造成恢复周期的延长。

据媒体报道，在美国，急性心肌梗死、心力衰竭等患者一旦病情稳定，都会在医院康复中心进行3个月的运动康复。有些患者下了手术台，第二天就开始运动康复了，有些病情较重的患者，甚至背着小氧气瓶运动。因为患者要彻底摆脱疾病，除了治疗疾病本身外，还要"恢复真身"，让患病的身体尽量恢复到患病前的状态，过上正常人的生活。而早期、专业的康复医疗服务及床旁早期康复治疗，正是急性期患者"恢复真身"的最好法门。

以下疾病尤其需要及早的康复治疗：神经系统疾病的康复治疗（如脑卒中、创伤性颅脑损伤、脑肿瘤术后、缺血缺氧性脑病、周围神经病、脊髓炎、帕金森病等）；骨关节肌肉系统疾病及创伤术后（如脊髓损伤、周围神经损伤、骨折、关节置换术、手外伤、颈椎病、腰椎间盘突出症、肩周炎、骨性关节炎等）；心肺疾病（如冠心病、心脏病术后、慢性阻塞性肺疾病等）；儿童相关疾病（如儿童发育迟缓、儿童缺血缺氧性脑病等）。

下面我们简要介绍几种疾病急性期的康复。

（一）脑卒中的早期康复

目前我国脑卒中患者约1 300万人，脑卒中是我国成年人致死、致残的首位病因，具有发病率高、致残率高、死亡率高和复发率高的特点，给个人、家庭、社会都带来许多痛苦和沉重的负担。虽然现代医学也在飞速发展，许多有效的治疗脑血管疾病的手段和药物被应用于临床，但还有许多问题不能解决。如脑卒中所遗留的残疾、个人生活自理能力低等。而康复医学的出现，很

大程度地解决了这部分问题,尤其是早期参与康复治疗,更能发挥其优越性,可以节省治疗费用,缩短住院时间,降低致残率,减少并发症如关节挛缩、异位骨化、压疮、肩手综合征、体位性低血压等的发生,可以尽快改善功能及生活质量。

近年来学术界一致认为,脑血管疾病患者康复治疗越早越好,一旦生命体征稳定,神经学症状不再发展后48小时,意识障碍在 Glasgow 量表中 <8 就可以进行。大量研究表明,同一状态的患者,越早介入康复,康复的效果就越好。而发生脑卒中后,前3个月是康复黄金期,一旦过了3个月,恢复速度会减慢,发病3~6个月期间积极的康复训练也会取得很好效果。其康复训练包括对意识障碍、认知功能障碍、吞咽功能障碍、言语-语言功能障碍及运动和感觉功能障碍的评定与康复治疗。同时,脑梗死急性期患者进行早期科学的康复干预,还可以防止静脉血栓、压疮、关节挛缩、肺炎、泌尿系感染以及便秘等并发症。另外,脑梗死导致的各种功能障碍以及控制能力下降,使患者在发病后即产生害怕丧失独立活动能力的焦虑、抑郁情绪,需要专业心理人员进行心理社会康复干预,以应对心理问题。

(二) 脊髓损伤的急性期康复

脊髓是连接中枢神经和外周神经的通道,是把大脑的命令传递到人身体各个部位的关键环节。脊髓损伤通常是脊柱受到外力打击,导致脊椎骨折,引起脊髓受损。也可以是脊髓炎、脊髓肿瘤、脊髓血管病变等疾病的后果。

脊髓损伤的主要功能障碍包括:瘫痪、感觉障碍、大小便失禁、疼痛、肌肉痉挛、压疮(褥疮)、心理障碍及感染、自主神经调节障碍、异位骨化、呼吸困难等。

脊髓损伤后开始康复治疗的时机越早越好。一般骨折固定术后或者脊柱外伤后7~10天,非外伤性脊髓损伤(脊髓炎等)病情稳定(一般在10天左右),就可以进入康复医学科进行治疗。至于床边的早期治疗应该更早进行。早期治疗可以有效地避免合并症,例如压疮、肺炎、泌尿系统感染等。又可以有效地改善患者的心态。

急性期的康复训练主要包括以下几个方面:①肢体的摆放训练,以保证肢体摆放位置良好。②关节被动运动:对瘫痪肢体进行关节被动运动训练,每天1~2次,以防止关节挛缩和畸形的发生。③体位变换:即勤翻身,一般每2小时翻身一次,以防止压疮形成,但是要注意翻身时不要引起新的损伤。④早期坐起训练:应注意及早开始、循序渐进;⑤早期站立训练:在患者经过坐起训练后,无体位性低血压等不良反应即可考虑进行站立训练。⑥呼吸及排痰训练:如果发生颈髓损伤,出现呼吸肌麻痹的患者应训练其腹式呼吸运动,咳嗽、咳痰能力以及进行体位排痰训练,以预防及治疗呼吸系统并发症,并促进呼吸功能。

（三）冠心病术后早期心脏康复

目前我国有冠心病患者约 1 100 万。全球急性冠状动脉事件注册研究表明,即使经过手术治疗和药物治疗,冠心病患者出院后 6 个月内死亡、卒中和再住院率仍高达 25%,4 年累计病死率高达 22.6%,而且死亡患者中 50% 死于再发心肌梗死,而术后恢复期的心脏康复可以使发病三年后的死亡率减少45%~83%。

这提示,冠心病患者做了支架或搭桥术后,并不代表就能高枕无忧了,心脏康复仍需跟上,才能降低术后复发、卒中及再住院风险。冠心病术后早期康复的目的是:促进机体的恢复,控制急性冠状动脉综合征的危险因素,改善心理状态,提高身体耐缺氧能力和生活质量,促进回归社会,预防再次发生心血管事件和猝死。针对没有并发症的患者,发病后次日即可开始运动指导和危险因素治疗;如有并发症或心肌梗死面积较大,患者病情稳定后开始运动康复,体力活动程度可根据患者症状逐渐增量,建议患者参加院内监护下心脏康复治疗 4 周,随后参加院外心脏康复治疗。

中国康复医学会心血管疾病预防与康复专业委员会根据心脏康复的内涵,提炼出 5 大康复处方概念,包括运动处方、营养处方、心理处方、戒烟处方和药物处方,这也是心血管疾病一级预防的重要内容,充分体现了健康管理的内涵。现将五大处方作简要介绍。

1. 运动处方　中医主张运动要适度,以微微汗出为好。使阳气升发而不耗散,周身气血运行通畅,脏腑功能趋于平衡,即是最佳的效果。孙思邈有言:"养性之道,常欲小劳,但莫大疲及强所不能堪耳。"疾病急性期,患者正气尚虚,运动一定要小量渐加,亦需选择适合于自己的运动方式。运动处方就是根据患者的健康、体力和心血管功能状态,结合运动喜好等个体化特点制定。运动方式以有氧运动为主,无氧运动作为补充。每次最佳运动时间为 30~60 分钟。运动强度以最大氧耗量、最大心率以及症状分级法为准,运动频率为每周3~7 天。

2. 营养处方　膳食营养是影响心血管病的主要环境因素之一。总能量、饱和脂肪和胆固醇摄入过多,蔬菜水果摄入不足等不平衡膳食会增加心血管病发生的风险,而合理科学的膳食则会降低心血管疾病的风险。作为二级预防的措施之一,医学营养治疗和(或)治疗性生活方式改变,不仅能降低冠心病发病率和死亡率,而且经济、简单、有效、无副作用。

3. 心理处方　心血管疾病多数是致命性疾病,而心脏病患者存在的精神心理问题通常是亚临床或轻中度焦虑抑郁,没有达到精神疾病的诊断标准,更需要心脏康复医生处理干预。

4. 戒烟处方 戒烟可降低心血管疾病发病和死亡风险。戒烟的长期获益至少等同于目前常用的冠心病二级预防药物,如阿司匹林和他汀类药物。戒烟也是挽救生命最经济有效的干预手段。另外,戒烟具有优良的成本 - 效益比。

5. 药物处方 国内外冠心病指南一致强调,改善冠心病患者预后的重要措施是:充分使用有循证证据的二级预防药物。因此医生需要为患者制定药物处方,个体化调整药物剂量,注意药物不良反应,并教育、监督、鼓励患者坚持用药,及时发现患者的心理、生理和经济问题,适当调整方案,提高用药的依从性。

总结起来讲,疾病急性期康复治疗的原则为早期及时、科学规范、多学科联合。在急性病期,中医康复措施同样也能发挥重要作用。针对疾病辨证施治,给予中药、针灸、按摩、药膳等,内服外用,综合调理,以达到缓解症状、减轻痛苦的目的,让患者能吃、能睡、排便通畅,提高生活质量。

二、慢性病人群——扶一扶,病缓人安

慢性病全称是慢性非传染性疾病,也称"慢病"。慢性病并非特指某种疾病,而是对一类起病隐匿,病程长而病情迁延不愈,缺乏确切的传染性生物病因证据,病因复杂,且有些尚未完全被确认的疾病的概括性总称。慢性病主要有心脑血管疾病、癌症、糖尿病、慢性呼吸系统疾病及其他系统疾病。慢性病容易造成重要器官心、脑、肾等损害;导致伤残,影响生活质量和劳动能力,治疗费用昂贵,造成了社会和家庭巨大经济负担。

(一)颈椎病的康复

颈椎病是一种常见的慢性病,多发生于中老年人。令人担心的是,目前颈椎病的发病年龄越来越低。年轻的办公室一族,手机一族,甚至包括一些学生,都会出现颈椎病症状,影响学习、工作和健康。这该怎么办呢?

1. 颈椎病的定义 颈椎病是因颈椎间盘变性、颈椎骨质增生或外伤等,刺激或压迫颈部脊髓、神经、血管而产生一系列症状的临床综合征。主要表现为颈肩痛,放射到头枕部或上肢,头晕头痛,上肢麻木,严重者双下肢痉挛,行走困难,甚至四肢麻痹、瘫痪,大小便困难等。西医学将其分为神经根型、椎动脉型、交感型、脊髓型、颈型、混合型。

2. 颈椎病的成因 本病属于中医"痹病"的范畴,其部分症状与"项强""头痛""眩晕"等病症相应。本病的发生与感受风寒湿邪,或外伤,或年老肝肾不足,气血两亏,筋骨、筋脉失养密切相关。

椎间盘退行性变是颈椎病发生和发展中最基本的原因。另外颈部损伤、颈椎先天性椎管狭窄等也是主要原因。当我们在生活中枕头过高、长时间一

个姿势看书、看电脑、玩手机等,寒冷刺激等因素会导致颈椎病的发生。

3. 颈椎病的防治要点

(1)生活调摄

1)颈部保暖:平时要注意保暖,不要对着电风扇或空调直接吹。冬天气温比较低,最好戴着围巾或者用热水袋,以保证颈部的温度。

2)选择合适的枕头:我们有三分之一的时间都在睡眠中度过,所以枕头的高度对颈椎也有较大的影响。枕头高度的选择原则是"仰卧低,侧卧高"。习惯仰卧者枕头高度为自己一个拳头的高度即可,习惯侧卧者枕头要加高至头部不出现侧屈的高度,大约等于我们一侧肩宽的高度,以适应侧卧时颈椎的正常生理曲线。

(2)运动调理:长期伏案工作者,每小时应有 5~10 分钟的休息时间,并做颈椎保健操或八段锦进行活动。

1)颈椎保健操:可改善患者颈部的血液循环,松解黏连和痉挛的软组织。无颈椎病者可起到预防作用。做的过程中注意避免用力过度拉伤脖子。

颈椎保健操的姿势:两脚分开与肩同宽,两臂自然下垂,全身放松,两眼平视,均匀呼吸,站坐均可。

颈椎保健操的步骤:①左顾右盼:头先向左侧转动,再向右侧转动。转动的幅度宜大,以自觉酸胀为宜,做 30 次;②前后点头:头先向前低,再向后仰,前低时颈项尽量前伸拉长,做 30 次;③旋肩舒颈:双手置两侧肩部,掌心向下,两臂先由后向前旋转 20~30 次,再由前向后旋转 20~30 次;④摇头晃脑:头向左 - 前 - 右 - 后顺时针旋转 5 次,再反方向旋转 5 次;⑤头手相抗:双手交叉紧贴于脖子后部,双手用力推脖子,脖子用力向后靠,互相抵抗 5 次;⑥双手托天:双手上举过头顶,掌心向上,仰视手背 5 秒钟。

2)八段锦:八段锦可强身健体,舒筋活络,对病患可有针对性地进行调治。颈腰椎病者可多练四、五、六式(五劳七伤往后瞧,摇头摆尾去心火,两手攀足固肾腰)。

3)积极参加体育锻炼:适当参加力所能及的体育活动,如羽毛球、篮球、游泳、放风筝等抬头活动多的运动,都对颈椎反弓有着很好的辅助治疗效果,同时可以改善颈椎供血。

(3)中医穴位保健

1)按揉风池:用两手拇指分别按在两侧风池穴(颈后两侧凹陷处)(图 5-1),其余手指附在头的两侧,由轻到重地按揉 20~30 次。功效:疏风散寒,开窍镇痛。

2)拿捏颈肌:将左(右)手上举置于颈后,拇指放置于同侧颈外侧,其余四指放在颈肌对侧,双手用力对合,将颈肌向上提起后放松,沿风池穴向下拿捏至大椎穴 20~30 次。功效：解痉止痛，调和气血。

3）按压肩井：以左（右）手中指指腹按于对侧肩井穴（在大椎与肩峰连线中点，肩部筋肉处），然后由轻到重按压 10~20 次，两侧交替进行。功效：通经活络，散寒定痛（图 5-2）。

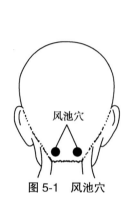

图 5-1　风池穴

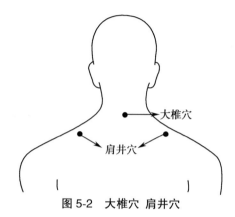

图 5-2　大椎穴　肩井穴

4）按摩大椎：用左（右）手四指并拢放于上背部，用力反复按摩大椎穴（位于后颈部颈椎中最大椎体下方的空隙处）各 20~30 次，至局部发热为佳，两侧交替进行。功效：疏风散寒，活血通络。

5）拍打肩膀：拍肩运动有舒筋活血的功效，可以起到缓解颈椎不舒服的作用。人站立，两脚分开与肩同宽，甩动双手，右手拍打左肩 50 次，再换左手拍打右肩 50 次。简单地说，就是右手拍左肩，左手拍右肩，用力时均匀适当，早晚各 1 次，每次 3~5 分钟。

（二）腰椎间盘突出症的康复

最近来门诊看腰痛的人群有很多是年轻人，有的一坐下来就说："哎，我的老腰"，很无奈的口气，这是怎么回事呢？

腰痛又称为"腰脊痛"，是以一侧或两侧腰部疼痛为主症的临床常见病证，大约 50%~80% 的成年人曾患过腰痛。老年人常见于腰椎退行性病变引起的腰痛，年轻人最常见于腰椎间盘突出引起腰腿疼痛、麻木不适。

1. 腰椎间盘突出症的典型表现　腰椎间盘突出症是临床最常见的腰痛的发病原因，本病好发于 20~50 岁之间的中青年，表现为腰痛及下肢的放射痛。主要原因是椎间盘突出后，刺激周围窦椎神经出现的反应痛。多数有急性腰痛史、腰痛反复发作史、慢性持续性腰痛史、下肢酸胀痛或其他症状反复发作史。大部分人先有腰痛，一段时间后出现腿痛，部分患者腰痛和腿痛同时发生，少数患者只有腿痛而无腰痛，还有少数患者出现腿痛后腰痛减轻或消失。疼痛程度差别很大，轻者可坚持工作，重者疼痛难忍、卧床不起。急性期疼痛较重,然后疼痛减轻。本病腰腿痛特点是疼痛沿臀部、大腿后侧放射到小腿或足。疼痛与腹压有关,一切使腹压和脑脊液压力升高的动作,如咳嗽、打喷嚏、排便、大声说话,均可使症状加重。其症状与活动和体位也有明显的关系,一般劳累后加重,卧床休息后减轻。为缓解疼痛,患者常被迫采取某一侧卧位并屈髋屈膝等。

2. 导致腰椎间盘突出的原因　年轻人腰椎间盘突出,是一种"都市高发"疾病。主要和现代人不良的生活习惯相关,如坐姿不良,缺乏锻炼,年轻女性喜欢穿高跟鞋等,这些原因均可引起腰部肌肉劳损、脊柱稳定性下降。而当脊柱的稳定性比较弱时,在有外力刺激的情况下,腰椎间盘很容易就被破坏,从而导致髓核组织突出或脱出,引起疼痛、腿麻等一系列问题。

办公室一族的坐姿多是耸肩、含胸、身体前倾,大大加重了脊柱,尤其是腰椎的负担。弓背的弯曲坐姿,会让腰椎承受的压力明显变大。而且在弓背的情况下,本应一起协同发力的腹肌,不能起到正常维持身姿的作用,身体的重力完全由下背的肌群承担,这样就更容易导致腰椎间盘突出的问题。

3. 腰椎间盘突出症的防治

(1)生活调摄

1)养成良好的生活习惯:腰椎间盘突出症是在退行性变基础上积累损伤所致,积累伤又会加重椎间盘的退变,因此预防的重点在于减少积累伤。平时要有良好的坐姿,睡眠时的床不宜太软,最好睡硬板床。长期伏案工作者需要注意桌、椅的高度,定期改变姿势。职业工作中需要常弯腰动作者,应定时伸腰、挺胸活动,并使用宽的腰带,如需弯腰取物,最好采用屈髋、屈膝下蹲方式,减少对腰椎间盘后方的压力。

2)注意腰部保暖,防寒、湿,防止腰腿受凉,避免腰部经脉受阻,气血不畅而发生腰痛。

(2)运动调理:适当腰背肌功能锻炼,能使腰背部肌力增强;长期使用腰腹者,尤其需要注意腰背肌锻炼,一可增加腰椎活动度,二可增加腰脊柱的稳定性。

1)拱桥式运动:仰卧位双膝屈曲,以足和背部作支点,抬起骨盆,然后慢慢落下,反复20次。该动作能矫正骨盆前倾,增加腰椎度。

2)飞燕式运动:俯卧于硬板床上,双手后伸,用力挺胸抬头,使头胸部离开床面;或同时伸直膝关节,两大腿用力向后抬起,离开床面;持续1分钟,然后肌肉放松休息5~10秒钟,反复15~20次。早起、晚睡前各做1次。

3)倒退走:小步子慢走,脚跟踩实,膝关节可以适当弯曲,每天退步走20~40分钟。可锻炼背部肌肉,这种健身法还可防治功能性腰痛(如腰肌劳损等),矫正驼背,对人的平衡系统和大脑有一定的锻炼作用。尽量选择空旷平坦的场所,避免意外摔倒,得不偿失。

4)游泳:游泳是一种对腰部疾病很好的康复运动,脊柱在水中处于零重力状态,既能减轻腰椎的压力又能使腰部肌肉得到锻炼,但要注意水温不能过低,游泳时间不宜过长,以免腰部过度疲劳。

5)吊单杠:利用自身重量对腰椎进行牵引的一种方式,有助于椎间盘的复位。同时可以减轻身体对腰椎的压力,改善腰椎的疲劳状态。

需要注意的是,在锻炼的时候一定要量力而行,不要强求,以免腰背肌扭伤而使症状加重。如腰部有不适感或不慎扭伤腰部时,应及时到医院进行诊治,千万不可忽视或强忍痛苦,以致延误病情。

(3)中医穴位保健

1)腰痛穴(图 5-3):腰痛穴是一个经外奇穴,在手背部,当第 2、3 掌骨及第 4、5 掌骨之间,当腕横纹与掌指关节中点处,一侧 2 个穴位。只要用拇指和食指同时点揉 5—10 分钟,腰痛即可缓解。

2)命门穴:命门穴位于腰部第二腰椎棘突下的凹陷处,与肚脐相对。右手或左手握拳,以拳尖置于命门穴上,先顺时针压揉,再逆时针压揉。坚持按揉此穴,可起到温肾阳、利腰脊的作用。

3)肾俞穴:肾俞穴位于第二腰椎棘突下,旁开 1.5 寸处,与命门穴相平。双手握拳,将拳尖放在两侧肾俞穴上,先顺时针压揉,再逆时针压揉。每天坚持按揉此穴,具有滋阴壮阳、补肾健腰的作用。

4)腰阳关穴:腰阳关穴位于第四腰椎棘突下的凹陷处,约与髂峰相平。左手或右手握拳,以拳尖置于腰阳关穴上,反复按揉。该穴为督脉上阳气通过处,每天按揉,可起到疏通阳气、强腰膝、益下元的作用(图 5-4)。

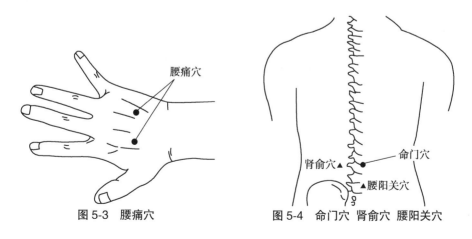

图 5-3 腰痛穴　　　　图 5-4 命门穴 肾俞穴 腰阳关穴

5)委中穴(图 5-5):委中穴位于膝关节后面腘窝横纹正中点处。双手对搓至热,以两手同时拿揉(用大拇指与其余四指的指腹相对施力)两下肢委中穴,时间约1分钟。可舒筋活络、解痉止痛。

6)擦腰(图5-6):搓手至热,以两手掌面紧贴腰部脊柱两侧,一上一下为1遍,连续擦100遍。具有温经散寒、壮腰益肾的作用。

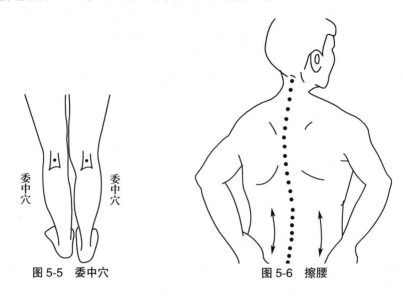

图5-5 委中穴　　　　　　　　图5-6 擦腰

(三) 癌症的康复

据世界卫生组织数据显示,2018年全世界癌症新发病例1 810万例,死亡人数高达960万。与此数据相比,我国成为全球癌症高发率和高死亡率的"重灾区"。2019年1月国家癌症中心发布的数据显示,全国恶性肿瘤(癌症)新发病约392.9万例,死亡约233.8万人。平均每天超过1万人被确诊为癌症,每分钟有7.5个人被确诊为癌症。癌症死亡占居民全部死因的23.91%,且近十几年来癌症的发病率、死亡率均呈持续上升态势,每年恶性肿瘤所致的医疗花费超过2 200亿,癌症防控形势严峻,已经成为严重威胁中国人群健康的主要公共卫生问题之一。

癌症的典型特征是异常细胞迅速产生,其生长超过正常界限,并因此而侵袭体内的临近部位,并向其他器官蔓延。目前认为癌症发病的内源性因素有遗传、免疫、代谢、神经体液调节等。外源性因素有物理的、化学的、生物的致癌因素。同时大家也意识到癌症与不良生活习惯紧密相关。

癌症确诊后,是不是一定要做手术、放疗、化疗呢? 这一连串的治疗对癌症患者生存到底有多大的帮助? 往往很多肿瘤患者经过上述治疗效果欠佳,最后才想起找中医诊治。其实,对于癌症患者,中医诊治可参与整个过程。这里重点说一下"带瘤生存"和"癌症术后康复调养"。

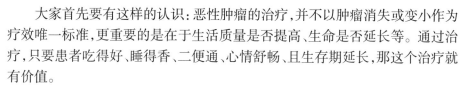

大家首先要有这样的认识：恶性肿瘤的治疗，并不以肿瘤消失或变小作为疗效唯一标准，更重要的是在于生活质量是否提高、生命是否延长等。通过治疗，只要患者吃得好、睡得香、二便通、心情舒畅、且生存期延长，那这个治疗就有价值。

"带瘤生存"是指癌症患者经过全身有效的抗肿瘤治疗后，常见的癌性症状消失，患者处于临床治愈的状态。中医认为，"带瘤生存"就是体内肿瘤与人体处于阴阳平衡状态，人体内外也是处于阴阳平衡状态，这两种状态都平衡了，才能促使肿瘤细胞生长与衰亡平衡一致，不再扩大生长。肿瘤组织本身是由人体正常组织变异而来，如果控制其异常生长，不发生转移延长寿命才是目的。不管使用手术、放疗、化疗、介入治疗、射频治疗等等，在杀死肿瘤细胞同时，也破坏了人体内外的平衡状态，导致人体免疫系统被破坏等一系列反应。以恶心呕吐，食欲不振，脱发、乏力、贫血、疼痛、焦虑、失眠等症状较多。中医治疗以辨证论治为原则，以中药、针灸等为手段，根据临床证型给予扶正固本、健脾理气、化痰散结、攻毒散结、活血化瘀、清热解毒等方法治疗。中医注重扶正（整体正气），同时兼顾祛邪（局部肿瘤）。放疗、化疗属于祛邪的措施，同时也易伤害人体正气。扶正、调整阴阳可以起到减少或减轻放疗、化疗及肿瘤对人体正气的损伤。

中医治疗肿瘤的理念，不是杀死肿瘤，而是根据患者体质状况进行纠偏治疗，以达到内外平衡状态，最终与肿瘤共存和平相处，达到延年益寿的目的。对于癌症患者的中医康复治疗，可贯穿于早期癌前病变、肿瘤根治术前后，对放、化疗手段减毒增效及肿瘤晚期的全过程。目的是改善患者生活质量，延长生存期。

值得提醒的是：中医对慢性病的防治强调治未病理念。对未发生颈、腰椎病变、癌症等慢性病前的干预，即预防疾病发生，要寻找危险因素干预，及早改善生活习惯、脱离不良情绪及环境、及早治疗癌前病变等慢性病前期状态，按中医的治未病理念防止颈、腰椎病变、癌症等慢病的发生。

使慢性病延年益寿，中医保健的原则和方法如下。

动静结合，上顾阳气（心阳），中守中气（脾胃肺），下固元气阴精（肝肾）。寒热适中，阴阳平衡；升降有序，疏泄有道。

慢性病患者要常按揉人体三扇门，才能保护正气，使邪不可干，阴阳平衡，藏气清灵。即：第一扇门是神门，睡眠之门；第二扇门是期门，脾胃肝胆之门；第三扇门是命门，肾之门。

三、心理疾病人群——康复，给心灵一片晴空

古人云："清心而寡欲，人之寿矣。"意思是说，内心清净，减少欲望，这样

的人就会长寿。心理健康是影响身体健康的重要因素,一个人内心清净,摒除私心杂念,排除世俗欲望,就能情绪乐观,内心安宁,性情平和,血气顺畅,这是心理健康的表现,当然有益于延年益寿。

心理疾病在学术上大致可分为:感觉障碍、知觉障碍、注意障碍、记忆障碍、思维障碍、情感障碍、意志障碍、行为障碍、意识障碍、智力障碍及人格障碍等。很多人时常觉得自己抑郁、焦虑、疑虑、担忧、紧张、内向少言、莫名悲伤难过、情感及兴趣淡漠,这些属于心理疾病;有人觉得胸部满闷,胁肋胀痛,易怒善哭,这也是心理疾病的表现;咽中如有异物梗阻,吐之不出,咽之不下,同样是心理疾病的外在表现。

为什么会有心理疾病,即所谓的抑郁焦虑症的出现呢?超负荷的工作压力、感情与家庭的变故、疾病长期的困扰、对网络的依赖心理、生活贫困对心理的压力、急功近利的心理倾向、过于繁重的学习任务、老年人缺乏精神关爱、孕产妇对新身份转换困难等等,都会产生不同程度的精神心理疾病。而且随着社会的发展,信息焦虑症、成功后抑郁症、疯狂购物症等逐渐成为困扰更多人群的心理问题。

因此,如何从中医康复的角度去减轻、缓解,甚至消除这些现象,减轻对我们心理健康造成的影响就显得尤为重要。

(一)中医心理疏导

除了医生,我们每个人都可以掌握患者人格、心理特点,通过中医心理疏导基本原则,启发其正确对待疾病预后的积极心态。"笑一笑,十年少;愁一愁,白了头。"配合鼓励家人朋友多陪伴、多倾听、多支持,以得到更好的身心康复。

中医心理疏导的基本原则:语之其"善"(循循善诱);开之其"苦"(压抑、愤怒、委屈、苦恼);导之所"便"(替对方着想,满足合理要求);告之其"败"(危害后果)。

(二)传统情志疗法

传统情志疗法是中医养生学里极为重要的内容之一,是在中医"形神一体"观的指导下,根据个人的形神气质类型,综合运用各种调神的方法,来控制和调节情绪,保持和达到身心安宁、情绪愉快的健康状态。

如何运用传统情志疗法控制和调节情绪呢?运用中医五行相克、相胜的关系,可以有意识地采用另一种情志活动去调节控制因某种刺激而引起的疾病,从而达到治愈疾病的目的。例如,让暴躁易怒的人想忧愁的事情以降肝火;在人过喜极精神涣散时吓他一下以缓解躁狂兴奋;思虑太重的人气他一下以升发郁结之气;给悲情的人讲些开心的事情;恐惧的人让他想清楚恐惧的原因,这些都可以在一定程度上缓解心理疾病。

《古今医案按》中载有一则故事：一人得了心疾，总是看见眼前出现一只狮子，感到惊恐不安。名医伊川对患者说，再看到那头狮子时，就伸手抓住它，并教患者抓狮子的办法。患者果然按照医生的办法，以后一见到狮子就去抓，可每次都抓不到，这样慢慢地，病就好了。其实，抓狮子，正是引导患者思考的办法，"思胜恐"，他一思考怎么抓狮子，惊恐自然就消失了。这就是"情志相胜"的典型案例。

（三）音乐疗法

中国是音乐疗法最古老的发源地之一，早在两千年前，中医就提出了"五音疗疾"的理论。五音疗疾首见于《黄帝内经》："天有五音：角徵宫商羽；地有五行：木火土金水；人有五脏：肝心脾肺肾"。五脏可以影响五音，五音可以调节五脏。《灵枢·五音五味》篇中详细记载了角、徵、宫、商、羽五种不同音阶调治疾病的内容，并把五音归属于五行，内在于五志。即，宫音雄伟，具"土"之特性，可入脾；商音清净，具"金"之特性，可入肺；角音属"木"，可入肝；徵音属"火"，可入心；羽音属"水"，可入肾。

根据五音配五脏的思想，中医有"顺其脏腑施乐法"。怒伤肝，可用角调式音乐补之。喜伤心，可用徵调式音乐补之。思伤脾，可用宫调式音乐补之。忧伤肺，可用商调式音乐补之。恐伤肾所致失眠，可用羽调式音乐补之。过多的负面情绪易伤神，久则伤心亦伤身。这时就可以有选择的用音乐来舒缓心情，从而达到治疗的目的。

依据五志相胜的原理，选择相应的曲目，对于分属五脏的情志疾病有相应的治疗作用。具体如下：

肝属木，怒为肝之志，过怒会伤肝，所以选用悲切之商调式音乐，来治疗因怒极而致神情亢奋，狂躁之病症。

心属火，喜为心之志，暴喜就会伤心，所以选用恐惧之羽调式音乐，来治疗因过喜而致心气涣散，神不守舍之病症。

脾属土，思为脾之志，思虑太过，则气结于脾，可用鲜明、舒畅、激亢之角式音乐，来治疗思虑过度而神情低沉之疾病。

肺属金，忧为肺之志，忧悲过度则伤肺，应选用热烈、欢快之徵式音乐，来治疗因悲哀过度而致精神萎靡不振，时时哀叹饮泣之疾病。

肾属水，恐为肾之志，恐惧过甚则伤肾，可选用敦厚、庄重之宫调式音乐，来治疗因极度恐骇而致情绪不宁，甚至神志错乱之疾病。

具体运用如下：①肝火扰心证，可选用《草木青青》《绿叶迎风》《一粒下土万担收》等角调式音乐曲目，以调节肝胆的疏泄功能，促进人体气机的升发条畅。②痰热扰心证，可选用《汉宫秋月》《喜相逢》《百鸟朝凤》等徵调式音乐曲目，以助养心气。③心脾两虚证，可选用《秋湖月夜》《鸟投林》《闲居吟》

等宫调式音乐曲目,以调节脾胃的升降功能,促进全身气机的稳定。④心肾不交证,可选用《昭君怨》《塞上曲》等羽调式音乐曲目,以助养肾气,促进人体气机的下降。⑤脾胃不和证,可选用《阳光三叠》《黄河大合唱》等商调式音乐曲目,以健脾和胃,调和胃的受纳和通降,促进人的气机的内收。

(四)中医功法

中医功法是以中医养生理论为基础,通过传统的养精、练气、调神等体育运动方式,进行意念、呼吸和躯体等运动锻炼,达到维护健康、增强体质、延长寿命、延缓衰老目的的养生方法。

针对心理疾病人群,中医功法如八段锦、呼吸六字诀、太极拳功法作为日常生活训练,同样有康复的功效,因为这些功法讲求"松静自然"。"松"是指精神与形体两方面的放松。"自然"不能理解为"听其自然""任其自然",而是指"道法自然"。长期坚持,不仅能身体的轻松舒适、呼吸柔和自然,同时可以使情志达到意守绵绵的静养状态。

清代医家吴师机说:"情欲之感,非药能愈,七情之病,当以情治。"因此,对于心理疾病患者,最好的方法还是从情绪入手。《素问·移精变气论》说:"闭户塞牖,系之病者,数问其情,以从其意。"这就是说,无论医生还是家人,都要学会倾听,取得患者的信任,对患者以同情的态度,向患者详细询问病情,以对症进行"心理疏导",达到调治其神,使患者信心充足,神气旺盛的状态。

四、社会能力缺失人群——康复,为了更好地回归社会

(一)大量人群存在社会能力缺失

社会能力也叫"社会适应性",是指一个人处理日常生活及其在社会环境中求生存的能力。社会上存在着这么一类人群,他们在生理或心理上受到过这样那样的创伤,自身的行为、能力可能或多或少的丧失,他们又被称为"失能者""半失能者"。比如脑卒中、车祸导致的瘫痪、火灾导致的烧伤及长期压抑导致的抑郁等。这些患者往往可能出现严重的后遗症,失去生活自理和工作能力。

数据表明,对于脑梗死存活患者而言,只有6%的患者可以恢复步行能力,只有5%的人能回到工作岗位;但如果及时进行康复治疗,90%的脑卒中患者可以恢复步行和自理生活,30%的患者能恢复较轻的工作。外伤截瘫患者,如果及时进行康复治疗,83%的人能重返工作和学习岗位。由于现代假肢矫形器技术的发展,绝大多数截肢者能自理生活和重新就业。

(二)开展综合康复,更好回归社会

随着康复医学的发展,功能锻炼、全面康复、重返社会的概念就越来越被大众所熟知。对于社会能力缺失的人群来讲,康复就是为了更好回归社会。

因此,康复治疗技术不仅包括恢复肢体器官功能、作业治疗、言语和吞咽治疗、假肢及矫形治疗等,还包括心理治疗、环境改造、职业能力训练以及就业指导等,可以全方位满足不同患者的需求。

首先,心理治疗举足轻重。社会能力缺失的人群往往伴有严重的心理问题,他们自卑、焦虑、抑郁、恐惧、甚至自闭或者丧失沟通能力,对社会及工作没有信心和安全感。因此心理疏导必要且重要。心理康复对于帮助患者恢复生理功能、克服障碍,以健康的心理状态参与社会生活,具有十分重要的意义。比如脑卒中患者可以运用心理的方法调节和控制一些生理功能异常或障碍(如肌肉痉挛等)。同时,采用心理干预手段鼓励患者正视或面对现实。另外,心理康复对促进患者的心身健康具有重要意义。

其次,可以通过环境改造的手段,来使患者更好地适应环境,提升患者的独立生活能力,提高生存质量。一般在进行环境评定后,应根据患者的功能障碍情况以及治疗的目标,制订环境改造方案,并实施环境的改造,使之适应患者,创造更多的机会给患者去融入环境、享受生活,提升患者独立生活能力和患者的作业活动表现。一般包括辅助器具的适配和使用、相关物件的改造和环境场景的改造。

目前,失能者、半失能者,特别是其中的中低收入者是社会养老、家庭养老、政府养老关注的重点,需要由政府、社会、家庭、个人联合起来,共同解决这个问题。因此,对失能者进行职业能力训练和就业指导,帮助患者更快回归社会十分必要。从个人层面来说,失能者通过康复之后,可以恢复或部分恢复生活和工作能力,提高个人生活质量和幸福指数,减少家庭支出,同时可以继续创造社会财富,实现人生价值;从国家层面来说,没有全民健康,就没有全面小康,对失能者进行康复训练、进行职业能力培训及指导,能减轻社会负担,提高全民健康水平。

俗话说:"疾病要三分治,七分养"。这里的"养"不是"静养",而是"调养",即康复治疗。无论是慢性病人群、疾病急性发作人群、心理疾病者还是失能者和半失能者,都需要治疗与调养并重,康复让每一位患者受益。

第四节　不同环节的康复之道

疾病康复,实际上是一个系统,需要全社会、多环节的参与。这需要由医院→社区→家庭→个人共同组成的康复阵营联合起来,一起实施康复计划。这就构成了这一分层级、分阶段的康复医疗服务体系。下面介绍这一体系的不同环节的康复之道,以便于我们全面把握,或密切配合医生,或努力自我康复,更好实现康复的目标。

一、桥头堡——医院康复

在疾病早期,医院康复的"桥头堡"作用首先突显出来。患者疾病发生后,医生尤其是康复医生应尽早评估患者的疾病情况和心理状况等,制定个体化康复方案,进行早期康复介入,给予患者康复治疗以及康复护理,以预防和延缓伤残的发生,尽量矫治和减轻疾病可能带来的并发症和后遗症。

(一)医院康复适应人群

医院康复适应人群包括:神经系统疾病患者,如脑卒中、脑外伤、脊髓损伤等造成功能障碍的疾病;运动系统疾病患者,如关节置换术后、骨折术后、关节脱位、截肢、手外伤、骨关节病、运动创伤、脊柱、脊髓损伤等;呼吸系统、循环系统、泌尿系统等疾病的急性期患者。

(二)医院康复的目的

医院康复的目的主要是:防止并发症,如坠积性肺炎、压疮与下肢深静脉血栓等;防止废用综合征产生:如急性脑血管病患者康复不及时易导致肌肉萎缩、关节挛缩和变形、骨骼脱钙与疏松等情况;心脏病术后患者康复不及时有效,将导致运动耐量降低,生活质量下降等;防止肢体痉挛产生,维持适当的肌肉张力。

(三)医院康复职能分工

医院康复团队需要多学科协作,由主管医师、康复治疗师、护士、心理治疗师及营养治疗师共同构建。

1. 主管医师 要有统观全局和协调各学科的能力,主要负责对患者功能缺损做出评估,分析患者所存在的主要问题,制定近期与远期康复目标,根据病情与康复程度制定、更改康复治疗方案;定期评估治疗效果,对于恢复效果缓慢或不明显的情况需及时分析原因,调整治疗方案。

2. 康复理疗师 参与康复治疗方案的制定,负责较复杂中医理疗的执行。

3. 护士 负责部分简单的理疗和运动训练的执行。

4. 心理治疗师 对患者进行心理评估和指导,引导患者树立信心,并参与康复治疗的执行。

5. 营养治疗师 对患者的饮食状态进行评估,制定合理的膳食。

(四)制定康复方案

1. 康复目标 康复目标可分为近期目标和远期目标。近期目标是指从执行康复治疗开始一个月要求达到的康复目标。远期目标是指康复治疗3个

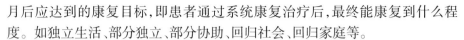

月后应达到的康复目标,即患者通过系统康复治疗后,最终能康复到什么程度。如独立生活、部分独立、部分协助、回归社会、回归家庭等。

2. 康复原则　尽早进行,循序渐进。

3. 康复措施　应由主管医生即康复医生根据患者个体情况进行评估,制定出综合、灵活、个体化的治疗方案,主要包括初始康复介入,如呼吸系统的护理,急性期床旁训练及恢复期的各种训练。同时,可以运用中医理疗针灸、拔罐、刮痧来促进感觉恢复;心肺疾病的患者可运用心肺测试仪及心排血量测试等机器评判患者运动耐量,以更精准地制定合适的运动方案。

总之,疾病早期是神经及脏器功能损伤后的"黄金"恢复期,及早进行医院康复,能最大限度恢复功能、减轻伤残程度、预防并发症及后遗症,同时能为后期康复制定合理的方案,缩短治疗总疗程,降低医疗费用,提高生活质量,减轻家庭和社会负担。当患者病情基本稳定,就可以转至社区继续进行康复。

二、中转站——社区康复

作为中转站,社区卫生服务中心的康复训练对于恢复期患者也尤为重要,但社区康复与"医院康复"完全不同。

(一) 社区康复概况

从国家层面来讲,社区康复是一项由患者本人、家庭、组织社区及相关的政府和非政府卫生、教育、职业、社会和其他服务行业共同努力,致力于患者全面康复、减少贫困、重返社会的一种社区发展战略。

(二) 社区康复作用

世界卫生组织从 1976 年起提倡社区康复,1979 年开始在亚洲、非洲、拉丁美洲几个发展中国家试行社区康复。到 1992 年,全世界已有 60 个国家开展社区康复。我国从 1986 年起正式开始社区康复,最初在 8 个省试点进行,现已基本覆盖全国,其优点也日益彰显。

首先,社区康复服务面广、受益面广。医院床位及医疗资源有限,而社区覆盖面广,通过社区康复可以解决一部分患者"康复无门""康复难"的问题,使广大得不到城市医院和康复中心治疗的残疾人,就地得到有效的康复服务。

其次,社区康复简便易廉,减轻负担。社区康复使用简单、实用而方便的方法,花费不高;另外可以省掉一笔往返城市医院及康复中心的差旅费、住宿费,大大减轻患者家庭和社会的经济负担。

再者,社区康复有利于重返社会。社区康复加强了患者与社会及家庭的融合联系,为患者参加社会生活提供了安全的平台,通过社会的力量、群众的支持,加上患者本人及家属的努力,调动各方面的积极因素,为患者重返社会提供契机。

最后,社区康复有利于落实预防保健工作。社区的保健医疗部门、卫生院等也参与社区康复,通过定期的健康检测、上门随访、健康宣讲等活动,更便于落实各项预防措施,减少或避免疾病的发生。

(三) 社区康复内容

作为基础康复服务,社区康复服务的主要内容包括:

1. 康复医疗服务　根据社区患者的功能状况、康复需求、原有康复方案及家庭经济条件,采取家庭病床、上门服务、帮助环境改造等形式,为患者提供低偿或无偿的诊断、功能评定、康复治疗、康复护理、家庭康复病床和转诊服务等。

2. 训练指导服务　对患者进行功能评定之后,制定康复训练计划,指导并开展康复训练,评估训练效果,根据需要制作简易训练器具,并指导运用。

3. 心理疏导服务　通过了解、分析、劝说、鼓励和指导等方法,帮助患者树立康复信心,正确面对自身疾病。鼓励患者亲友理解、关心患者,支持、配合康复训练。

4. 知识普及服务　定期开展基础知识讲座,开展亚健康、慢性病、心理疾病、残疾人及特殊人群的康复专题活动,开展相关康复咨询活动,发放普及读物,讲授训练方法,增强预防和康复的自我意识和群体意识。

5. 硬件保障服务　根据患者康复需要,有条件的社区可以提供相应设备,或者提供用品用具的信息,代购、租赁、出借、使用指导等服务。

6. 咨询转介服务　掌握当地康复资源,包括隶属于各部门的和社会兴办的医院、康复机构、特教学校、幼儿园、心理咨询部门、福利院所和辅助用品用具单位的具体情况,根据患者在康复医疗护理、康复训练、心理疏导、知识普及和用品用具等方面存在的不同需求,联系有关康复机构和人员,提供有针对性的转介服务。并做好登记和跟踪服务。

通过提供以上服务,社区康复与医院康复强强联合,急慢病分治,有效缓解了优质医疗资源被占用的难题,保证了患者就医的便捷。更加证实了"依靠社会办康复、康复工作就能事半功倍,做得更全面,效果也更好"的说法。

三、大本营——家庭康复

我国需要康复的患者数量庞大,且随着老龄化社会的到来,国家医疗财政支出无法负担所有患者的康复问题,大部分患者在院内接受完短期的、必要的康复指导后需要回归社会和家庭,以更加便捷、经济的康复方式得以延续,因此社区和家庭康复是发展的必然趋势。

(一) 家庭康复概况

如前所述,社区康复是患者从医院康复回归家庭康复的中坚力量。而在医院、社区专业人员的指导下,由患者家属担当家庭训练员带领患者开展家庭康复训练即家庭康复,内容包括疾病知识介绍和防治处理,心理疏导,简易康复器材的使用,康复性医疗体育训练和家务活动训练等。

(二)家庭康复作用

作为康复的大本营,家庭康复的作用同样不可低估。

首先,家庭中的康复生活一般与患者生病前生活习惯较为接近,熟悉而适宜的居家环境、家庭温情、悉心照料,可减少患者对医院,对疾病的恐惧感和思想负担,对康复效果大有益处。

其次,有些慢性病患者,如冠心病患者,或者脑卒中后遗症患者,病程周期长,无法长期住院治疗,家庭康复势在必行。

再次,家庭康复一定程度上可以避免医院病房的交叉感染。

另外,家庭康复相对而言具有空间上的优势,大部分康复治疗措施都可在家中进行,如物理治疗、体育运动治疗、作业治疗等可由家属协助患者完成,家庭是较理想的康复场所。

最后,营养处方和戒烟处方是康复医疗的重要部分。家庭康复不仅可以满足患者饮食调理的精准施控,由家庭成员担当康复训练员,还可以更好地督导患者戒烟。

(三)家庭康复内容

患者家庭康复的主要目标是,保存或恢复患者的日常独立生活能力,解除病痛折磨,使患者更好回归家庭和社会。因此,在进行家庭康复时,可以从以下几个方面做起。

1. 评估患者基本状态　根据疾病及患者本身的具体情况,对患者的身体与心理状况做出判断。如疾病的情况、肢体功能、行动能力、自我料理、对待疾病的态度、康复医疗的自我信心等,以做到知己知彼。

2. 被动运动　对卧床患者,可对其进行按摩,对大小关节作屈伸膝、屈伸肘,弯伸手指等被动运动,避免关节僵硬。勤翻身,勤拍背,经常按揉足三里、涌泉等穴位。

3. 引导患者主动运动　对患者进行日常生活能力训练,保持或恢复生活自理。包括饮食、洗漱、更衣、大小便自理,洗澡、散步等,同时鼓励患者力所能及地参加家务活动、乘坐交通工具和参加社交等。要注意引导过程中保持耐心和恒心,切不可操之过急或厌烦灰心,导致半途而废。

4. 重视心理疏导　患者情绪常不稳定,多伴抑郁、悲哀、自卑等心理状态,有些性格暴躁。家属应多给予爱心和理解,满足其心理需求,尽力消除患者的悲观情绪。家人说话时尽量面带微笑,柔声细语,措辞谨慎,要给患者以足够的信心和力量。

5. 加强饮食调理　患者在康复过程中,应遵循"三低二高二适"的饮食原则,即低热量、低盐、低脂,适量碳水化合物、适量蛋白质,高膳食纤维、高维生素膳食。饮食有节、戒烟限酒,多吃富含维生素的食物,如鲜鱼、鲜蛋、青菜等,以增强机体抵抗力,有利身体康复。要保证足量饮水。饮水不足则体内血液黏稠度会增高,增加心血管风险。晨起空腹饮适量温开水,可降低血液的黏稠度,使血管扩张,以利改善机体新陈代谢,减少血栓形成风险。

6. 履行监管职责　患者的康复训练,家属要做好详细的记录。内容包括日期、训练项目、频次、时间及训练情况,功能改变情况、患者有何不适和感觉等。由于家庭康复的持续性和长期性,患者往往会产生厌倦和放弃的想法,此时患者家属还要起到监督患者执行康复任务的作用,并与医生保持好联络和病情交接。

康复一个人,解放一家人。总之,社区和家庭康复能让患者在熟悉和自如的生活环境中进行康复锻炼,更有利于长期康复的实施,除此之外还可以节约医疗成本,将有限的医疗资源集中在更需要救治的患者身上,并直接转化为社会和经济效益。因此社区和家庭康复势必在我国的康复事业中占据主导地位,发挥更大的作用。

四、康复无终点——自我康复

(一)自我康复的意义

如果说临床医学让患者"死而复生",那么康复医学则让患者重新找回"生命的尊严"。

人说"活到老,学到老",其实康复也一样,没有终点,没有结束,康复一直"在路上"。

天行健,君子以自强不息。康复的过程也一样,除了医院、社区及家庭的帮助,最主要的康复还是靠自己。因为康复并不是单纯的被动治疗,只有患者本人积极主动地配合,医患双方共同努力,才能取得尽可能好的治疗效果,避免并发症、后遗症的发生以及功能的缺失。

(二)自我康复的方法

要想做自己的主人,我们该如何进行自我康复呢?

1. 安神定志,坚定信念　先把神定下来,收一收神气。那些没必要的事情,让人伤心伤神的事情先断掉,躲一躲,避一避,坚信"有志者,事竟成"。同时,从根本上摒弃"养病"的观念,克服恐惧感和急躁情绪,坚持医院内外的功能练习,才能保持良好的整体身体素质,促进局部损伤的恢复。

2. 克服惰性,适度运动　《素问·四气调神大论》曰:"春三月,此谓发陈,天地俱生,万物以荣,夜卧早起,广步于庭,被发缓形,以使志生。"从中医来看,阳气为生命之本,运动可升阳,阳气升发,则生命力自然旺盛。但"久视伤血,久卧伤气,久坐伤肉,久立伤骨,久行伤筋。"过度运动,也会伤损健康。比如奥运会的举重运动员,为了求胜,不得不透支生命能量去赢取金牌,肌肉都很壮实,实则脾气散精于外反虚于内,对长期的健康是不利的。因此,康复的患者要寻找合适的运动,可选择中医导引术,如太极、站桩、八段锦、易筋经、瑜伽,或者走路、跑步、游泳等有氧运动,要掌握一个"度",不要让自己感到体质和精神有衰弱的感觉,才能帮助"形与神俱,气机运行"。

3. 调养脾胃,饮食有节 脾胃为后天之本,气血化生之源,人体气血津液都依靠脾胃来供给,而脾胃全靠饮食供养。饮食有节即不可偏食挑食,不可暴饮暴食,不可过点而食,又不可不食少食,如此方可中气和合。故《素问·生气通天论》指出:"是故谨和五味,骨正筋柔,气血以流,腠理以密,如是则骨气以精,谨道如法,长有天命。"

4. 谨遵医嘱,冲云破雾 康复要靠自己,但这并不否认医生的重要性。每个人的健康状况都是在先天体质的基础上,经过几十年的使用和各种疾病的侵蚀,有一个基本固定的格局,并且具有特异性,医生通过专业医学知识精准评定,实现精准治疗,为患者提供个性化的康复方案。患者本人要谨遵医嘱,定期随访,及时了解进度,巩固疗效,并发现康复过程中可能存在的不足以及时纠正。

自我康复的过程中,要注意做到"顺其势""利其行""握其度""固其本"。运动要顺应四时规律。"顺其势"是说顺应天地四时规律,"春夏养阳,秋冬养阴",逆之则灾害丛生,从之则苛疾不起。泡脚、走路、太极都是"利其行",但"利其行"要在患者精神状态良好的情况下进行。"握其度",就要根据患者的体质虚实、生活状态、季节调配合适的力量来顺势利行。"固其本",我们可以通过按时睡觉减少熬夜,适当的艾灸、站桩、打坐,来帮助阖固下焦。

锲而舍之,朽木不折;锲而不舍,金石可镂。康复之路没有终点,也没有捷径。医院、社区、家庭和个人应密切联系,共同为患者全面康复,重返社会这项伟大事业扛大旗。滴水能把石穿透,万事功到自然成,坚定信心,科学康复,相信在各方共同努力下,康复之道定能一路所行化坦途,康复之花定能芬芳每一位患者。

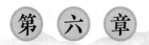

治未病是安享天年之道

第一节　认识衰老　老寿善终

人为什么会衰老？是如何衰老的？千百年来，人们一直充满好奇并不断探索。遗憾的是，迄今为止对于衰老的原因和机制，医学界尚未完全弄清楚。

一、什么是衰老

（一）衰老的概念

趋利避害，喜生厌死，是人之常情和本能。人人都害怕衰老，那么衰老是什么呢？

1. **基本概念**　衰老是指机体对环境的生理和心理适应能力进行性降低，逐渐趋向死亡的现象。

2. **生物学观点**　衰老是指随着年龄增长，而产生的一系列生理学和解剖学方面的变化，表现为组织改变、器官老化及其功能适应性减退和免疫力下降。

3. **生理学观点**　衰老是从受精卵开始一直进行到老年的个体发育史。

4. **病理学观点**　衰老是应激和劳损、损伤和感染、免疫反应衰退、营养失调、代谢障碍以及疏忽和滥用药物积累的结果。

5. **社会学观点**　衰老是个人对新鲜事物失去兴趣，超脱现实，喜欢怀旧的阶段。

总之，衰老是许多病理、生理和心理过程的综合作用的必然结果，是个体生长发育最后阶段的生物学心理学过程。睿智达人说：衰老是人类生命过程中的必经之路，是无法拒绝的人生伴随。

（二）衰老的阶段性表现

1. **衰老的分期**　衰老是生命过程的必然规律，是人生无法绕过的必经阶

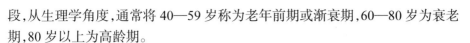

段,从生理学角度,通常将 40—59 岁称为老年前期或渐衰期,60—80 岁为衰老期,80 岁以上为高龄期。

2. 衰老的过程　衰老从何时开始? 当我们自认为年纪尚轻、意气风发、身体没有特别不适感觉的时候,衰老就已悄然启动。从生理上来看,人的肺活量从 20 岁就开始缓慢下降,大脑中的神经细胞在 22 岁开始慢慢减少;女性 25 岁就开始长出皱纹;男性 30 岁后开始有白发;35 岁骨质中的钙开始流失;40 岁心脏和眼睛开始衰老,玻璃体混浊、白内障、黄斑变性等导致视力减退,眼睛看东西时变得越来越模糊;到了 50 岁头发开始逐渐变白;60 岁时牙齿有了不同程度的松动或脱落,我们开始喜欢“吃软不吃硬”;70 岁时大脑灰质减少,脑组织萎缩,出现记忆力减退、健忘、做事丢三落四、甚至痴呆。

(三) 衰老的主要特征

由于人体的衰老过程是逐渐进行的,且不同个体之间存在着较大差异。因此,单凭年龄来划分衰老期还不够全面,还应结合衰老的特征来确定。

衰老有哪些主要特征呢?

1. 皮肤松弛缺少弹性,皱纹增加色素沉着,头发稀疏变白脱落;

2. 反应迟钝行动缓慢,视力减退,听力下降;

3. 食欲不振,睡眠不安,记忆力衰减,性功能衰退,适应能力和免疫力降低;

4. 出现常见的老年性疾病。诸如高血压、糖尿病心血管病、慢性支气管炎、前列腺肥大等。

(四) 衰老主要分类

衰老可分为生理性衰老(正常衰老)和病理性衰老(异常衰老)两类。

1. 生理性衰老　是指成熟期后出现的生理性退化过程,即人在体质方面的变化,也叫正常衰老。

2. 病理性衰老　是指在生理性衰老基础上,由各种外来因素(包括疾病)所导致的衰老加速过程,也称异常衰老。

想必大家经常见到过这种现象。有些老人,三天两头上医院、整天抱着药罐子;还有一些老人呢,连医院的门都不知道在哪里,比年轻人还生龙活虎。说明老龄和病患之间并没有一个必然的等号,年纪大了不一定都会生病。但是,俗话说“年岁不饶人,季节不绕天”“屋漏偏逢连夜雨”,衰老会给疾病有可乘之机,因而出现病理性衰老,病理性衰老又会加速生理性衰老。因此,正确认识和理解衰老,有助于我们更好地养生防老。

二、中医对衰老的认识

(一) 衰老的进程

《黄帝内经》明确提出,人的“生、长、壮、老、已”是有一定规律的,衰老亦是阶段性的,五脏与衰老关系密切。

1. 年四十衰老显现　中医认为人的衰老从 40 岁左右开始,因为男性和女性的生理特点有所不同,所以一般来说,女性普遍比男性要早衰老 5 年左右。《素问·阴阳应象大论》曰:"年四十,而阴气自半也,起居衰矣。"明确提出:从 40 岁开始,男性的身体功能就开始减退。《灵枢·天年》曰:"四十岁……膝理始疏,荣华颓落,发鬓斑白。"指的是男性 40 岁以后,皮肤开始松弛、面部光泽衰退、鬓发斑白。

2. 人生衰老进程　在《灵枢·天年》篇中,以十岁作为一个年龄段描述了衰老的进程:"人生十岁,五脏始定……五十岁,肝气始衰,肝叶始薄,胆汁始减,目始不明。六十岁,心气始衰,苦忧悲,血气懈惰,故好卧。七十岁,脾气虚,皮肤枯。八十岁,肺气衰,魄离,故言善误。九十岁,肾气焦,四藏经脉空虚。百岁,五脏皆虚,神气皆去,形骸独居而终矣"。

3. 男女衰老差别　《素问·上古天真论》曰:"女子……五七阳明脉衰,面始焦,发始堕,丈夫……五八肾气衰,发堕齿槁",讲的就是男女衰老表现的差别。

《女科百问·卷上》指出:"男子以精为本,女子以血为源。"女性的生理特点是"经、孕、产、乳",需要以血作为物质基础,故女性衰老始于肝木和阳明脉(脾胃)。35 岁左右的女性,阳明脉衰,"面始焦"——面部发黄、出现面斑,因为皮肤里的胶原蛋白流失了、变少了。"发始堕"——秀美的乌发逐渐开始掉落了。所以,这里需要提醒女性朋友们,不要为了美丽而饿着肚子减肥,因为过度节食可能导致脾胃虚弱,阳明经气血衰弱,出现掉发、月经不调、甚至提前闭经等早衰症状。男性的生理特点是生精、排精,故男性衰老以肾水衰老为先、以精气亏耗为主。所以男性 40 岁开始,头发开始变少、发际线上移,甚至过早进入谢顶男行列;牙齿枯槁、松动,再也不敢像年轻后生一样,用牙齿开啤酒瓶盖了。

4. 老人起始年龄　《灵枢·卫气失常》篇谓:"人年五十已上为老。"在中医眼里,年纪 50 岁以上就算是老人了。因此,也就有了孔老夫子那句著名的话——"五十而知天命"。年过半百的人,到了人生最成熟阶段,知道了自己的命运轨迹,所以不怨天;知道了自己的人生定位,所以不尤人;知道了自己"上有老下有小"的责任,所以不懈怠。个人理解,这应该就是我们普通人的"知天命"。孔圣人心中的"知天命"是什么呢? 我们不得而知,肯定是应该更有其高深含义吧。这里,还是要提醒中老年朋友们,在努力工作的同时,也要善待自己,千万不要忘记保养身体。

(二)衰老的主要原因

中医是如何认识衰老的原因呢? 中医既重视脏腑功能和精气神的作用,

又强调阴阳协调的重要意义。尤其重视肾和脾与衰老的关系,认为肾为"先天之本",人的"生、长、壮、老"都是肾中精气盛衰的体现。随着生长发育,先天肾精会逐渐损耗。如果先天禀赋不足,则容易发生早衰甚至早夭;后天过度耗损,如纵欲房劳、起居无节等也会竭耗肾精。脾为后天之本,气血生化之源,肾精有赖于脾运化水谷精微的滋养。如果脾胃虚弱,聚湿成痰、化瘀,又能诱发其他各种疾病,影响人体健康,加速衰老,表现出龙钟老态——精神不振、健忘、形寒肢冷、纳差少眠、腰膝无力、发脱齿摇、气短乏力,甚则颜面浮肿等。

(三)衰老的主要表现

中医认识生命、认识疾病的主要特点和方法是"整体观念"。那么,从"五脏为中心的整体观"角度,中医是如何看待衰老的呢? "五脏"是心、肝、脾、肺、肾五个脏器的总称,五脏的共同生理功能是"主藏精":化生和储藏精、气、血、津液、神等精微物质,是人体生命活动的物质基础,正常情况下不能外泻,所以叫"藏而不泻"。五脏精气充盛,则形强神旺盛,五脏精气亏虚,导致形神衰老——人的形体和功能出现衰退、衰败变化,按照五脏归属,主要有以下衰老表现。

1. 肝木衰老的表现 指(趾)甲干枯,眼目花乱,视物不明,遇事缺乏决断能力等。

2. 心火衰老的表现 气血运行不畅、脉道不利,青筋明显,舌窍不利,心神不明等。

3. 脾土衰老的表现 肌力降低,唇萎肉脱,涕泣俱出,口淡无味,纳食减少等。

4. 肺金衰老的表现 皮肤变得粗糙、出现皱纹、老年斑,涕泪不断,嗅觉功能减退,语言表达能力下降、口齿不清、经常出现口误等。

5. 肾水衰老的表现 头发脱落,牙齿松动,腰酸无力,听觉减退,二便不利,意志散乱等。

孙思邈在《千金翼方》中,还准确地描述了老年人常有的心理和社会异常表现:"万事零落,心无聊赖,健忘嗔怒",就是内心空虚、厌倦失落、记忆力减退、情绪易怒的意思。

三、"老寿善终"——长寿的最高境界

(一)何为五福?

《尚书·洪范·九畴》中说到,人有五种福气,即"福有五种,一曰寿、二曰富、三曰康宁、四曰攸好德、五曰考终命"。"考终命"就是"老寿善终"——尽享天年,长寿而亡的意思。

（二）老寿善终的内涵

老寿善终是人人都向往的一种"福报"，我们认为应该包括这些内涵：第一，长寿＋善终。两个条件都要达到，长寿是基本条件，善终是补充条件，互为补充，缺一不可。第二，笑对死亡。以坦然心态对待死亡，不为死神所恐惧和困忧。第三，无疾而终，没有慢性病的折磨和痛苦。第四，终生无憾事。人生一世，没有做过什么亏心事，也无特别挂念和遗憾之事。由此看来，"老寿善终"的门槛还不是一般地高啊！岁月无尽，生命有终，人活百岁，终有告别之时，古今中外皆然。步入垂老之秋，要正视死亡的必然。因此，老年朋友们要常怀平常之心，理性追求长寿。

（三）"善终"——追求"老寿善终"的重点

生命的最后一课是衰老和死亡，对于"老寿善终"，我们追求的重点是什么呢？应该是"善终"——自主、快乐、有尊严地走到生命的终点。在医学发达的今天，"无疾而终""安宁而终"却经常变得难以如愿。当年迈体弱的人得了不治之症时，家属和医生往往都有一种"不知所措"的反应。虽然国内外已开始探索"安宁缓和"医疗模式，希望能找到走出困境的办法，但现状依然是，相当一部分人生命中的最后一程，还是在重症监护室度过。

下面，讲一个笔者亲历的故事。一位89岁的老伯，他的老伴81岁，老两口在一起生活了65年，十分恩爱。老伯患有高血压、糖尿病、冠心病等多种慢性疾病，在老伯73岁和82岁时，先后两次发生"多发脑梗塞"，偏瘫、失语。经过积极救治，恢复良好，生活基本能够自理。2019年冬天，老伯再次突发"脑梗、脑出血混合性中风"昏迷不醒，积极救治5天仍无任何好转迹象。家属征询意见时，我提出患者高龄、基础病多、病情危重，救治结果难预测等因素的看法。虽然老伯的子女表示认同，但老太太伉俪情深，不愿放弃，近乎执着地要求继续抢救。老伯转入重症监护室后，依靠气管切开，上呼吸机等生命支持，维持和延长了7天时间，最后还是病重不治。老伯在十几天的抢救过程中，连对老伴说一声"再见"的机会都没有。这种痛苦的"抢救延寿"方式，对患者是否仁慈、是否有意义？我想，大家心里应该都会有自己的思考和判断吧。

因此，平时注重"未病先防，已病防变"，重视保健、增强体质，延长生命，免受或少受病痛，得享有生活质量、有快乐和尊严的寿限。"健康长寿，安宁故去"才是值得大家向往和追求的"老寿善终"。

四、抗衰防老之利剑——治未病

中医治未病包括未病先防、已病防变、已变防渐等方面的内容，其"防重于治"理念和方法对于慢性病的防治尤其适用，对保健养身、预防衰老具有重要指导意义。那么，大家具体应该怎么做呢？

（一）心态防老

正确认识衰老,以积极乐观的心态看待衰老,保持心态平和、保持情绪稳定。一些开朗乐观的老人常说:"年龄只是个数字,感觉老,才会真的老。"确实是很有道理的一句话。

（二）摄生防老

重点需要关注两个方面。

1. 未病先防　首先,强调摄生养生,防病于未然。要增强体质、预防疾病的发生,做到少生病、最好不生病。其次,在日常生活中,要注意防范车祸、跌倒、误吸、哽噎、压疮、烫伤、坠床等。这些意外事件的发生,致伤、致死、致残率很高,极大地危害老年人的健康甚至生命。

2. 既病防变　包括几个方面:一是重视疾病的早期诊断和早期治疗;二是患病之后及时控制疾病的发展、防止病情加重或恶化;三是病情缓解或治愈后,防止疾病复发和争取彻底治愈后遗症。比如,发现中风、心梗时,要及早治疗,避免残疾;如果出现失能(功能障碍),要尽早康复,恢复功能;如果确实恢复不了,就只能用拐杖、轮椅等辅具替代功能,并加强照护、防止并发症的发生。

总之,预防衰老越早越好,年轻时不自恃年富力强而忽视健康保养,年老时也不自怜自哀而丧失志气。如此方能未雨绸缪,防患未然,为年老后的延年益寿提前做足功课、打下良好的身体和心理基础。

第二节　无疾而终　安享天年

衰老是人生之必然。健康长寿、尽终天年,百岁乃去,从古至今都是中华儿女共同追逐的终极梦想!

一、什么是天年

（一）天年溯源

关于"天年",中华瑰宝经典巨著《黄帝内经》曰:"尽终其天年,度百岁乃去。"并有完整的《天年》篇论述。

（二）什么是天年

天年,就是天赋的年寿,即自然寿命。是上天赋予每个人的自然年限,是一个人身体各器官都保持在健康状态下的"自然寿命"。也可以说,"天年"是指人类在进化过程中形成的相当稳定的平均寿命的最高尺度,即寿命的极限。

人的生命是有一定期限的,那么人的"天年"也就是寿命到底是多少呢?

古代养生家、医家认为在百岁到百二十岁之间。

《尚书·洪范篇》曰："寿，百二十岁也。"《养身论》也说："上寿百二十，古今所同。"认为人的寿命最长可以达到 120 岁。

著名学者 H.Franke 在 1971 年提出："如果一个人既未患过疾病，又未遭到外源性因素的不良作用，则单纯性高龄衰老要到 120 岁才出现生理性死亡。"事实上，120 岁的天年期限与一般的长寿调查资料相符，自古至今超过这一生理极限的例子，也是不少的。

（三）现代科学对人自然寿数的认识

实际上，人类的"天年"到底是多少？这是一个极其复杂的问题，至今也没有一个定论。为了探寻这个问题，科学家采取调查和统计的方法，希望从关于人类长寿的历史记载、有关国家和地区的长寿调查等寻找答案。例如以长寿闻名的保加利亚，百岁以上的老人有 400 多人，即 10 万人中有 5.2 人左右。解放初期我国百岁以上老人有 3 384 人，最高年龄 150 岁。著名的长寿之乡广西巴马瑶族自治县，百岁以上老人，10 万人中有 11 人。从以上统计资料可以看出，人的寿命完全可以长达 100~150 岁。但是，这种调查和统计数据并不能让人信服。

人的自然寿命究竟有多长，科学家还进行了生物学方面的研究。最早如古希腊学者亚里士多德曾经指出："动物凡生长期长的，寿命也长。"这大概是关于"天年"最早的生物学研究了。目前，对"天年"的生物学研究有生长期论、细胞分裂周期论、性成熟期等三种经典的测算方法，来研究人类寿命。

1. 生长期论　法国著名的生物学家巴丰提出"生长期论"，认为哺乳动物的寿命约为生长期的 5~7 倍，通常称之为"巴丰系数"，认为哺乳动物寿命（年）＝生长期（年）× 巴丰系数。

例如：犬的生长期为 2 年，马为 5 年，猿为 12 年，象为 25 年。那么犬的寿命 =2 年 × (5~7)=10~14 年；马的寿命 =5 年 × (5~7)=25~35 年；猿的寿命 =12 年 × (5~7)=60~84 年；象的寿命 =25 年 × (5~7)=125~175 年。运用上述公式推算结果，与犬、马、猿、象的实际寿命是相符合。

由此推论，人的生长期为 25 年，则人的寿命 =25 年 × (5~7)=125~175 年。

2. 细胞分裂周期论　美国科学家海弗里克提出"细胞分裂周期论"，他曾对人类的肺成纤维细胞的分裂与增殖规律进行研究，并提出了根据细胞分裂次数来推算人类寿命的方法。

小鼠的肺成纤维细胞只分裂 14~18 次便死亡，其寿命为 3 年半；鸡的肺成纤维细胞分裂 13~35 次，其寿命为 30 年；海龟的肺成纤维细胞分裂 72~114 次，其寿命为 175 年，这都与上述动物实际寿命相符。

认为人体自然寿命与人类的肺成纤维细胞的分裂周期呈正相关，人类的肺成纤维细胞的分裂周期为 2.4 年,而一般人的细胞可分裂 40~60 次。按照计算,人类的自然寿命大概是 96~144 岁。

3. 性成熟期论　持"性成熟期"观点的科学家认为人的寿命与哺乳动物的寿命具有共同规律,哺乳动物的最高寿命为性成熟的 8~10 倍。哺乳动物的寿命 = 性成熟期 × (8~10)。

由此推算,人类的性成熟期在 14~15 岁。因此,人的自然寿命 =14 年 × (8~10)=112~150 岁。

总之,古今中外关于"天年"的研究,虽然没有定论,但一般认为,人的寿命应该可以超过 100 岁。

(四) 为什么很多人活不到天年?

既然人的天年在 100 岁以上,那为什么很多人活不到天年呢?这个问题问得很好!两千多年前,在《黄帝内经·素问》第一篇《上古天真论》中,黄帝问的第一个问题就是它,中医人称之为"千年第一问"。黄帝问:"余闻上古之人,春秋皆度百岁,而动作不衰;今时之人,年半百而动作皆衰者,时世异耶?人将失之耶?"黄帝的医学顾问岐伯回答说:"上古之人,其知道者,法于阴阳,和于术数,食饮有节,起居有常,不妄作劳,故能形与神俱,而尽终其天年,度百岁乃去。今时之人不然也,以酒为浆,以妄为常,醉以入房,以欲竭其精,以耗散其真,不知持满,不时御神,务快其心,逆于生乐,起居无节,故半百而衰也。"岐伯很好地回答了黄帝的问题,这一段经文也成为后世中医养生治未病的座右铭。

很多人活不到天年,现代医学又是怎样解释的呢?世界卫生组织提出,疾病的发生与四大基本因素密切相关,即生物遗传因素占 15%、环境因素占 17% (其中社会环境占 10%,自然环境占 7%)、医疗卫生服务占 8%、行为与生活方式占 60%。这四大因素影响人类的健康和寿命。不良的遗传因素、不健康的环境因素、不好的医疗卫生服务、不健康的行为和生活方式,促使疾病的发生和衰老的提前,有的直接引起了死亡,故使人的实际寿命远远低于"天年"。

1. 生物遗传因素　生物遗传是指生物经由基因的传递,复制与自己相同的东西、由亲代传递给后代,使后代获得亲代的特征、性状的一种现象。这就是说,我们每个人的基因来自于父母,是一种先天禀赋,这就是为什么要讲优生的原因。

遗传与健康有着密不可分的关系。民间有"先天强厚者多寿,先天薄弱者多夭"的说法,说明体质的强弱与人的寿命休戚相关。如果在自己家族里存在健康长寿基因,说明后代也有健康长寿的可能。但是这并不是决定性因素,先天的生物遗传因素只占 15%。因为虽然获得了较好的先天因素,但后天保养、环境、医疗条件等占更大比重。同时,倘若家族有病史,也会影响后代的健康和寿命,就必须采取针对性的预防和治疗。

　　人类健康、人口素质和遗传性疾病均受遗传影响,遗传决定了人类具体的生长、发育、衰老和死亡,很大程度上决定了人类个体的健康状况和后代的遗传素质。遗传性疾病的发病率和疾病类型在不断增加,一些危害严重的常见病,现已证明与遗传有关。遗传病严重威胁人类健康和人口素质的提高,是导致胚胎流产以及儿童死亡的主要原因,也是老人不能颐养天年的主要因素。

　　2. 环境因素　环境是指围绕着人类空间及其直接或间接地影响人类生活的各种自然因素和社会因素之和。人类环境包括自然环境和社会环境。自然环境是指围绕人类周围的客观物质世界,它是人类生存的必要条件。

　　在自然环境中,如气流、气温、气压、噪声、电离辐射、电磁辐射、动物、植物、微生物、PM2.5等。合理利用自然因素,以使其不会对人类健康带来不利影响,但是当某些因素超过人类的承受范围,或对自然环境进行破坏性利用,就会对健康造成危害。如环境污染、自然界的微生物、在高温环境下从事室外作业等,都会对健康带来不利影响。

　　社会环境就是我们人类在生产、生活和社会交往活动中相互形成的社会制度、经济状况、民族习俗、文化教育、生产关系和社会关系等,它们都会影响到人类健康。如一个区域的社会经济发展状况,会影响人口结构和居民健康状况。

　　3. 医疗卫生服务　医疗卫生服务是指促进及维护人类健康的各类医疗、卫生活动,它包括各类医疗卫生机构提供的疾病诊断和治疗服务、各种预防保健服务、疾病公共卫生服务。医疗卫生服务的范围、内容与质量直接关系到人的一系列健康问题。

　　4. 行为与生活方式　行为是人类在其主观因素影响下产生的外部活动,生活方式是指人们在长期的民族习俗、规范和家庭影响下所形成的一系列生活意识及习惯。随着社会的不断发展,一些不良的行为和生活方式正严重地威胁着人类的健康。如吸烟、酗酒、久坐、用眼过度、不吃早餐、熬夜、紧张、缺乏运动等,造成的身心疾病正在不断增多,严重威胁我们的健康长寿。可见,行为与生活方式是影响"天年"的最主要因素。

　　因此,中国公民健康素养倡导:"健康生活方式主要包括合理膳食、适量运动、戒烟限酒、心理平衡四个方面。"中医养生保健素养提出:"情志、饮食、起居、运动是中医养生的四大基石。"中医养生以及现代医学的任务就在于为防治疾病、增进健康、提高生命质量、颐养天年保驾护航,使人的实际寿命接近或达到"天年"。

二、先天天年与后天天年

(一) 什么是先天? 什么是后天?

　　先天与后天是中医学里常用的术语,通俗来说胎儿出生离开母体之前为人体的先天,胎儿离开母体之后为人体的后天。胎儿出生的先天时期又可分为父母受精卵的有机结合与胚胎在母体子宫的生长成熟两个阶段,前面是父母赋予新生命的神圣一刻,后段是新生命在母体子宫里十月的漫漫时日,先天环境里小生命的营养物质完全依赖母体的供给。十月怀胎一朝分娩,自小生命离开母体后,人体便进入后天生、长、壮、老、已漫长的后天生命环境里。

(二) 先天天年和后天天年共筑人之天年

先天天年,主要取决于父精母卵的质量与母体子宫十月生存营养环境,高质量的父精母卵与子宫十月环境自然会带来高质量先天环境,给小生命好的先天天年,反之亦然。常年道"先天决定后天",先天天年也同样决定后天天年,一般是好坏相随;但也有"逆天"成长的个案:英国前首相丘吉尔是个先天不足、自幼体弱多病的早产儿,最后居然生活成为90多岁的寿星。

三、中医的自然寿命观

"谨道如法,长有天命。""尽终其天年,度百岁乃去。""……能年度百岁而动作不衰……"中医的自然寿命观就是尽享理想天年。

健康长寿、百岁人生、无疾而终也是每个人的理想。现实中每个人的寿年长短不一。理想天年是先后天、天地人完美集合于一身:父母有强健的身体、良好的家庭生活环境、和平稳定的社会、和谐的人际关系、远离天灾人祸等。

在真实的生活环境里往往是:"人生不如意十有八九";有缺陷的人生常态造就了各样的现实天年:有夭折、有百病缠身、有百岁健在……2020年新冠病毒侵袭人类,不少人丧失了宝贵的生命,如果没有新冠病毒,或许他们都能好好生活与工作,健康长寿,尽享天年。我们的白衣战士在大疫面前义无反顾、冲锋在前,为百姓健康献出宝贵生命,过早结束了应有的理想天年,他们的现实天年也许有些短暂,却在人民心中获得永生——与天地同寿、与日月同辉。

四、养生与自然寿命的关系

人虽有超过100岁的天年,然而人们往往达不到这个自然寿数。这是为什么? 这是因为人们没有掌握好生老病死这个客观规律,进行积极的正确养生的缘故。"谨道如法,长有天命。"《黄帝内经》告诉我们只有积极而正确养生才能享有自然赋予的寿命——天命。从历代皇帝和医家寿命对比中,我们可以得到一些很有益的启示。

据史料记载:我国自秦始皇开始至清朝末代皇帝,共有皇帝259个,其中可查出生卒年份的有209人,但平均寿命仅39.2岁。其中活到70岁以上的长寿皇帝仅有8人,比例为3.8%。清高宗乾隆寿命89岁,在中国历代皇帝中长寿之冠是乾隆。

然而医家长寿者却比比皆是！仅从常见经传，其生卒年又较确切可考的近 70 名医家来看：超过 70 岁者近 30 人，比例为 43%。80 岁以上者近 20 人。其间寿 90 岁甚至百岁以上者也大有人在。而在 60 岁以下者，只有 5 人。50 岁以下者竟无一人。

依据《中国中医药报》的数据，截至 2019 年，我国已经去世的国医大师有 24 位，寿命最高 103 岁，最低 79 岁，平均 89 岁，远远高于世界和中国的预期平均寿命（表 6-1）。（世界卫生组织 2019 年公布的世界预期寿命，最高国家日本 83.7 岁，中国 76.1）。

表 6-1 国医大师寿命表

序号	姓名	生卒（年）	寿命（岁）
1	邓铁涛	1916—2019	103
2	王玉川	1923—2016	93
3	王绵之	1923—2009	86
4	方和谦	1923—2009	86
5	朱良春	1917—2015	98
6	任继学	1926—2010	84
7	苏荣扎布	1929—2014	85
8	李玉奇	1917—2011	94
9	李振华	1924—2017	93
10	何任	1921—2012	91
11	陆广莘	1927—2014	87
12	张镜人	1923—2009	86
13	贺普仁	1926—2015	89
14	班秀文	1920—2014	94
15	徐景藩	1927—2015	88
16	郭子光	1932—2015	83
17	程莘农	1921—2015	94
18	强巴赤列	1929—2011	82
19	裘沛然	1913—2010	97
20	干祖望	1912—2015	103
21	巴黑·玉素甫	1934—2014	80
22	石仰山	1933—2015	82
23	李士懋	1936—2015	79
24	周学文	1938—2018	80

第三节　带病延年　尽享天年

无疾而终、尽享天年当然最好不过了，但是，在医学发展的今天，仍然有大量疾病无法治愈。某种意义上说，每个人都是带病的人。生病生存是生命之常态，带病延年是无奈之选择，唯有正确认识疾病，正确面对疾病，积极养生保健，提高生存质量，尽享天年，我们才能度过一个有尊严、有价值的人生。

一、带病是生命之常态

国学大师南怀瑾曾经说过："有许多人身体看似多病，但是多病的人，往往能祛病延年，虽然整天病兮兮似的，却能活得很长寿。这是为什么呢？因为他晓得自己多病，就会时时注意摄生调养。一个看来身体非常健康的人，有时候反而忽然死了，因为他自己觉得身体很健康，没有病，往往就忽略了保健之道，所以一下就完了。"治不好的病怎么办？带病延年是最好的选择。那么，何谓带病延年呢？

（一）"带病延年"的出处

"带病延年"一语，出自清代医学家王孟英的《王孟英医案》。这里的"病"指的就是慢性疾病。王孟英用"带病延年"去安慰患者，希望他们即使患有慢性疾病，也要好好生活，也要像健康人那样延年益寿。

（二）带病延年的基本含义

带病延年应该可以拆开来看，一是"带病"：可以理解为带病的人，主要就是罹患各种慢性疾病的人。二是"延年"：顾名思义就是延年益寿。通过自我的保养。"带病延年"就是指那些身体虽患有某种疾病的人通过医生医治和自我的保养也能够像不患病的人一样高寿。

二、带病延年的辩证法

（一）疾病与生命常如影随形

回想一下过去，我们自己曾经生过多少次病？甚至是一年要生多少次病？在这里，我们要和大家一起深刻的了解这样一个事实：我们的过去，疾病其实常常光顾我们，我们就是在健康、疾病的不断动态变化中，一路生存到今天。

而现在呢？感觉一下我们的身体，是否完全健康舒适？我们现在就是完全健康的吗？或许，我们现在就有一些仍然没有痊愈的疾病伴随着我们。而且这种可能性非常之大。看一下我们自己，有没有脖子不舒服？有没有腰腿疼？有没有膝盖疼？最近有没有失眠？心情怎么样？我们要清楚地认识到，不仅仅是过去，即使就是我们当下的状态，也不见得就很健康，也许我们现在就在带病生存，不是吗？

那么，我们再想象一下我们的将来。我们将来会不生病吗？我们现在的疾病，将来就能完全康复吗？其实，无论我们现在是青年人、中年人，还是是老年人，在未来，疾病也将常常乃至一直伴随着我们，直到我们离开这个世界的那一天。

按照世界卫生组织提出的健康标准，其实我们很多人都不是绝对的健康。在某种意义上，每个人都是带"病"的人。也许你没有躯体疾病，肌肉结实，身体强壮，但是多多少少存在着心理的问题；也许你没有心理问题，积极向上，乐观进取，却从小就饱受着慢性疾病的困扰，如慢性遗传性疾病、慢性感染性疾病；也许你现在身体健壮、心理也健康，但是你却熬不过岁月。当你老了，许多慢性疾病就慢慢盯上了你，你开始记忆力下降、变得越来越固执，医生告诉你那可能是老年痴呆；当你腿脚不便、四肢关节疼痛，医生告诉你那是关节退行性病……所以人的一生就是与"病"做斗争的过程，每个人都是带"病"的人。

在任何一个时代，都有不能治愈的疾病，即使是医疗水平极速发展的今天，还远不能使所有的人与顽症痼疾"一刀两断"，仍有许多疾病无法根治，带病生存、带病延年便是人们不得不面对的现实。

（二）很多原因可以引起疾病

西医认为疾病是对人体正常形态与功能的偏离。比如我们认为一般人的血压波动在 90~139mmHg/60~89mmHg，如果在没有干扰的情况下，一个人多次检查收缩压达到或高于 140mmHg 和 / 或舒张压达到或高于 90mmHg，在排除了继发性高血压以后，我们就可以诊断此人患高血压。如前文所说，疾病的发生是由很多因素造成的，有遗传因素，比如血友病、唐氏综合征、先天愚型等与遗传基因变异有关。还有就是环境因素、年龄、体重超重与肥胖、长期过量饮食、运动量不足、营养失衡、吸烟与饮酒、病毒感染、自身免疫、化学毒物接触等因素。这里面最主要的就是生活方式的问题，生活方式不良，可以引发大量慢性疾病的发生。精神因素也是导致疾病发生的主要因素，如长期精神紧张、情绪激动等，可导致抑郁症、焦虑症等的发生。

（三）很多疾病无法治愈

疾病的分类有很多种，如果我们从疾病的病程来分，可分为急性病和慢性病两类。一般来说，急性病是指发病急剧、病情变化很快、症状较重的疾病，也就是我们所说的急性传染性疾病。如我们熟知的霍乱、2003 年的非典型肺炎、2020 年年初暴发的新型冠状病毒肺炎等。当然也包括没有传染性却起病急、病情危重的疾病,如急性阑尾炎、急性胰腺炎、急性心肌梗死、急性脑血管意外等。而"慢性病"的全称是慢性非传染性疾病,不是特指某种疾病,而是对一类起病隐匿,病程长且病情迁延不愈,缺乏确切的传染性生物病因证据,病因复杂,且有些尚未完全被确认的疾病的概括性总称。慢性病主要包括心脑血管疾病(高血压、冠心病、脑卒中后遗症等)、糖尿病、恶性肿瘤、慢性阻塞性肺部疾病(慢性气管炎、肺气肿等)、精神异常和精神病等等。急性病起病急、传染性强、病情危重,随着医疗技术提高,大部分的急性病都得到了控制,死亡率也大大下降。急性病的预后要么是经过积极治疗达到完全治愈,要么就是经过不正规治疗或者不治疗转成慢性疾病,而很多慢性疾病很难治愈。很多时候我们只能改善临床症状,缓解病情。如高血压、糖尿病、癌症、乙型肝炎、冠心病等,也依然只能是治标不能治本,不能达到真正的根治。对于高血压、糖尿病,我们只能说把血压、血糖控制在正常范围内,但不能说我们治愈了高血压、糖尿病。

(四) 慢病——长寿路上的拦路虎

慢性非传染性疾病(慢病)的负担在全球范围内快速增加,全球疾病总负担的近五成由慢性疾病所致。在 2001 年,全球 5 650 万总死亡人口中,约 60% 死于慢性病;全球疾病总负担的 46% 由慢性疾病所致。2020 年,全球总死亡的 75%、全球疾病总负担的 57% 将由慢性非传染性疾病所致。而且慢性疾病控制不佳可进一步转为急性危重疾病,如高血压长期控制不佳,可出现急性心肌梗死、急性脑血管意外等急性危重疾病,严重危害人类的健康。可见,慢性疾病迁延日久,病因复杂,而且有不断恶化的趋势,是场持久战。一时很难治愈,人力物力花费很多,对于人体健康的损害和家庭社会的危害尤为严重,慢病是长寿路上的拦路虎。在当今社会,预防和控制慢性疾病尤为重要。

综合以上的介绍,我们可以看出,带病生存其实是一种常态,带病延年也是一种不得不面对的现实。我们每个人都应该对疾病有一个正确的认识,这样我们才能更好地面对疾病,帮助我们更好地预防疾病、促进疾病的康复,在疾病确实无法完全康复的情况下,也能够正确地认识,正确地面对,提升生活质量,带病延年、带病长寿,过一个意义的人生。

三、带病延年尽享天年不是梦

也许很多人会说:"我现在疾病缠身,身心痛苦,你和我说'带病延年不是梦',多半是无奈下的安慰之语"。是的,谁的理想不是无病无痛的一生呢? 可那也只能是理想,因为之前我们已经阐述了在某种意义上我们每个人都是带"病"的人,我们追求健康长寿,而疾病却与我们"如影相随"。其实疾病和高寿并非是势不两立的,曾有调查发现,高寿之人并非都是无病一生,有大约三分之一的人患有慢性疾病,而这些疾病大多数跟随他们一半以上的人生。古今中外都有许多带病养生仍然高寿的名人。下面我们列举一些我们中医领域有代表性的例子。

(一)一代药王孙思邈

说起孙思邈我们一定不会陌生,他的《大医精诚》一直是我们医学生的座右铭,他还是唐代的"药王",是年逾百岁的老寿星。可又有谁想到孙思邈从小就赢弱多病,为了治病常要请医生,沉重的医药费用差点弄得他倾家荡产。后来他立志攻读医学,"博极医源,精勤不倦""白首之年,手不释卷",活到老,学到老,最终成为一位德高艺精的名医。在治病救人精进医学的同时,他悟出了养生保健的重要性,在实践中总结出一套简单易行的科学养生方法,即"动以养身,静以养心"。他认为"流水不腐,户枢不蠹,以其运动故也。"强调每日"必须调气补泻,按摩引导为佳"。通过坚持养生功法的练习及饮食生活各方面的调摄,使他从一个赢弱多病的患者,转变成为年逾百岁的老寿星,并且为祖国医学事业做出了巨大的贡献,不但活得长,而且活得好,成为典范,让人佩服。

(二)国医大师陆广莘

陆广莘是我国著名的老中医、首届国医大师称号获得者,享年87岁。他年轻时候曾患过肝病,甚至到了很严重的肝硬化阶段,经过积极治疗,以及通过自我心态的调整使得疾病痊愈。他曾说"患病时间长达26年,但是我的病也好了20多年了,现在每年都会体检,都说我转氨酶等指标是正常的。"陆老心态乐观,治疗疾病积极主动,虽然罹患肝病仍能延年益寿,在他80多岁高龄时仍身体很好,走路似小跑,上下楼梯都可两步当作一步。

(三)国医大师邓铁涛

邓铁涛,首届国医大师,著名中医临床家、理论家、教育家。邓老享年103岁,实现了"上古之人"所追求的"尽其天年,度百岁乃去"的愿望。虽然邓老也有高血压、冠心病这些慢性疾病缠身,但一直控制很好,到100岁高龄时仍思维清晰,耳聪目明,语言流利,步履坚稳。如此高品质的康寿,离不开邓老坚持"上工治未病"的治未病理念,以及"养生重于治病"的养生保健方法。邓老认为:"上工治未病"包括"未病先防"和"已病防变"两个方面的内容,通过"身心和谐""天人相应"和"识病防病"三个方面来实现。而"养生重于治病",养生要"动静结合,静而养心,动而生阳"。邓老言传身教、身体力行,为我们留下了很多宝贵的医学经验,更可贵的是用行动来指导世人养生保健的方法,使得更多人可以带病延年益寿。

(四)普通人也可带病延年

著名医家可以战胜疾病,带"病"延年,我们普通老百姓可以吗? 答案是肯定的。

糖尿病近几年发病率特别高。在我国健康人群调查中,约50%的成年人存在糖耐量异常(有患糖尿病风险),约11%患有糖尿病。在我的门诊中罹患糖尿病的患者也特别多,有些严重的患者还合并了糖尿病的并发症,如糖尿病血管病变、糖尿病的眼底病变、糖尿病肾脏病变……但是大部分的患者在医生的指导和治疗下,通过自己的饮食和运动控制,不仅血糖控制不错,生活质量也不错。70多岁的钟伯就是其中一个例子,他有糖尿病家族病史,年轻时应酬多,常暴饮暴食、吸烟饮酒,40岁就得了糖尿病,身体困乏、日渐消瘦,十分痛苦。当他得知确诊2型糖尿病后,他就开始决心改变自己的饮食生活习惯,严格控制饮食,每天坚持锻炼,到现在已经有30多年的糖尿病病史,体检仅仅有轻微的视网膜病变和心脏及血管动脉粥样斑块,其他情况都挺好。他经常开玩笑说:"有了糖尿病,让我更加重视健康,坏事反而变好事。"他觉得自己还很年轻,到处去旅行,比很多年轻人还有活力。

从孙思邈、陆广莘、邓铁涛,到我们的普通百姓,一个又一个带病仍然高寿的人都证明了只要合理管理好我们的慢性疾病,"带病延年不是梦"。正如明代著名医学家张景岳所说:"先天之强者不可恃,恃则并失其强矣;后天之弱者当知慎,慎则人能胜天矣"。我们每个人都要经历生老病死,只要我们用积极健康的心态来看待疾病、管理疾病,从而改变机体的抗病状态,这样虽然"疾病缠身",仍然可以实现品质生活、带病长寿。

四、带病怎样才能延年

现在社会安定,生活条件好了,医疗条件提高了,延年益寿不再是一种奢望。但是延年益寿不是意味着我们把疾病消灭了,而是管理好的我们的慢性疾病,通过中医传统养生理念管理好我们自己,争取主动权,做我们健康的主人,我们带"病"延年益寿。

(一)带病如何延年,重视疾病管理

慢性疾病严重危害了人类的健康,是尽享天年的拦路虎,做好疾病管理尤为重要。

1. **疾病管理**　简单地说,所谓的疾病管理:就是在医生的科学指导下,人们主动参与,通过各种积极的干预方式(临床方式和非临床方式)达到预防疾病发生、发展、复发及治疗疾病,不断改善人群健康。

2. **疾病管理的内涵**

(1)管理对象:疾病管理到底管理些什么呢？是管理"疾病"和"人"。目标疾病是指常见的特定的一些慢性疾病。目标人群是指患有这些特定疾病或慢性疾病的个体或人群。目前影响我们健康的常见疾病有高血压、冠心病、脑

血管意外、糖尿病、肿瘤等。

（2）管理目的：理想情况下，疾病管理可以改善病情、预防疾病的恶化加重，控制昂贵的卫生资源的使用。在临床和经济结果评价的基础上，力争达到不断改善目标人群健康的目的。

（3）主要特点：疾病管理强调注重以临床和非临床相结合的干预方式，并以预防手段和积极的病例管理作为绝大多数疾病管理计划中的两个重要组成部分。

3. 疾病管理与健康管理的关系 说到疾病管理，我们一定会联想到一个词，那就是：健康管理。我们也对这两个概念的关系有一个基本的认识。

疾病管理的对象比较窄，主要是已经患病的人，其目的是促使疾病康复，预防恶化等。健康管理的对象则相对广泛，包含了健康人群、疾病人群、亚健康人群等全人群。其目的也更广泛，除了疾病管理的目的外，还包含了预防疾病发生的目的。因此我们可以这样认为：健康管理的范围相对较广，包含了疾病管理的内容，疾病管理是健康管理的一个重要组成部分。

虽然疾病管理范围较窄，但实际操作上，包含了健康管理的大多数内容，尤其是养生保健、健康管理的内容。如合理膳食、科学运动、心理平衡等。在概念上有所区分，而在实际操作上两者是相互交融的，不可分割的。

本章内容，重点介绍带病延年，因此我们在此重点介绍疾病管理的内容，健康管理请参考前面有关章节。

（二）健康由我做主，加强自我管理

俗话说得好，求人不如求己。疾病管理最重要的是依靠自己，最大的障碍也就是我们自己。无法坚持，就无法战胜自己。

孔子说："为人父母者，不懂医不可谓之慈；为人子女者，不懂医不可谓之孝。"我们儒家传统文化最大的两门学问，就是修身和齐家。近年来，我们大部分人把这两门学问交给了医院，交给了学校，以致在纷繁的世间中迷失了自己。先贤早就告诉我们，修身最能了解自己，修身才能管理好自己，进而解决人生面临的迷茫和困惑，积极进行自我改善和调整。

（三）管理关口前移，治未病要牢记

自我管理的内容很多，疾病的知识也有很多，作为一个普通人，学习起来确实有一定的难度，但是我们可以化繁为简，把握核心。其实自我管理有关的核心理念和方法大多已经包含在中医治未病体系里了，只要我们能够把握中医治未病的理念和方法，再结合一些现代医学的合理内容，就能够很好地做好自我管理。

1. 治未病溯源 《黄帝内经》首次提出了"治未病"的中医防治疾病的基本思想。元代朱丹溪指出："与其求疗于有疾之后，不若摄养于无疾之先。盖

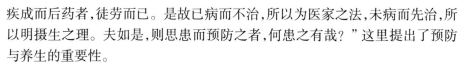

疾成而后药者,徒劳而已。是故已病而不治,所以为医家之法,未病而先治,所以明摄生之理。夫如是,则思患而预防之者,何患之有哉?"这里提出了预防与养生的重要性。

2. 治未病内涵 我们认为"治未病",是指通过一定的防治手段以阻断疾病发生、发展,从而使这种潜病态向健康方向转化,属于疾病预防和治疗的范围。中医"治未病"应该包括至少以下三个方面的内涵,即"未病先防、已病防变、瘥后防复"。其核心,落实在"防"和"养"上,充分体现了"治未病"的思想。

3. 为尽享天年保驾护航 人食五谷杂粮,难免会有五脏病变,流感极为常见。2020年1月,一场全球肆虐的流感让全国各个医院挤满了患者,甚至医生们纷纷累趴、病倒;尤其是儿科更是人满为患,儿科医生苦不堪言,医生、患儿及家人都深受其害。

作为一名中医人,平日里以中医治未病养生理念指引家人饮食起居,经常向周边的亲朋好友普及养生治未病及防病常识,不觉得流感困扰自己,即使有个别出现发热、咳嗽、腹泻、呕吐等不适症状,经过中医药治疗会很快痊愈,明显缩短病程,且没有过多的不适症状。使用中医药,使自己不被流感受累而困,还略有小得……

有一天半夜,笔者女儿突然从床上爬起来喊肚子疼,接着又呕吐了一些食物。因为家里从不备药物,只有一些艾条;当时只能就地取材,点燃艾条,帮她艾灸神阙(肚脐眼),仅仅十几分钟后,孩子冰凉的小腹就很快暖和起来,腹痛也得到缓解,一会儿就安静地睡着了。第二天早上起来,看看她精神有点疲倦,就让她请假休息了一个上午,下午她就去上学了。过了几天才知道,她们班里那天有十几个学生都出现了类似症状,有的请假休息了一整天,有的请了二、三天。看来流感确实影响甚广,他们的具体症状及治疗不得而知;但可以肯定的是,女儿是不药而愈,好得最快的一个。

艾灸是养生治未病、健康长寿的理想选择;早在晋隋时期著名医家陈延之在其《小品方》中便指出:"夫针须师乃行,其灸则凡人便施……"灸法简便易知,普通民众都可学习以自灸,在预防保健、常病治疗、病后康复等方面都有理想的疗效。

流感季节,如果用好中医治未病思维,能够有效预防流感光顾,即使身有小病亦可以快速痊愈实现既病防变,为尽享天年赶走拦路虎,保驾护航。

4. 从新冠肺炎看治未病的价值 中医治未病贯穿了新冠肺炎预防、救治和康复的全过程。仝小林院士介绍,中医"治未病"体现在三方面:第一是"未病先防"。这是针对大量居家隔离的疑似患者和有发热、乏力等症状的人群,为他们提供通治方治疗,起到了消除症状、防止发病的作用。第二是"已病防变"。让轻型患者第一时间服用中药,防止转为重症,而患者到了重症时,用中药配合西医救治,从而减少死亡。我们在武汉市中西医结合医院开展研究,发现使用中药汤剂组的重症和危重症患者死亡率降低八成以上,证明中医具有"已病防变"的效果。第三是"瘥后防复"。中医药在促进康复方面具有优势。特别是非药物疗法,比如用艾灸加火罐治疗,还有五禽戏、八段锦等,可有效防止旧病复发或衍生出其他病。

可见,"治未病"的理念是我们养生防病治病必须遵循的原则,然而每种慢性疾病又有自己的发生及传变规律,我们该如何运用"治未病"的理念来预防和治疗疾病? 如何通过慢性病的管理达到"带病延年"呢?

(四)防治调养措施,全面综合参与

带病还能延年,关键在于依据治未病理法,进行全面综合调理。除必要的药物治疗外,还要从生活、工作、饮食、体力劳动、心理、情绪等方面进行适当的调整。在此选取几个要点介绍如下。

1. 积极治疗疾病　树立战胜疾病的信心,勇敢面对疾病,积极配合医生,治疗疾病。只有医患携手合作才能战胜病魔。例如,对于多发性肿瘤,是不可能通过手术来解决根本问题的,放疗以及化疗对于身体损伤大,患者生存质量会明显下降,而且效果并不是十分理想,但通过中医药治未病理论,可以延长生命。中医认为癌是正气不足,气滞、痰凝、血瘀日久而引起的,治疗癌症要以"软坚散结"为原则,通过辨证施治,可延长生命、减轻痛苦、防止复发转移,最终实现"长期带瘤生存"。只要你开心,只要你不发脾气,就有可能好好颐养天年。

患病后,要防止感染、避免疲劳、避免情绪激动;要定期做医学检查,了解疾病的现况和全身健康状况;要多阅读一些相关的科技卫生书刊,经常检查病情变化情况,并不时听取专家的具体指导。在经济、物质条件许可的情况下,选择最佳的治疗方案,以战胜病魔。传统的养生保健方法,如揉腹、摩耳、擦背、梳发、叩齿、保健灸以及小型家用医疗保健器械等,有简便易行的特点,对一些慢性病的防治常有意想不到的效果,不可等闲视之。

2. 学会养心修身　疾病如何治疗就交给医生来定方案吧,作为带"病"的我们应该如何管理好自己呢? 最重要的是管理好我们的"心",其次再管理好我们的"身",也就是"养心修身"。

何谓"养心"? 孟子曰:"养心莫善于寡欲",意指修养内心,最好的方法莫过于减少欲望。国医大师邓铁涛则认为:"养心即养神,心定则神聚,心浮则神散",并介绍了可以通过诵读经典、练习书法、打坐调息等方式去养心。良好的心态非常重要。每个人都希望健康,但随着岁月的流逝,难免会出现这样或那样的毛病。学会与疾病和平共处,不失为一种上策。正确对待疾病,既来之则安之。有些人一旦被告知有病之后，便从此背上了沉重的包袱，总担心自己活不长了。其实，生、老、病、死是一切生物的自然规律，人类也不例外，只不过人有精神、思想，可以采取积极、主动的措施，在一定程度上掌握自己的命运。疾病与健康都不是绝对的。"既来之，则安之"，这是哲人对待疾病的精辟论述。一个"安"字，道出了养病的哲理，急躁、悲观、绝望、拒治等态度均是不足取的。要懂得以"巧"取胜，才能使得生命之水长流。

"修身"也可以说是"养身"，往大点说就是"养生"。养生是中华民族的瑰宝，是中华民族传统文化的一个有机组成部分。食疗药膳、四时养生、各种养生功法等等这些都是我们的先贤在长期的生活实践中认真总结生命经验的结果。

3. 调整生活方式 中医药凝聚着深邃的哲学知识，蕴含着极高的智慧，是中华文明起源的重要标志。我们的老祖宗用 12 个字高度总结了健康的生活方式"食饮有节、起居有常、不妄作劳"。老祖宗早就告诉我们如果不好好吃饭，不好好睡觉，一天到晚老是在外瞎忙，这三者就会把你干掉。任何人都不能违背自然。中华民族的健康养生理念，是不讲治病，而是讲健康，讲养生，治未病。治未病究竟是治什么病，很多人不清楚。譬如说，遗传病，是可以治疗的，在他还没有形成以前，我们就把他干掉，这就叫治未病。又譬如通过接种疫苗，提高自己的传染病防御能力，也是治未病。又如使用安全烹饪方法，可以防止食物性疾病的发生。不良食品制作和饮食习惯，常常是造成食物性疾病的主因。事实上，微生物喜欢所有食品，特别是放在室温环境下时，冷藏可以减缓或阻止大部分微生物生长。给熟食和生食准备单独的砧板，并在吃之前确保清洗所有水果和蔬菜。就可以防止食物性疾病的发生。

最后，祝朋友们都能顺顺利利地度过喜寿（77 岁），高高兴兴地超过米寿（88 岁），健健康康地越过白寿（99 岁），轻轻松松地奔向茶寿（108 岁），努力活到人类理论寿命，实现花甲重逢。气和体柔，长寿可求，这就是中医的智慧。百岁而动作不衰。为"健康中国"的实现担负起时代的责任。

第四节　防控慢病　带病延年

通过前面的介绍，我们已经理解了，带病延年是可行的，也介绍了通过中医治未病做好疾病管理的核心理念和方法。但这还是不够的，对一些常见疾病有所了解，也是很有必要的。本节介绍最常见的一些疾病知识和保健方法，做到心中有数，有备无患。

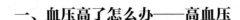

一、血压高了怎么办——高血压

年轻人特别是年轻的女性朋友,总是说自己的血压低了,其实他,(她)们的血压是正常的低值,而很多人四五十岁的时候,体检或者看病时发现自己的血压怎么就高了呢? 这很可能是真的高了。高了怎么办? 首先,要想到高血压。

(一) 高血压基本概念

1. 什么是高血压　高血压是在未用抗高血压药的情况下,收缩压 ≥140mmHg 和 / 或舒张压 ≥90mmHg。

2. 高血压怎么分类　临床上高血压可分为两类:一类是以血压升高为主要临床表现,而病因尚未明确的独立疾病,称为原发性高血压;另一类是继发性高血压,又称为症状性高血压。在这类疾病中病因明确,高血压仅是该种疾病的临床表现之一。原发性高血压又称为高血压,因其占所有高血压患者的90% 以上。所以,我们平常所说的高血压即指原发性高血压。

3. 高血压有什么症状　大多数没什么症状,所以高血压又被称为"无声的杀手"。部分患者会出现:头晕、头痛、颈项发紧、疲劳、心悸、耳鸣、失眠、手足麻木等症状。

4. 高血压的危害是什么　高血压是最常见的慢性病,也是心脑血管病最主要的危险因素。高血压会导致心脑肾等主要器官的损害,引起脑卒中,冠心病和肾脏病。血压愈高,危害愈大。早在 1992 年,全世界死于心血管疾病的人 1 200 万人 / 年。目前全国现有高血压患者 2.7 亿。在我国死于心血管疾病的人为 1 人 /15 秒。

(二) 高血压形成的原因

高血压属于中医学眩晕、头痛、心悸及肝阳等范畴,中医认为引起高血压的病因主要有以下几个方面。

1. 情志失调　长久持续的精神紧张、压力大可以使人体的气机紊乱,脏腑的阴阳失衡,气血失调导致高血压发病。

2. 饮食不节　食盐过多,口味过重,过食肥甘厚味,令人内热,热郁化火,造成动脉硬化,血压升高。

3. 不良嗜好　吸烟、酗酒均可导致血压升高。

4. 劳逸过度　过度的劳或者逸,都会引起血压的改变。劳力过多,耗伤元气;劳神过度就会伤阴,阴一虚,肝阳上亢就来了。过度安逸也不行,中医说"久卧伤气,久坐伤肉",越是不动,气血就越不流畅,导致脾胃功能异常,痰湿内生,痰湿阻滞血脉导致血压升高。

5. 先天禀赋异常　高血压有一定的遗传性,有家族史的人群高血压发病率较高。

（三）高血压管理与干预

1. 高血压管理与干预目标　高血压患者的规范管理、干预目标就是：保护心、脑、肾及血管功能，避免或减少心脑血管事件和肾衰竭的严重后果，达到延年益寿目的。

2. 高血压的防治措施　高血压防治措施可以概括为：高血压防治的"三大纪律八项注意"。

（1）三大纪律：第一生活规律化；第二饮食科学化；第三文体活动经常化。

（2）八项注意：①保持血压正常；②保持正常体重；③保持正常血脂；④饮食平衡；⑤戒烟限酒减盐；⑥坚持适度的体育锻炼；⑦讲究精神心理卫生；⑧树立自我保护意识。

（四）中医调养与内外治

中医对高血压可以采用中药和中医非药物治疗进行保健、调理，主要可以从起居、饮食、情志、运动等方面在日常生活工作中进行自我调养。

1. 生活起居调养

（1）原则：顺应四时，调节阴阳。

（2）措施：①春季肝气当令，万物生发，血压易偏高，应多做户外活动，注意戒怒；②夏季炎热，暑湿为邪，注意饮食勿过油腻及生冷，勿使大汗伤津；③秋季干燥，阴虚之人当注意勿使津伤阴亏；④冬季寒冷，肾阳不足之人当注重保护阳气，宜足浴；⑤定时监测血压；⑥作息规律。

2. 饮食调养

（1）原则：合理膳食可降低收缩压 8~14mmHg，清淡、均衡、低盐、低脂、低热量。

（2）措施：

1）低盐饮食：每天食盐多摄入 2 克，收缩压和舒张压分别升高 2mmHg 和 1mmHg，低盐饮食可降低收缩压 2~8mmHg，世界卫生组织提倡每人每天食盐摄入量不超过 6 克。

2）低脂肪饮食：饱和脂肪酸对人体有害，应减少摄入，减少动物脂肪摄入，尤其注意隐蔽的动物脂肪如香肠、排骨等。每人每天烹调用油 <25 克。不饱和脂肪酸对人体有益，应增加摄入用橄榄油或菜籽油代替其他烹调用油每周吃 2 次鱼。

3）食材选择：高血压患者在季节变换中要少吃酸性食品，多吃能补益脾胃的食物。如瘦肉、禽蛋、大枣、水果、干果等。多吃韭菜、菠菜、荠菜和葱等新鲜蔬菜，能有效降低胆固醇，减少胆固醇在血管壁上的沉积，利于血压的调控。多吃甘温食物，如大枣、花生、玉米、豆浆等。

4）药膳推荐：杜仲羊肾汤，杜仲，五味子，羊肾，姜、葱、盐、料酒适量。杜仲、五味子洗净包好，加水煮约 1 小时后加入羊肾片（已去筋膜），加姜等调料再煮 30 分钟，去药包调味即成。

5）茶饮推荐：①菊楂决明饮，菊花、生山楂片、草决明子各适量，开水冲泡饮服；②杞菊茶，枸杞子、白（杭）菊花、绿茶各适量，开水冲泡饮服；③杜仲茶，杜仲、绿茶各适量，用开水冲泡，加盖 5 分钟后饮用。

3. 情志调养　得了高血压要重视，但不要紧张，平时要保持乐观的心情，注意缓解精神压力和紧张情绪，多培养兴趣，如画画、下棋等。

4. 运动调养　适量运动，规律的体育锻炼可降低收缩压 4~9mmHg。

根据自身年龄和体质经常地、规律地运动，以户外有氧运动为主。如散步、慢跑、游泳、骑车、爬楼、太极拳、气功锻炼等节律慢、运动量小、竞争不激烈，且不需要过度低头弯腰的项目为宜，并以自己活动后不觉疲倦为度。

5. 药物沐足

【邓铁涛教授"浴足方"】

（1）组成：怀牛膝、川芎各 15 克，天麻、钩藤（后下）、夏枯草、吴茱萸、肉桂各 10 克。

（2）做法：上方加水 2 000ml 煎煮，水沸后 10 分钟，取汁趁温热浴足 30 分钟，上、下午各 1 次，2~3 周为 1 疗程。

6. 中成药　松龄血脉康胶囊：由鲜松叶、葛根、珍珠层粉组成。具有平肝潜阳，镇心安神的作用。用于肝阳上亢所致的头痛、眩晕、急躁易怒、心悸、失眠；高血压及原发性高脂血症见上述证候者。

二、吃出来的病——糖尿病与痛风

大家一定听说过，身边有人得了糖尿病，以后再也不能吃糖等甜的东西了。也听说过，有人吃海鲜配啤酒，导致痛风复发，脚疼得走不了路。糖尿病和痛风都是吃出来的病吗？

（一）糖尿病和痛风是什么

糖尿病患者是怎么被发现的呢？据说 5 世纪印度有两名医师发现，有些患者的尿液容易吸引蚂蚁，检测发现这一类患者尿中的糖分非常高，也就是说尿是甜的，他们把这个疾病命名为糖尿病。

现代医学认为，糖尿病是一种代谢性疾病，它的主要特点是血里面的糖分不能转化成人体需要的能量，消耗不掉，在血中异常蓄积。体内血糖增升高，血液十分黏稠，给大脑反馈了需要稀释的信号，所以得了糖尿病的患者，老是想喝水，吃得多，尿得多，但是人却感到十分乏力和逐渐消瘦。我国唐代初期的医家也已经发现这种疾病有令人口干消瘦的特点，所以把它称为"消渴"。

中医古籍《外台秘要》的作者王焘也提出了消渴病"每发即小便至甜"的概念。中医认为过食膏腴、体肥会导致消渴。中医名著《素问·奇病论》中有论述："……数食甘美而多肥也，肥者令人内热，甘者令人中满，故其气上溢，转为消渴"。译成白话就是，吃太多油脂或甜食会得消渴病。

和糖尿病类似，痛风也是一种代谢性疾病。我们身体里有一种叫作嘌呤的有机化合物，嘌呤在体内代谢后的产物就是尿酸，我们体内的嘌呤80%是内源性的，是肌肉和蛋白质分解后的产物，而20%是由进食动物肉类、内脏和海鲜贝类、豆制品这些食物后摄入的，嘌呤代谢后变成尿酸。嘌呤不能正常代谢，尿酸就会产生过多或者排泄不良而致血中尿酸升高，血里的尿酸盐结晶最喜欢沉积在骨关节处的关节滑膜、滑囊、软骨及其他软组织里面，刺激人体组织出现无菌性炎症，医学上称之为痛风性关节炎。在正常嘌呤饮食状态下，非同日两次空腹血尿酸水平男性高于$420\mu mol/L$，女性高于$360\mu mol/L$，即可诊断为高尿酸血症。

糖尿病和痛风都是现代的高发疾病。2019年国际糖尿病联盟报道全球有4.63亿成年人患有糖尿病，如果不采取有效的预防措施，预计到2045年将增加到7亿。我国高尿酸血症的发病率也在不断升高，根据近两年的统计，我国的高尿酸血症患者超过1亿，约占总人口的10%—13%，其中多食海鲜的沿海地区、多食肉食的内陆牧民聚集地区发病率要更高。

痛风属于中医痹证的范围。中医认为痛风的病因有内外因之分。内因主要是饮食肥甘、七情、劳倦；外因：与感受风、寒、湿、热有关。可影响肺、肝、脾、肾各脏器，既有皮毛经络的淤滞，又可见脏腑虚损的诸症。在痛风的急性期，往往表现为湿热痹证，关节红肿热痛，在缓解期可表现为肝肾不足，气滞血瘀之证。

（二）糖尿病和痛风有什么危害

糖尿病会造成身体很多器官的并发症，如糖尿病肾病、糖尿病血管病变、糖尿病足，糖尿病眼底病变等等。糖尿病肾病会导致肾衰竭，最终尿毒症终身透析。糖尿病血管病变会导致我们熟悉的冠心病和脑梗死，致死或者致残。糖尿病足会导致肢体坏死，是常见截肢的原因，糖尿病眼底病变则是一种致盲性疾病。

痛风的疼痛是非常剧烈的，甚至可以达到十级疼痛。而高尿酸的危害远不止疼痛一种，它会损害人体血管的内皮细胞，导致血管的收缩状态，产生高血压、心脏缺血、动脉硬化等一系列问题。特别不容忽视的是，高尿酸血症还能引起肾脏损伤。此外研究表明，高尿酸血症还与糖尿病、高甘油三酯血症、代谢综合征有密切关系。

（三）糖尿病和痛风会缠上哪些人

1. 饮食不节之人　无论是糖尿病还是痛风，发病的关键都在于营养物质和营养代谢产物在体内蓄积,不管多有营养的物质,过多了就是疾病,排不出去也是疾病。吃东西没有节制,喜欢吃,满足了口腹之欲,却带来了身体的痛苦,把这两种疾病称为甜蜜的负担,一点也不为过。

2. 情志失调之人 精神的紧张、情绪的激动、心理的压力会引起升高血糖的应激激素分泌大量增加。这些激素会对抗胰岛素,若长期大量地释放,势必造成内分泌代谢调节紊乱,引起高血糖,导致糖尿病。

3. 劳倦过度之人 笔者身边的中年成功人士,好几个都有血糖升高而且难以控制,同时经常痛风发作,追问他们的生活方式,都有长期面对巨大的压力,睡眠不足,运动过少等因素。这是因为过度劳累也会导致胰岛功能紊乱,尿酸代谢紊乱,胰岛素分泌异常,尿酸蓄积,导致糖尿病和痛风。认真调整了工作节奏,睡眠作息正常以后,这些成功人士也成功地挽救了自己的血糖水平和痛风性关节炎。

4. 先天禀赋不足之人 1型糖尿病多发生于青少年,是先天不足导致的疾病。父母有糖尿病、痛风的人,罹患糖尿病和痛风的几率比其他人要高得多,这些都属于中医先天禀赋不足的范畴。如果上一代直系亲属中患有糖尿病、痛风,就要非常警惕,每年体检都要检查血糖、尿酸情况。

（四）糖尿病的中医养生保健

糖尿病的生活方式控制,包括管住嘴、迈开腿、戒烟限酒,心理调适。大家都耳熟能详了,本篇从中医的角度,给大家提供一些保健方法。

1. 中医食疗 中医根据累及的脏腑把糖尿病(消渴病)分为上消、中消、下消,我们可以以脏腑分类对糖尿病进行食疗。

(1)上消:病位在肺,以口渴多饮为主,可清热润肺生津,用沙参玉竹桑叶饮。

沙参玉竹桑叶饮:沙参10克,玉竹10克,桑叶10克,煎水代茶饮。

(2)中消:病位在胃,以多食善饥为主,可健脾清胃泻火,用知味饮或怀山猪胰汤。

1)知味饮:知母15克,西洋参5克,五味子3克煎水代茶饮。

2)怀山猪胰汤:怀山20克,猪胰半只,适量水煲汤,喝汤吃猪胰。

(3)下消:病位在肾,以多尿为主,可滋阴补肾缩尿,用生熟地煲猪龙骨汤。

生熟地煲猪龙骨汤:生地10克,熟地10克,猪脊骨适量,煲汤。

2. 中成药

(1)六味地黄丸:宋代太医钱乙所著《小儿药证直诀》中的方剂,具有滋补肾阴的功能,适用于肾阴虚型糖尿病。宜在医生指导下使用。

(2)石斛夜光丸:有滋阴补肾,清肝明目的作用,用于治疗肝肾两亏,阴虚火旺型的糖尿病视网膜病变。宜在医生指导下使用。

(3)消渴丸及参芪降糖片等：多有益气养阴、滋脾补肾等作用,但部分中成药中加有西药降糖药物,宜在医生指导下使用。

(五)痛风的中医养生保健

1. 中医食疗 薏苡仁、芡实等药物是利水渗湿药,薏苡仁还有通痹止痛的功效,有降尿酸的药理效果,薏苡仁芡实煲冬瓜排骨汤,有利水止痛清热消肿的功效,适用于湿热型痛风患者。用法:薏苡仁 15 克,芡实 15 克,排骨适量,煲汤,喝汤吃肉。注意煲汤时间不宜超过 40 分钟,肉类的用量要适量,避免喝"老火汤"和摄入过多肉类。

2. 中医外治法 沐足方。痛风性关节炎多发于下肢关节,发作期可用沐足的方法治疗,局部用药,有一定效果。

(1)湿热下注痛风方:适合平时口苦口干,舌苔黄腻的湿热体质之人。以苍术 30 克,川牛膝 30 克,薏苡仁 30 克,黄柏 15 克,酒大黄 10 克,荆芥 10 克。水煎成 3 000ml,每次沐足 30 分钟,每日可泡 1—2 次。

(2)脾肾两虚痛风方:适合平时疲倦乏力,腰酸膝软,下肢浮肿,面色无华的老年脾肾两虚痛风患者。以白术 30 克,泽泻 25 克,桂枝 10 克,黄柏 10 克,川牛膝 15 克,猪苓 25 克,大黄 6 克,荆芥 10 克(后下)。水煎成 3 000ml,每次沐足 30 分钟,每日可泡 1—2 次。

3. 中成药

四妙丸:出自《成方便读》,有清热利湿,强筋壮骨的作用,可以治肝肾不足,湿热下注型的痛风性关节炎,宜在医生指导下服用。

建议痛风患者前往医院就诊,根据自身情况选择适合的药物,适合自己的药物才是最好的药物。

三、心脏里的定时炸弹——冠心病

(一)什么是冠心病

"冠心病"三个字,大家并不陌生,甚至谈之色变,称之为心脏里的"定时炸弹"。如 2005 年,小品演员高秀敏家中突发冠心病去世,享年 46 岁;2019 台湾艺人高以翔在节目录制过程猝死,专家推测死于冠心病,年仅 35 岁。

冠心病危害这么大,究竟是种什么样的疾病呢?

冠心病全称冠状动脉粥样硬化性心脏病,是因为冠状动脉粥样硬化导致血管狭窄或阻塞,或血管痉挛,导致心肌缺血缺氧,从而表现出一系列症状,如胸闷、胸痛等。大家经常听说的心绞痛、心肌梗死等都是冠心病的不同发病类型。

中医对冠心病的认识由来已久。认为其属于胸痹、心痛、真心痛、厥心痛

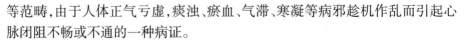

等范畴,由于人体正气亏虚,痰浊、瘀血、气滞、寒凝等病邪趁机作乱而引起心脉闭阻不畅或不通的一种病证。

冠心病虽然凶险,但我们了解相关特点,知己知彼,运用治未病的理论,"未病先防,已病防变,瘥后防复"进行围追堵截,还是可以处于掌控之中的。

(二)冠心病容易缠上哪些人

对于有以下情况的人,有患冠心病的危险因素,要提高警惕,避免"中招"成为冠心病患者,要未病先防,见招拆招。

1. 阳虚、气虚、血瘀、痰浊体质的人 气虚体质的人平时容易感觉疲倦乏力,气短,舌质淡胖。阳虚体质的人特别怕冷,喜欢喝温水,舌质淡。血瘀体质的人,面色及口唇、舌质晦暗,舌上有瘀斑。痰浊体质的人体型会偏胖,脸上皮肤油腻。气虚则推动能力不足,阳虚则温煦功能低下,人体里的津液水饮不能运化,停留在脉管里,血脉不通,变成瘀血,水饮停滞而为痰浊,血流不畅则为瘀,痰浊瘀血阻滞血脉,血脉不通,发展为胸痹。

2. "三高"患者 高血压、高血脂、高血糖统称"三高",这三种疾病都作用于动脉内皮,引起动脉粥样硬化,从而导致心脑血管疾病。我国有将近3亿高血压患者,我国的成年人中有42.7%患有血脂异常,有12%患有糖尿病。患有这3种疾病的患者,得心脑血管疾病的风险是没有"三高"患者的1.9—2.4倍。

3. 资深烟民 吸烟是心脑血管疾病最大的危险,吸烟会使心跳加快、血压升高,血管内皮损伤,动脉弹性下降,血液黏稠度比不吸烟时升高8倍,血脂沉积在血管壁上,形成动脉粥样硬化斑块,最后导致心肌梗死和脑梗死、脑出血等。二手烟、电子烟和直接吸烟一样,也是对健康有害的。

4. 肥胖人群 肥胖会导致高血压、2型糖尿病、高脂血症、睡眠呼吸暂停等疾病,最终导致冠心病。将体重(千克)除以身高(米)的平方,如果得数在24~27.9之间,可称为超重;如果得数≥28,就已经是肥胖了。

5. 不良习惯 久坐不动、长期熬夜,情绪紧张抑郁,这些不良的生活习惯都会损伤我们的心脏,从而导致冠心病。

(三)如此表现 您需警惕

如果您有胸闷胸痛,发作的时候胸前区有憋闷的感觉,牵连到左肩背部及左手臂内侧,饱餐、寒冷、情绪激动、活动时出现或加重,休息后可缓解,这是冠心病典型的表现,一定要警惕!冠心病有时很狡猾,表现多种多样,颇有迷惑性。我们在临床上就时常会见到以牙痛、胃痛为表现,结果是冠心病甚至是心肌梗死的患者。因此,如果您有心慌、头晕、乏力等情况也不要大意,还时要及时诊治,尤其是容易被冠心病缠上的人!这样的症状提示您可能患有冠心病,需到医院诊治。

（四）得了冠心病怎么办——已病防变、瘥后防复

已经得了冠心病的朋友，面对病情，应沉着应对。一方面及时就诊，在专业的指导下规范治疗。同时应用中医治未病的方法"已病防变、瘥后防复"进行调护，为治疗及康复助一臂之力。

1. 生活调护——行动起来，拥抱健康生活方式

现代医学大力倡导健康生活方式四大基石：合理膳食，适量运动，戒烟限酒，心理平衡。其实，我们中医早有这一方面的论述。

中医提倡饮食清淡，三餐有节。不恰当的饮食会导致痰湿内生，脾虚更甚，从而引起胸痹的复发，导致"食复"。而暴饮暴食本身就是一个心绞痛的诱发因素，冠心病患者任何时候都要避免。

"流水不腐，户枢不蠹"，适量运动可以畅达经络、疏通气血，还可以静心宁神。我们推荐如太极拳、八段锦、散步等缓和而又能活动全身的运动，同时避免过度剧烈活动，以免加重冠心病，导致"劳复"。运动一定要选择适合自己的方式，稳定期的冠心病患者以中低强度的运动为宜。心绞痛、心梗急性期的患者避免运动。如果运动时或运动后出现胸闷痛、剧烈心悸、眩晕或晕厥、气促等情况，则不适宜运动并要及时就诊。

戒烟限酒。"饭后一支烟，胜似活神仙"，这是一个真实的谎言。戒烟是最快最有效的减少心脑血管风险的方法。戒烟24小时后，吸烟对血管的危害就开始减少，戒烟15年以上，心血管的风险可以降至和不吸烟的人一样。烟民们赶紧掐灭手中的烟，一起加入戒烟行列吧。同时杯中之物也是祸害心脏的凶手，要限制饮酒。

注重精神调摄，恬淡虚无，阴平阳秘。中医提倡我们要注意情绪平稳，遇事从容淡定，不急躁。

2. 内调外治　自我救护——有备无患，应对不时之需

（1）常备药物

1）速效救心丸：行气活血，主要适用气滞血瘀型冠心病患者。

2）复方丹参片和复方丹参滴丸：都含有性寒的丹参和冰片，主要适用于体质偏热型冠心病患者。

3）麝香保心丸：具有益气温阳、血脉同治的特点，对于冠心病老年虚寒体质患者使用疗效更好、副作用更少。

4）硝酸酯类药物（如硝酸甘油、消心痛）有头痛的副作用，长期服用容易耐药。

（2）吸氧：家用制氧机或者氧气袋，每日晨起以1升/分钟的流量吸氧2小时，或胸闷痛发作时立即吸氧，都有保健作用。

3. 穴位保健

(1)按压内关穴:内关穴是手厥阴心包经的穴位,心包经跟心脏联系在一起,很多心脏上的病就是心包方面的病,内关穴是治疗心血管病第一要穴。经常按压内关穴,对心脏有保健作用,胸闷、心悸发作时按压内关穴,有止痛作用。我们建议每天晨起和睡前交替按压双手内关穴,每次9下,以酸胀为度,可以起到宽胸理气,养心安神的作用。

(2)灸足三里穴:可调补脾胃。取穴:在小腿前外侧面的上部,外膝眼下四横指,距胫骨前缘一横指处。方法:艾灸条每次1支,点燃对准穴位左右两穴灸完为止,一天一次,注意勿烫伤。

(3)常按涌泉穴:可补肾。取穴:在足底前中1/3的交点,第2、第3跖趾关节稍后处。每次按压9—36下,以酸胀为度,每日按压3次。

4. 食疗　冠心病的病理改变主要在脏腑气机失调,故调理气机为治冠心病的根本大法之一,以下食物有调理气机的作用,冠心病患者可以适当选用:佛手、橙子、金橘、山楂、陈皮、橘饼、黄花菜、玫瑰花、荞麦、韭菜、茴香菜、大蒜、高粱、刀豆、小麦、蒿子秆、葱、海带、海藻、萝卜等。

四、"杀手"中的"杀手"——脑卒中

(一) 什么是脑卒中

脑卒中目前是中国人第一致死原因,故称之为杀手中的杀手。脑卒中又称中风,是指脑部动脉粥样硬化引起动脉狭窄闭塞或动脉破裂出血,导致大脑缺血坏死或出血,以突然神志不清、肢体瘫痪、口舌歪斜、言语不利或失语、偏身麻木为主要临床表现的一类疾病。脑血管疾病(脑卒中)包括脑出血及脑梗死。这个疾病发病很急,从出现征兆到出现昏迷,肢体瘫痪,不能说话等症状,往往就在几个小时之内,而且发病后致残率很高,绝大部分中风后都会留下轻重不一的症状,严重影响以后的生活质量,2017年1月出版的 *Circulation* 杂志刊登的卒中研究表明,中国卒中的发病率达到了1.11%,几乎每100个成年人中就有1个患有脑卒中。

(二) 怎样早期识别脑卒中

常见的十个中风表现有:剧烈头痛,突发眩晕和站立不稳,哈欠连绵,口吃,一过性黑矇,视物模糊,握力下降,一侧肢体或面部麻木,突发说话困难,突发意识不清或嗜睡。如果出现上述症状,可能已经出现了中风,必须马上到医院诊治,不管是中风的急救还是中风的康复,请记住,越早干预,治疗效果越好。

如果怀疑自己或身边的人有急性中风,可以做3个动作来判断:微笑一下,说一句话,双手同时上举。如果这3个动作有一项不能完成,也提示可能

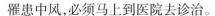

罹患中风,必须马上到医院去诊治。

(三) 为什么会得卒中

中医认为,中风是由于正气亏虚,饮食、情志、劳倦内伤等引起气血逆乱,产生肝风、肝火、痰浊、瘀血,导致脑脉痹阻或血溢脑脉之外而发病。

1. 老年及过劳患者　古籍有云:"年四十而阴气自半,起居衰矣。"意思是年过四十,身体的元气就已经耗损过半。步入老年的患者,身体元气不足,久病患者,长期过劳,睡眠不足的患者,都存在气血亏损的情况,气虚则脑脉失于濡养,并且血脉中的血运无力,血流不畅,而致脑脉瘀滞不通;阴血亏虚则阴不制阳,阴虚而火旺,引动风阳,内风动越,携痰浊、瘀血止扰清窍,发为本病。"

2. 嗜食肥腻及嗜酒的患者　嗜好高脂肪、高盐、高糖的饮食,会导致血压、血脂、血糖升高,这"三高"都会损伤脑血管,是中风的危险因素。而饮酒本身是脑卒中的独立危险因素,饮酒过量的患者,不仅不像民间传说的那样可以活血通络,反而会增加脑出血的风险。暴饮后脑出血的例子,身边并不鲜见。中医也认为,嗜食肥甘厚腻会引起脾不健运,痰湿内生,瘀血阻络,最后发为中风。

3. 易怒或抑郁的患者　我们常常听说,某某人与人大吵一架后,气成中风。肝主情志,抑郁的患者,往往影响肝气疏泄,气机郁滞,血行不畅,瘀结脑脉;而暴怒会引起肝阳暴张,或心火暴盛,风火相煽,血随气逆,上冲犯脑。尤以暴怒引发本病者最为多见。

4. 吸烟　吸烟者患有脑中风的几率是不吸烟者的 2.5 倍,烟民容易中风已经是不争的事实。

5. 房颤患者　有一种在老年人和高血压患者中常见的心律失常称为"心房纤颤",简称"房颤"。这种心律失常会导致患者心房里的血液淤积,形成血栓,血栓沿着动脉的血流掉进脑动脉里,造成脑梗死。所有房颤的患者理论上都有脑梗死的可能,需要使用抗凝药物预防脑梗发生。

(四) 得了卒中怎么办

1. 健康生活,预防再中　良好生活方式是健康的基石,其中饮食又是生活方式的重要组成部分。如何做到健康饮食?

(1)食物多样、谷类为主、粗细搭配:各种各样的食物所含的营养成分不尽相同;确保以植物性食物为主,防止膳食结构西化;建议每天最好能吃 50g 以上的粗粮。多吃蔬菜、水果和薯类。蔬菜、水果和薯类都含有较丰富的维生素、矿物质、膳食纤维和其他生物活性物质,多吃蔬菜和水果有预防慢性病,保护心血管健康作用。一般说来,颜色较深的蔬菜和水果含营养素比较丰富,所以应多选用深色蔬菜和水果(红、绿、黄、深黄)。建议每日有水果,每餐有蔬菜(每天:蔬菜 1 斤、水果 4~8 两)。减少烹调油用量,吃清淡少盐膳食。每日用盐不超过 6g,大约为 2 啤酒瓶盖的量,要注意的是,除了食盐以外,酱油、腐乳、咸菜等都含有钠盐,不要摄入过量。饮食不节则痰湿内生,容易增加气虚人群、痰湿人群的脾胃负担。

(2)每天足量饮水,合理选择饮料:成年人每日至少饮水 1 500—1 700ml(约 8 杯)。饮水应少量多次,起床后喝一杯水,有利于降低血液黏稠度;睡前喝水,有利于预防夜间血黏度的增加。含糖饮料尽量避免,不喝含酒精饮料。三餐分配要合理,早餐吃饱,午餐吃好,晚餐吃少。吃主食八分饱,改变晚餐丰盛、吃夜宵习惯。合理分配饮食可以保护脾胃功能。

2. 积极控制危险因素,主动的康复

(1)戒烟酒:吸烟与喝酒都是中风的危险因素。对于已经中风的患者来说,吸烟与喝酒又会导致中风的复发,损害脑神经与脑血管。中风以后,如果还想康复,就应该完全戒烟,滴酒不沾。

(2)规律服药,预防复发:患过一次脑卒中后,因为脑动脉和脑组织的损伤等病理变化,再次脑卒中的几率会大大增加,所以得了中风以后,预防再次中风与康复同等重要。要在医生的指导下规律服药,控制好血压、血糖、血脂。

(3)积极主动康复:中风以后神经功能不同程度缺损,理论上神经损伤是不可逆的,只能够像幼儿一样,通过重新学习,习得各种动作,恢复肢体和言语、认知等功能。如果缺乏主动性,仅仅靠被动的康复,往往事倍功半。而在临床上,可以见到病情非常重的患者在正确的康复指导下,非常积极主动的康复,最后从完全瘫痪在床到自己走路出院,创造康复的奇迹。

3. 中医养生保健

(1)决明子药枕:决明子是一种具有平抑肝阳,清热明目作用的中药,形如米粒大小,质硬。现代药理研究表明,它有降血压、降血脂、通便等功效。《本草求真》里说:"决明子,除风散热。凡人目泪不收,眼痛不止……(决明子)为治目收泪止痛要药,并可作枕以治头风。" 可以取决明子适量,填充进枕头中,每晚枕之入眠,对于体质偏阳亢的卒中患者,有平肝火,抑肝阳的作用。

(2)按压太冲穴:太冲穴是足厥阴肝经穴位,位于足背侧,第 1、2 趾跖骨连接部位中。患有卒中的患者,平时以手指沿踇趾、次趾夹缝朝小腿的方向深压至有酸胀感,每次按 9 下,连做 3 次,有疏肝理气的作用,属肝阳上亢体质的患者可常用。

(3)沐足:痰浊体质也是卒中患者常见的体质之一,温胆汤是化痰的方子,用于沐足,有涤痰通络的作用。法半夏、竹茹、枳实、茯苓各 30 克,陈皮、甘草各 10 克,水煎成 3 000ml,沐足,每晚一次,连用 5~7 晚。

4. 中成药

(1)安宫牛黄丸:该药具有清热解毒、镇惊开窍等功效。可用于热闭神昏

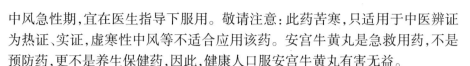

中风急性期,宜在医生指导下服用。敬请注意:此药苦寒,只适用于中医辨证为热证、实证,虚寒性中风等不适合应用该药。安宫牛黄丸是急救用药,不是预防药,更不是养生保健药,因此,健康人口服安宫牛黄丸有害无益。

（2）大活络丹:方剂来源于《兰台轨范》。具有祛风除湿、理气豁痰、舒筋活络的功效和作用。在临床应用中主要用于治疗中风,痰厥出现的瘫痪、足痿、痹痛、或者是行动不便等症。

（3）丹参片、脑络通等活血化瘀药:用于瘀血阻络者。若胃有不适或有出血倾向者慎用。

温馨提醒:脑卒中（中风）有出血中风和缺血中风,且有不同证型表现,中成药应在医生指导下辨证选用。

五、变"糊涂"了是病吗——阿尔茨海默病

随着父母年龄的增长,我们发现他们变"糊涂"了,炒菜忘了放盐,出门忘了带钥匙,刚放下电话,却忘记是谁打来的……他们也常自嘲说:"真是老糊涂了"。如果老人容易忘事,特别是忘记近期或刚刚发生的事情,要注意阿尔茨海默病（老年痴呆）的可能。

（一）什么是阿尔茨海默病?

阿尔茨海默病是一种能够引起智力、认知功能减退和行为及人格改变的进行性退行性神经系统疾病。通俗地说,就是脑子糊涂了。这种病在老年人群中发病率很高,目前尚无有效特定的治疗药物。很多老人得了该病,初起表现以记性差为主,自己和家人往往没有及时察觉,但继之而来可能出现性格改变、自理能力下降,甚至造成走失、受伤等不可挽回的后果。

阿尔茨海默病的典型表现有:记忆力下降:丢三落四,说完就忘;精神行为异常:易怒、冷漠、自私、甚至不修边幅、不知饥饱;生活能力下降:如不能购物、打电话等。

阿尔茨海默病患者不典型的表现有:视而不见:如牙刷杯子就在桌上却找不到;妄想偏执:这是一例隐藏很深的阿尔茨海默病患者,有位阿姨疯狂陷入网恋,在没见过面的情况下,不听亲友的劝阻将1 000多万元转账给没见面的"白马王子",结果被骗,不久家人就发现患者出现记忆力严重下降,生活不能自理等症状,到医院确诊为阿尔茨海默病;表达异常:出现表达困难,阅读能力下降等。

（二）哪些人容易患阿尔茨海默病?

阿尔茨海默病患病率与年龄密切相关,年龄平均每增加6.1岁,患病率升高1倍。在85岁以上老年人群中患病率可高达20%~30%。

传统医学认为本病病机是虚实夹杂,以肾虚为主,可兼有痰瘀的表现。年

老体衰,肾精衰枯,髓减脑消,神机失用;以及三焦气化不利,气机升降出入失常,血失流畅,痰瘀内结。肾为先天之本,先天的精气随着年龄的增长逐渐消耗,到老年的时候就越来越少,人的脑髓靠肾精濡养才能正常工作。肾精不足了,同时痰瘀内阻,脑子得不到濡养,就表现为痴呆。

老年女性比男性罹患该病比例更高,有家族史的人得该病的风险是其他人的3倍。其次,高血压、糖尿病、高脂血症、动脉粥样硬化等都是阿尔茨海默病的危险因素。另外,有抑郁病史、兴趣狭窄、精神创伤、受教育程度低、家境贫困、吸烟、酗酒的人更容易患病。

(三) 动动手、动动脑,战胜阿尔茨海默病

俗话说:"脑子越用越灵。"通过对大脑的保健和锻炼,该病可以有效地预防。

1. 多动手　手部是精细动作的主要完成器官,用手去做一个动作,需要动员的脑细胞是非常多的,所以做手部锻炼可以锻炼大脑。如果你是右撇子,偶尔用左手刷牙,可以平衡左右脑,在一定程度上延缓大脑衰退。干家务如叠衣服、择菜、煮饭、手工针织等自己熟悉和力所能及的事情,既可以锻炼手部,还能延缓记忆力衰退。

2. 多运动　运动能缓和情绪和心境,还能延缓记忆力和智力的下降,而且在家就可进行,非常适合阿尔茨海默病患者。打太极、跳广场舞这一类的运动需要熟记各种动作,可以增加人的注意力,锻炼大脑神经功能,从而达到防止记忆力衰退的作用。游泳、慢跑这一类活动量较大而对动作要求较低的运动,可以锻炼耐力和锻炼身体的协调性,达到激活大脑,增加脑血流量。慢跑也是一个既方便又靠谱的选择。运动最好有计划,坚持每天或隔天进行,要结合自己的身体情况选择进行。

3. 多动脑

(1)记忆训练:怀旧记忆:通过回忆往日的时光,昔日的好友,最难忘的人生经历,看往日的照片等方式刺激老年人的记忆力,增加老年人的幸福感和成就感及对现有生活的适应能力;联想记忆:让老年人把需要记忆的东西联系在一起,形成记忆链,或者与具体形象联系起来记忆;定向记忆:利用各种信息提示患者日期、地点、天气等,帮助老年人提高记忆能力,如每天散步时可选择不同的路线回家,对锻炼大脑十分有益。

(2)计算训练:经常尝试口算。例如去超市购物口算出总价;外出吃饭时凭借对菜品单价的记忆,算出这顿饭要付多少钱。有一定文化基础的老人,可以计算家里财务状况,参与家庭事务的管理活动,可以训练患者的计算与推理能力。

(3)阅读与写作:阅读时会调动多个大脑功能区域,而朗读的过程可以把

视觉刺激反馈给听觉,并加以确认,它所带给大脑的刺激要比默读多得多。写作是把自己心里所想写下来,可以帮助记忆、学习,加深印象,更是高级脑功能活动的最好反馈。尝试看书的时候大声朗读,经常写日记,大脑在这种不断地学习中可以得到良好的锻炼。

(四)中医养生保健

1. 药膳　阿尔茨海默病患者多表现为肾精亏虚,气血亏虚,痰瘀互结等,可从补肾益气养血化瘀等入手,常服以下药膳来保健大脑功能。

(1)益气聪明饮:党参,枸杞子各10g,陈皮5g,煎水代茶饮,适合头目昏蒙,心悸食少,健忘的老年患者。

(2)三子益肾饮:桑葚子,金樱子,益智仁各10g,煎水代茶饮,适合身体虚弱乏力,夜尿频多,认知能力下降的老年患者。

(3)鸡血藤煲鸡汤:鸡血藤15g,去皮鸡肉适量,炖汤服用。适合面色无华,目涩失眠等血虚体质患者。

(4)人参三七煲鸡汤:人参10g,三七10g,陈皮2g,去皮鸡肉适量,炖汤服用。适合乏力健忘、可伴头痛胸闷的气虚痰瘀患者。

2. 太极拳　太极拳的动作流畅圆融,刚柔相济,不急不躁,活动量适中,非常适合老年人锻炼。学习一套太极拳,既可以活动全身,调畅气机,增强体质,对太极拳动作的记忆也可以锻炼大脑皮质的记忆功能,从两方面改善痴呆患者的能力。

3. 五子棋　五子棋是一种传统的两人对弈的棋类游戏。通常双方分别使用黑白两色的棋子,轮流下在棋盘竖线与横线的交叉点上,先形成五子连线者获胜。五子棋的游戏规则简单易学,玩起来需要一定的计算和推理能力,智力轻度下降的患者也可以玩。在举棋落子的过程中,还可以训练手部的精细动作,达到动手又动脑的目的。

4. 中成药

(1)还少丹:方出《医学正传》,具有温补脾肾,养心安神的功效,主要用来治疗脾肾两虚型的阿尔茨海默病。宜在医生指导下服用。

(2)银杏叶片或滴丸:具有活血化瘀通络之功,可用于见有瘀血表现的阿尔茨海默病患者。宜在医生指导下服用。

六、你"更"了吗——女性更年期综合征

几年前,一部《青春期撞上更年期》的电视剧引发全民对青春期和更年期的热议。以至于很多适龄人见面都问一声"你更了吗?"确实,这个阶段因为各种身体和心情的改变,容易引发家庭成员之间和同事之间的矛盾。下面就有关更年期相关的问题与大家介绍一下。

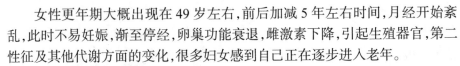

女性更年期大概出现在 49 岁左右,前后加减 5 年左右时间,月经开始紊乱,此时不易妊娠,渐至停经,卵巢功能衰退,雌激素下降,引起生殖器官,第二性征及其他代谢方面的变化,很多妇女感到自己正在逐步进入老年。

(一) 女性更年期有什么症状

首先常见有月经紊乱,表现在经期不准、经量减少或者月经干净时间延长等,一段时间后月经停止。

常伴有潮热面红,胸闷心慌,多汗,情绪容易激动、烦躁,失眠多梦,偶有头痛,耳鸣,手麻,容易怕冷、怕热等症状,有的伴有急性或慢性肌肉痛,多见于肩、颈、腰骶、骶髂关节等部位,劳累或受寒会加重,休息后能缓解(图 6-1)。

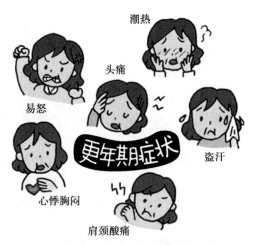

图 6-1　女性更年期症状图

(二) 什么原因导致更年期综合征

女子到绝经年龄,由于肾气虚,天癸竭,全身功能相对减弱,碰上久病失养,兼之七情所伤、饮食失节、劳倦过度,或外邪侵扰等因素,从而导致脏腑功能失和,进一步损伤冲任二脉,结果出现更年期综合征诸多症状。

(三) 更年期怎么过

1. **生活调摄**　此时通过中医调理加上生活作息调整可以起一定改善,同时要保证睡眠,这样一些症状轻者即可获得缓解。起居应有规律,居住环境应安静,睡前不要饮茶、锻炼和玩游戏。可早睡早起,中午保持一定的午休时间。避免熬夜、剧烈运动和高温酷暑下工作。宜节制房事。戒烟酒,防止热毒伤阴。

2. **情志调摄**　更年期是一个正常生理过程,首先要理解,坦然面对,这是一个正常的生理变化过程,出现一些症状是不可避免的,要解除思想顾虑,端正认识,而不要有任何恐惧与忧虑。这一时期的妇女要以乐观与积极的态度对待老年的来临,这有利于预防更年期综合征的发生。而且如果发生了,也可减轻症状、易于治疗。

多参加一些健康有益的社会集体活动,多与同龄人交流,跳跳舞,会变得更开朗,良好的心情会让人忘记很多烦恼。也可以练练书法、下棋怡情悦性,用旅游来寄情山水、陶冶情操。平时多听一些曲调舒缓、轻柔、抒情的音乐,防止恼怒。

3. **饮食调摄** 更年期是身体老化的一个标志,所以必须多补充营养食品,均衡饮食。由于中医认为"肝肾阴虚、肝郁气滞"是女性更年期综合征的主要致病机制,饮食上建议增加具有补肝肾养阴生津或具有疏肝解郁的食物。

适合更年期服用的药膳如下。

(1)百合鸡子黄汤

【配料】百合 7 枚,鸡子黄 1 枚,白糖适量。

【制法】百合脱瓣,清水浸泡一宿,待白沫出,去其水。放入锅中,加清水,旺火烧沸后再改用小火煮约半小时,然后加入鸡子黄搅匀,再沸,调以白糖(或冰糖)进食。

【功用】本品有滋阴润肺,清心安神功效。适用于更年期综合征神情不宁,沉默少言,欲睡不能睡,欲行不能行,欲食不能食,似寒无寒,似热无热,口苦,尿黄。

(2)莲子百合煲瘦肉

【配料】莲子(去心)20g,百合 20g,猪瘦肉 100g。

【制法】用莲子(去心)、百合、猪瘦肉,加水适量同煲,肉熟烂后用盐调味食用。

【功用】具有养阴清热、益气安神功效,适合更年期综合征常感虚烦失眠多梦者食用。

(3)三花茶:茉莉花、菊花、玫瑰花各 3g。沸水冲泡,代茶饮。具有行气解郁功效,适合更年期肝气郁结心烦易怒者饮用。

4. **运动调摄** 宜做中小强度的运动项目,控制出汗量,及时补充水分。可经常打太极拳、八段锦、固精功、保健功、内练生津咽津的功法等。不宜进行大强度、大运动量的锻炼,避免在炎热的夏天或闷热的环境中运动。选择八段锦,在做完八段锦整套动作后将"摇头摆尾去心火"和"两手攀足固肾腰"加做 1~3 遍。

5. **中医外治**

(1)耳压穴治疗:取穴:心、脾、肝、肾、神门、皮质下、交感、内分泌。每次选4~6 穴,轻刺激,留针 2~3 天,10 次/1 疗程。

（2）平衡火罐：按照闪罐—摩罐—抖罐—推罐—振罐逐步运罐,通过对背部腧穴的刺激达到舒经活血、行气通络、调整阴阳的功效,从而改善更年期症状。

（3）填脐疗法：取酸枣仁,研为细末,置肚脐中,胶布固定,1 日 1 换,对更年期失眠是很有帮助的。

（4）敷足疗法：取朱砂,加蜂蜜适量调匀,置于胶布上,贴敷于脚心涌泉穴上,包扎固定,每晚 1 次。对更年期失眠也是很有帮助的。

（5）足浴疗法：每天可以菊花、黄芩、夜交藤、水煎 2 次,去渣取汁倒入浴盆中,趁热浸洗双足 15~30 分钟,每晚 1 次。

七、人体"豆腐渣工程"——骨质疏松

随着年龄的增长,原来高大挺拔的父亲变得矮小伛偻,原来整天劳作不休的母亲干一会活就腰酸背痛。弓腰捶背的动作成为老人的经典标志,这一切的发生,都是拜骨质疏松所赐。

不管男性还是女性,40 岁以后,先天之本肾气就开始走下坡路,肾主骨生髓,和肾气相关的骨质功能也有所下降。从另一个侧面说明了骨质疏松和年龄的相关性。

（一）什么是骨质疏松

人体的骨头由骨皮质和骨松质构成。骨皮质像外墙,骨松质则像房屋的梁柱,它们的主要成分都是钙质。随着年纪的增长,钙质在不知不觉中流失,骨皮质会变薄,而骨松质会变得稀疏,整个骨骼系统的支撑性也随之下降,像极了豆腐渣工程建筑,不堪一击。这就是骨质疏松症,它是最常见的骨骼疾病,可以累及全身的每一块骨头。脊柱的椎体、前臂的骨头和双髋的骨头是最容易并发骨折的部位。

骨质疏松最大的危害是,轻微外伤便可发生骨折。年轻人跌倒了,爬起来就可以继续走,老年人跌倒后往地上一坐,手腕和髋部都有可能骨折。有人打个喷嚏就导致胸椎压缩性骨折。60 岁以上的人里,每 4 个人就有一个患有骨质疏松。1/3 的女性和 1/5 的男性会在 50 岁后因骨质疏松而骨折。20% 的髋部骨折者会在 6 个月内死亡。所以,不要小看骨质疏松,它是老年人致死和致残的原因之一。

（二）骨质疏松容易缠上哪些人

骨质疏松既然这么可怕,那么哪些人容易得骨质疏松呢?

1. **高龄和基础病**　40 岁以上的人就开始有骨质疏松风险,男性有阳痿或性欲减退,女性在 50 岁前切除卵巢或连续停经超过 12 个月,有轻摔后发生骨折,服用类固醇激素(例如可的松,泼尼松)连续超过 3 个月,有类风湿关节炎、甲状腺功能亢进或是甲状旁腺功能亢进、1型糖尿病、克罗恩病或乳糜泻等胃肠疾病或营养不良，都是骨质疏松的易患人群。

2. 遗传因素 父母曾被诊断有骨质疏松或曾在轻摔后骨折，父母中一人有驼背。

3. 生活习惯 经常大量饮酒，有吸烟史，每天运动量少于30分钟，不能食用乳制品又没有服用钙片，每天从事户外活动时间少于10分钟，又没有服用维生素D。

上述情况只要存在一种，就提示存在骨质疏松症的风险，建议重视，改善不良的生活习惯。有骨痛等相应症状，就一定要到医院做一个骨密度的检查了。

（三）得了骨质疏松怎么办

家里老人得了骨质疏松，除了在医生指导下常规补钙、补充维生素D及双磷酸盐以外，日常生活的调理也同样重要。

钙剂在肠道吸收时，必须有维生素D_3的帮助，否则摄入再多的钙，也没办法吸收。皮肤内的一种物质经过紫外线照射后会转化成维生素D_3，所以补充维生素D的最佳途径既不是吃药，也不是打针，而是晒太阳！在我国的南方，每天在阳光下暴露手脚20~30分钟，就可以帮助转化足够的维生素D_3了。

在适当的范围内，承受的负荷越大，运动越多，骨质的血供越充分，骨头对钙的吸收利用越充分。研究发现：长期卧床的老人，尽管每日补充许多钙或维生素D，他们的骨质疏松症照样发展。宇航员乘载人宇宙飞船飞行4天，骨密度平均降低9%。举重运动员骨密度最高，而游泳运动员在运动员中骨密度相对较低。研究证明，每天不做运动的人与每天运动25分钟的人相比，其全身骨量每年减少5%。每周3次，每次1小时的运动，可使骨钙含量增加，提高骨密度，防止骨质疏松。逐渐增加运动锻炼的负荷量，是促进骨质疏松逐渐恢复的重要方法。

每个人情况不一样，骨质疏松部位和关节活动状况不同，选什么样的运动方式要适合个人。运动量从小量开始，逐渐增加，不要勉强做耐力练习。运动疗法主要在于增加肌力，改善关节状况。应以每次练习后稍感疲劳为度。运动持续时间一般为20~30分钟，时间与运动强度有关，以中等量运动为好。

卧床的患者也有特殊的运动方式可以选择，如按摩、被动关节活动等手法可以增加肌肉血流量，而站床、卧式划船、床上踩单车等运动也能达到负重运动以及抗阻运动等的目的。

骨质疏松的运动防治不推荐高强度、爆发力的运动，尤其是老年人或骨质疏松症患者应予以禁忌。

运动疗法，贵在坚持。要有自觉主动，切忌"三天打鱼，两天晒网"。只有

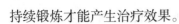

持续锻炼才能产生治疗效果。

（四）中医养生保健

1. 中医食疗　老人骨质疏松，根本原因是肾虚，补肾的中药，很多都有强骨的作用，而治疗骨质疏松的中成药成分中，补肾中药占了最大的比例。我们在饮食里，也可以应用药食同源的理论，使用补肾强骨的食材。肾为先天之本，脾为后天之本，脾气健运则水谷精微能够更好吸收，通过健脾的方法来补肾，也可以治疗骨质疏松。

（1）熟地枸杞鸡汤：熟地和枸杞都可以补益肝肾，填精益髓，对于骨质疏松的患者有强筋骨的好处。熟地枸杞各 15g，鸡肉适量，煲汤后吃肉喝汤，汤汁甜润，味道香浓。

（2）怀山砂仁牛肉饼：怀山能健脾及补肾，砂仁可以醒脾开胃，牛肉有强筋骨的作用，砂仁可以帮助牛肉的吸收。怀山 30g，砂仁 5g 共打成粉，拌于适量牛肉末中蒸熟，可做菜肴。

2. 中医导引

（1）太极拳：太极拳适合骨质疏松患者作为日常锻炼方式。每日 1—2 次，以做完微汗出而无骨节疼痛为宜。

（2）八段锦：站式八段锦也可以做为骨质疏松患者的日常锻炼，每日 1—2 次，场地等都不受限制。

3. 按摩肾俞　肾俞穴是足太阳膀胱经的穴位，位于第 2 腰椎棘突下，旁开 1.5 寸处。双手相合搓热，趁热敷于双肾俞处，轻轻按揉。重复此动作 9 次，每日一行，有固肾气，强腰肾的作用。

4. 中成药　中医对骨质疏松症主要采用补肾益精的方法，针对肾阴虚、肾阳虚及阴阳两虚采用不同药物。

（1）龟鹿二仙膏：本方出自《摄生秘剖》。具有填补精血，益气壮阳的作用，适用于肾阳虚及气血两虚的骨质疏松症，建议在医生指导下服用。

（2）右归丸：出自《景岳全书》。具有温补肾阳、填精养血作用，用于肾阳不足导之骨质疏松症。

（3）左归丸：出自《景岳全书》。具有滋阴补肾，填精益髓的作用，适用于辨证为肾阴虚的骨质疏松，建议在医生指导下使用。

（4）龟龄集：具有补肾填精，壮阳固本之功，适用于年老肾虚骨质的骨质疏松，可益髓强骨，需在医生指导下使用。

八、它就是绝症吗——恶性肿瘤

恶性肿瘤俗称癌症，很多人谈癌色变，认为癌症是绝症，但其实不是这样的。早在 2012 年，世界卫生组织就已经宣称，癌症是一种慢性病，它是可防可

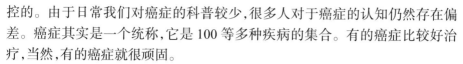

控的。由于日常我们对癌症的科普较少，很多人对于癌症的认知仍然存在偏差。癌症其实是一个统称，它是 100 等多种疾病的集合。有的癌症比较好治疗，当然，有的癌症就很顽固。

（一）什么是恶性肿瘤

人体内的所有器官都是由细胞组成。正常细胞增长和分化是一种生理现象，这种有序的过程可保持人们身体正常的新陈代谢。人的体内也有异常增殖的细胞，人体免疫系统会监视这些细胞并把它吞噬掉。而当免疫系统出现问题，细胞又不受控制地大量分裂增殖，无法被清除时，就形成恶性肿瘤。恶性肿瘤其实就是人体的免疫系统与异常增殖细胞斗争失败后的结果。中医把恶性肿瘤称为"积聚"。"阳化气，阴成形"，阳气不足，身体内的邪气排不出去，正虚邪实，气滞血淤，痰湿积聚在体内而发病。肿瘤发病率非常惊人，全国每年癌症发病约 358.6 万例，肺癌在我国每年新发病例约 70.5 万。男性发病第 1 位为肺癌，女性发病第 1 位的为乳腺癌，此外，胃癌、肝癌、结直肠癌和食管癌也是我国高发癌症。

（二）哪些因素容易患上恶性肿瘤

1. 不良的生活习惯 复旦女博士于娟 32 岁时不幸罹患乳腺癌，为了警醒世人，她从患癌后就一致坚持写日记，总结了自己患有癌症的几点原因。一是饮食不节，从来不会在餐桌上拒绝尝鲜；暴饮暴食，吃东西讲究大碗喝酒大口吃肉；嗜荤如命，每逢吃饭，桌上必有荤菜。二是不重视睡眠，患病前的十年，她基本上没有 12 点之前睡过，厉害的时候通宵熬夜，平时的早睡也基本上在夜里 1 点前。三是过度劳累，最高纪录一天看 21 个小时的书，看了两天半去考试。这些不良的生活习惯，扰乱了年轻女博士的免疫系统，使肿瘤细胞在体内肆虐，患癌 1 年多便与世长辞了。

2. 年龄 大多数癌症的发病率会随年龄的增加而增加。到 45 岁之后，男女癌症发病率均急剧上升，癌症的发病率约在 75~79 岁达到高峰。这是因为随着年龄增长，免疫功能下降。《景岳全书》云："凡脾肾不足及虚弱失调之人，多有积聚之病"。老年人脾肾功能下降，身体虚弱，五脏失调，阴阳失衡，有形之邪就逐渐形成了。

3. 环境污染与病毒感染 越南中北部 37 个村庄里有许多人因为癌症去世，水样检测发现，水里的细菌、化学物质和污染物质如镉、苯、砷等都大大超标，水源污染造成了癌症的高发。

乙型肝炎（以下简称"乙肝"）病毒感染是肝癌发病的主要原因之一。因为乙肝病毒持续地损伤肝脏，导致肝细胞变性，发展到肝硬化甚至肝癌。感染疱疹病毒是导致鼻咽癌发病的一个主要的原因。高危型人类乳头瘤状病毒持续感染是宫颈癌的主要危险因素。进食含有亚硝酸盐的食物，长期进食过烫粗糙的食物,都可以导致食管癌。长期大量饮酒可以导致肝癌和胃癌的发生。进食含有黄曲霉菌的食品可能诱发肝癌。

4. 负性情绪　焦虑、抑郁、愤怒、悲伤等负性情绪对人体的生理状态有极大影响,长期受到不良心理状态重压的人群,情绪对身体的攻击会使身体的免疫功能崩溃,罹患肿瘤的几率大大增加。

(三)怎样预防恶性肿瘤

1. 提高警惕,及时自检　绝大多数的肿瘤出现的时候都是能找到蛛丝马迹的。原因不明的消瘦,大便变细变扁,持续的上腹部疼痛,黄疸,刺激性干咳、咯血,皮肤黏膜不明原因出血,体表逐渐肿大的淋巴结,停经妇女阴道有少量出血,身体任一部位逐渐增大的肿块,皮肤表面的不规则的逐渐增大的黑痣,长期不愈合的溃疡。无明显外力作用却出现的股骨和肱骨、肋骨等的骨折……这些都是肿瘤的蛛丝马迹,发现这些情况要马上到医院就诊。早发现,早治疗可以有效地把恶性肿瘤扼杀在萌芽阶段。

2. 改善体质,防微杜渐　恶性肿瘤也有肿瘤体质,阳虚、肝郁、瘀血体质的人最易患肿瘤,改善原有的体质,肿瘤就没有了生长的土壤。民以食为天,饮食习惯和我们体质关系密切,改善体质可以从饮食入手。

(1)老年人:脏腑功能逐渐虚衰,内在阴阳多已呈现不平衡状态,宜食温热熟食物,忌食黏硬生冷食物。

(2)体质偏寒的人:宜食温热性食物,如:姜、葱、蒜、桂圆肉等,少食生冷偏寒食物。

(3)体质偏热的人:宜食寒凉性食物,如绿豆、西瓜、芹菜、桔子、梨等,少食辛燥温热食物。

(4)体胖之人:食欲亢进,多痰湿,宜吃清淡化痰的食物,为能饱腹而不增加热量,可多吃些纤维素较多的蔬菜,如芹菜、韭菜、笋子等。

(5)体瘦的人:血亏津少,宜吃滋阴生津的食物如鸭肉,牡蛎肉等。若脾胃功能欠佳者,可常吃山药莲子粥、山楂饮等以健脾开胃。

(四)得了恶性肿瘤怎么办

1. 坚持就是胜利　恶性肿瘤治疗过程是相对长的,可能因为手术损伤,身体虚弱,或者有些器官功能缺损,也可能因为放化疗,出现呕吐,脱发,手足麻木等不适的症状,影响个人感受及形象。肿瘤的治疗康复是一个相对漫长甚至有些痛苦的过程,但是熬过这两大关,就有望过上健康生活。道路是曲折的,未来是光明的。为了光明的未来,一定要配合医生的治疗方案,坚持治疗。

2. 中西结合,扶正祛邪　中医在慢性病的调控上具有独特的作用。我们有理由相信,在现代治疗基础上,运用中医扶正祛邪,平衡阴阳的理论指导,进行食疗和起居调理,可以提高免疫力和抗病能力,从而提高常见肿瘤的治愈率。

3. 放化疗期间的调理　化疗期间主要造成脾虚、气虚等证候,中医用健脾扶正的食物,如瘦肉、鱼、动物肝脏、大枣等,黄鳝、黑鱼、牛肉等有助于扶正,升高白细胞的数量。如出现食欲不振、消化不良,可增加健脾开胃的食品,如山楂、炒扁豆、萝卜、陈皮等。

癌症患者在接受放疗期间,由于放射线的"热毒"作用,往往亦消耗人体阴津,出现口干唇燥、舌红少苔、味觉、嗅觉减弱、食欲低下等现象。可服用一些养阴生津的食品,如藕汁、萝卜汁、绿豆汤、芦根汤、西瓜等。

4. 手术后的调理　癌患术后常表现为气血两虚、脾胃虚弱,应注意调理脾胃功能、振奋胃气。如有贫血,可予补充养血的食品,如鸡肉、牛肉、大枣、龙眼等。胸部手术后,多服用宽胸利膈、止咳化痰的食品,如陈皮、莲藕、罗汉果、杏仁等。

5. 生活起居的调理　癌症患者的发病因素里,阳虚占很大比例,很多患者有怕冷、舌苔白厚腻,手脚冰凉等表现,这类患者要做到"无厌于日",在做好防晒的情况下多晒太阳,吸收大自然的正能量。

肝郁是癌症患者常见的心身状态,要学会倾诉,和病友们分享抗肿瘤的喜怒哀乐,也可以唱歌、运动或者到大自然中游玩来宣泄心中的郁结情绪。

6. 穴位保健

(1)按揉神门:神门穴是手少阴心经的穴位之一,位于腕部,腕掌侧横纹尺侧端,尺侧腕屈肌腱的桡侧凹陷处。用拇指点按,每次9下,酸胀为度,对于情绪焦虑或有疼痛症状的肿瘤患者,常按此穴有安神、助眠、调养心脾的作用。

(3)艾灸足三里:中医保健有句老话:若要安,三里常不干。艾灸足三里有提高人体免疫的作用。艾灸足三里,每次20分钟,以局部红热为度,每日一次,有健脾扶正的作用,操作过程注意艾条与皮肤距离,切勿烫伤。

7. 中成药　目前市场上的抗癌中成药门类繁多,我们应遵循中医辨证论治的原则谨慎选择。因此,应在医生指导下合理的使用中成药,从而最大化地为患者健康保障。

(1)大黄䗪虫丸:出自汉代张仲景的《金匮要略》。具有通经活络、祛瘀生新、缓中补虚之功效,适用于脏腑受损,正气大伤,恶血积聚的多种晚期恶性肿瘤。宜在医生指导下服用。

(2)西黄丸:又称犀黄丸,出自清代王洪绪《外科证治全生集·卷四》。具有清热解毒、化痰散结、活血祛瘀功效,用于治疗瘀血、瘀毒、痰结等证候的多种恶性肿瘤。宜在医生指导下服用。

(3)生脉胶囊:具有益气固脱、养阴生津之效,适用于气阴两虚者。宜在医生指导下服用。

（4）红豆杉胶囊：具有祛邪散结之效,用于气虚痰瘀所致肿瘤患者辅助治疗。宜在医生指导下服用。

（五）"带癌生存"不是梦

"带癌生存"是指患者经过有效的抗肿瘤治疗,癌性症状消失,瘤体局部缩小,癌细胞不再扩散,病情长期稳定并于好转,患者一般情况良好,可独立生活与工作。它是中晚期老年癌症患者得以长期生存的出路。临床上,经常有西医肿瘤科大夫介绍中晚期癌症患者给笔者,经过中西医结合综合治疗,不少患者能带癌长期生存。

带癌生存就是要学会与癌"和平共处",作为癌症患者及亲属有以下10个要诀需要掌握并且身体力行。

1. 信心第一　癌症不是不治之症,治疗前后都不要悲观失望,应放松情绪,自我安慰,积极配合医生进行各种检查和治疗。坚强的求生意志是最终战胜癌症的根本,并避免和减少参加各种可造成不良情绪的活动或紧张的工作。

2. 生活规律　癌症患者日常生活和正常人有所不同,除了定时接受治疗外,应充分合理地安排自己的起居、饮食、体能锻炼、娱乐活动、社会交往等,并使之规律化。宽松且充满乐趣的生活,可增强身体对癌症的抵抗力。

3. 科学饮食　癌症患者通过良好的营养维持,能够提高和巩固疗效。可根据不同的病情、年龄、体质、嗜好等综合调配。应掌握新鲜、营养、清淡、对味、少食、多餐的原则。

4. 合理锻炼　癌症仅靠药物治疗是不可能彻底解决问题的,合理锻炼不仅可恢复体力,改善残疾,更重要的是使精神上有寄托,消除抑制悲观情绪。自我锻炼的方法很多,可根据自己的爱好、体质、环境,选择太极拳、五禽戏、八段锦等。

5. 房事有度　"食、色,性也"。癌症患者只要不影响身体健康,从事有一定节律的性生活是允许和可以提倡的,但不能放纵,房事应有度。一般视年龄、体质、习惯而异,每1~2月一次为宜。女性患者最好不要生育哺乳。

6. 长服中药　癌症的形成是人体气血阴阳失衡所致。癌症患者应长期服用中药调理。在医生指导下辨证施治,以补气血、调阴阳为主,佐以祛邪消积药物。煎药容器宜用搪瓷锅或砂锅。

7. 定期复查　经过首次综合治疗后,大部分癌症患者可获得完全缓解或部分缓解,但并不等于体内的癌细胞全部被杀死或清除,有相当一部分患者会在不同时间之后出现局部复发或转移灶。为了早期发现局部复发和远处转移,患者在治疗后应按照出院时的医嘱定期到医院复查。

8. 辅助治疗　癌症患者经各种治疗后可能产生一些并发症或后遗症,应在医生指导下有针对性地运用中西医综合治疗。特别对营养不良患者,要适当地补充各种维生素、白蛋白、脂肪乳剂等。

9. 消除疼痛　疼痛是癌症患者最常见的症状,对疼痛的处理,应以综合方法为主,辅以药物镇痛。给药的最佳时间是在疼痛发生时,并掌握疼痛规律,定时、定量为好。

10. 社会关心　癌症的发生是社会的不幸。医院、家庭、单位、社会都应该给予癌症患者在精神、生活、工作、经济、医疗上的热心关怀,积极支持,创造一个温馨、美好的环境,保证患者无所顾虑地同癌症作斗争,这将有利于早日康复。

第五节　品质生活　拥抱夕阳

截至 2018 年底,我国 60 岁及以上老年人口约 2.49 亿,占总人口的17.9%;超过 1.8 亿老年人患有慢性病,患有一种及以上慢性病的比例高达75%,失能、部分失能老年人约 4 000 万;我国 2018 年人均预期寿命是 77 岁,但健康预期寿命仅为 68.7 岁。读起来很枯燥的一组数据,反映出一个沉重的社会现实问题——我国老年人患病比例高,进入老年后患病时间早,大致有长达 8 年多的带病生存时间,生活质量还不是很高。对于这个问题,我们该如何破解呢?

一、健康生活　摄生防老

"孔融让梨"的故事,在我国几乎是人人皆知。故事的主角——孔融曾说过:"岁月不居,时节不留";人们也常说:"衰老不可抗拒,就像时间之箭不可阻挡"。岁月无情催人老,面对衰老,我们难道真的无能为力吗? 答案是否定的。得益于物质生活条件的不断改善、医学的持续进步,人类的寿命一直在不断延长,和历史上任何时代的人比起来,现在的我们活得更长、生命质量更好。中西医都认为:衰老的进程虽然不可逆转,但衰老的过程可以延缓。唐代诗人刘禹锡的名句"莫道桑榆晚,微霞尚满天",讲的就是这个道理。

那么,怎样才能够延缓衰老呢? 1990 年世界卫生组织提出"健康老龄化"概念,以应对人口老龄化的问题。其核心理念是生理健康、心理健康、适应社会良好。其实,关于如何让人们通过健康生活方式,达到健康老龄化、实现健康长寿这个问题,2000 多年前的《黄帝内经》早就给我们预留了答案。我们要顺应四时变化,根据不同季节的气候特点,调整饮食、起居和情志,达到人与自然和谐共处的境界,才能够健康长寿。正如唐宋八大家之一欧阳修所说:

"以自然之道，养自然之身。"

"法于阴阳，和于术数"是养生基本原则。自然界阴阳消长的气候变化是固定的、有规律的，人们要想长寿健康，生活起居就必须顺应自然变化。"和"是调和的意思，"术"是调形养神的方法。"和于术数"是什么意思呢？是指通过养生健体之术，如按摩、刮痧、拔罐、太极拳、五禽戏、易筋经、气功等，达到运气行血、强身健体、延年益寿的目的。

中医"治未病"的核心理念就是一个"防"字——防病于未然，已病防变，病愈防复，未老防衰等等。养生防老更是如此，需从娃娃开始、从年轻开始。只有把"饮食有节，起居有常，不妄作劳"作为终生的生活方式，才有可能"尽终其天年，度百岁乃去"，即人人都能活过百岁，得享"天年"之寿。

二、乐以忘忧　安享天年

心理学家把人未老先衰的心理行为表现，称之为"心理衰老"。心理衰老不是一个看不见摸不着的抽象概念，它有十大早期信号——竞争意识退化、自卑心理、反应异常、固执己见、性格孤僻、思维迟钝、性情急躁、情绪恍惚、逐渐懒惰、办事效率低。大家可以自我比对一下，如果符合其中三条以上，就说明你已经出现心理衰老了。身体衰老并不足怪，心理衰老才是最可怕的。《黄帝内经》曰："悲哀愁忧则心动，心动则五脏六腑皆摇"，讲的就是悲伤、哀怨、愁苦、忧伤等不良精神心理状态会导致心神不安，进而影响五脏六腑功能。

中医认为，衰老心态使气血瘀滞，经络阻塞，阴阳失衡、邪气易侵、脏腑受损、百病丛生。所以，心理衰老会加速生理性和病理性衰老的进程。大家怎么理解这个过程呢？如果将人体比作一台电脑，衰老的心态就好比病毒，它会大量占用电脑内存，导致正常程序运行缓慢，出现"卡机"甚至"死机"，就如同人老以后，思维迟钝、行动迟缓，甚至瘫痪在床、大小便失禁。从科学角度看，人的生理年龄是不可逆转的，目前的医学也无"返老还童"的奇方妙法，但心理年龄却不一样，有可能做到"逆生长"——80岁的老人也能像8岁小孩一样，童心未泯，笑口常开。一般来说，生活快乐幸福的人都会少病、长寿，过得郁郁寡欢的人往往多病、短寿。就如孔子所说的："乐以忘忧，不知老之将至"。

中医养生注重形神同养。因此，人要健康长寿，情志调畅是一个重要条件。晋代陶弘景在《养生延寿录》中提出："养性之道，莫大忧愁大哀思，此所谓能中和，能中和者必久寿也"。"中和"一词源自《礼记·中庸》，是儒家的处世原则。这里指的是一种情志舒畅平和、恰到好处的身心状态。"能中和者必久寿也"是什么意思呢？按现在的说法，这就是一碗心灵鸡汤、一句励志名言。告诉我们只要保持情志舒畅平和，就有益于健康长寿。大家在日常生活中，如果长期心态不好、情绪不稳定，就很容易发生《内经》中所讲的后果："怒伤肝、思伤脾、喜伤心、悲伤肺、恐伤肾"，就是不良精神心理状态导致病理性衰老的典型例子。我国著名儿童文学家冰心享年 99 岁，被称为"世纪老人"，在分享自己的长寿经验时，也特别指出："养生最重要的是保持乐观的情绪修养"。所以，提醒中老年朋友们，平时要重视情志调摄，从性格和心态上修身养性，防衰老于未然，才能延缓心理衰老、减轻病理衰老、争取健康长寿。

那么，怎样才能保持"恬淡虚无""快乐无忧"的心态呢？有人提出"四个忘掉"，即忘掉年龄、忘掉怨恨、忘掉悲痛、忘掉疾病，确实很有道理。发动"西安事变"、兵谏蒋介石的张学良，虽然被长期软禁，仍然享年 101 岁，良好的心态应该是他长寿的重要法宝。他的晚年生活"十不"原则很有道理，推荐给各位老年朋友。①不可过度沉溺于过去而回避现实。②不可毫无精神欲求而无所事事。③不可勉强赌气而做年轻时能做的事。④不可无伴无友而孤独地生活。⑤不可太严肃认真苛求自己及子女。⑥不可做激烈的运动而伤身体。⑦不可自卑自责而自暴自弃。⑧不可无老年人生的规划而混日子。⑨不可守财致富而一味省吃俭用。⑩不可因贫穷而失尊严。

三、夫妻好合　相伴百年

《老子道德经》曰："万物负阴而抱阳冲气以为和。"《易经》曰："天地氤氲，万物化醇，男女构精，万物化生。"男性属阳，女性属阴，阴阳结合，便是夫妻。夫妻关系是最亲密的一种人际关系，这种关系对我们的一生影响最大。夫妻关系就是一阴一阳，独阳不生，独阴不成，阴阳既能相生，也会相杀。阴阳和谐，相生相长，阴阳不和，或者阴盛阳衰，或者阳盛阴虚，看似一方独大独强，其实没有了对方的支持，最终还是要走向衰落。

夫妻双方互相扶持，互相促进，双方的能力会不断提升，家庭经济环境会越来越好；夫妻和谐，双方心情愉悦，即使有不良的情绪或者打击，也能从伴侣那里得到有力的支持和开解，不良情绪少了，疾病的发生也会大大减少。夫妻关系紧张，夫妻双方都长期处于剑拔弩张的焦虑、抑郁、怨恨、愤怒、不甘的情绪当中，对人体会产生巨大的危害。

夫妻关系如何才能和谐？世界上没有完全契合的灵魂，两个人磨合有困难的时候，是要求对方改变？还是要求自己改变？

（一）阴阳和谐，互相包容

有人说过，杨绛与钱钟书是一对神仙眷侣，他们之间的爱情是世间最好的爱情。然而他们的爱情生活中也常常面对着一地鸡毛。杨绛在作品《我们仨》中写道，书呆子＋生活白痴钱钟书先生，一辈子分不清左右脚，60 岁才学会划火柴。孩子刚出生那会儿，钱钟书常常一到病房，就向妻子坦白自己"做了坏事"。他把墨水瓶打翻，害得房东家桌布被染，他又把台灯砸坏，下一次他又满面愁容,说自己把门轴弄坏了。一个女人,在刚生完孩子,又虚弱又疲惫,还有各种身体不适的情况下,听到这种情形,会如何回应?

第1次,杨绛说,"不要紧,我会洗"。

第2次,杨绛说,"不要紧,我来修"。

第3次,杨绛依然回答,"不要紧,我会修"。

后来出院回家,杨绛真的把丈夫弄坏的东西一一修好。

为什么他们的一辈子,始终相敬如宾? 因为他们相爱,所以互相包容了对方的缺点,阴阳之道,阴消阳长,阳消阴长,对方有所短,我就有所长,包容互补,构成了最好的爱情。为了回报这份包容,更是因为对妻子深深的爱意和怜惜,从来"十指不沾阳春水"的钱钟书,为她炖了鸡汤,剥了碧绿的嫩蚕豆瓣掺在汤里,端给她吃。

包容不需要回报,可是爱情会给包容一个美好的回报。

(二)阴阳和谐,互相理解

阴阳是一对永恒的矛盾,而又相依相生,阴中有阳,阳中有阴,阴阳互根互用,有一句话说得好,没有性格不合的夫妻,只有不能互相理解的夫妻。

一对十分恩爱的小夫妻喜迎爱情结晶,因为没有找到合适的保姆,女人决定辞职在家带娃,男人上班赚钱养家。很多人劝女人,没有自己独立的经济,没有工作带来的宽阔眼界,男人很快会嫌弃你;也有很多人劝男人,老婆在家里不上班,她会天天缠着你,对你疑神疑鬼,你们这样是不行的。

三年过去了,小夫妻不仅没有像大家想象的那样天天吵架,反而更加恩爱。男人事业有成,女人把家里管理得井井有条,孩子健康活泼。男人说,我每天回家能吃上可口的饭菜,看见孩子的笑脸,心里暖暖的,我不会做家务,多亏我老婆辛苦操持这个家。女人说,他在外面打拼不容易,他每一次醉酒回家,我都心疼得要命,又怎么舍得骂他。

因为我知道你为我付出的一切,所以我珍惜你;同样,因为你知道我的珍惜,所以愿意为我付出。你心里有我,把我放在最柔软的位置,我也要把你呵护在心底。

(三)阴阳和谐,互相欣赏

《老头子总是不会错》是丹麦作家安徒生的童话代表作之一。老太婆对老头子说:今天镇上是集日,你骑着这匹马到城里去,把它卖点钱出来,或者交换一点什么好东西,你做的事总不会错的。老头子把价值高的一头牛换了一头价值低的羊,接着他又把羊换了一只鹅,直到他最后换成一袋子烂苹果。不管他怎么吃亏,他总觉得他换的东西对他家有用,可以给他的生活带来愉快。两个有钱的英国人和他打赌,他回到家去一定会受到妻子的痛骂。

让两个英国人目瞪口呆的是:老太婆一直兴奋地听着老头子讲赶集的经

过。每当听到老头子用一种东西换了另一种东西时,她都用满是钦佩的表情和语气大声地表示肯定。当她知道老头子用马最终换回的是一袋烂苹果时,她还是兴高采烈地说:"现在我非得给你一个吻不可,谢谢你,我的好丈夫!"她说完这话后就亲了老头子一口。

两位英国人心悦诚服地输给了老头子一袋金币。

如果仅仅有包容,包容之下还是会有没有说出口的怨言,如果只是互相理解,还不足以支撑两个人过一辈子。理解和包容能让夫妻相敬如宾,只有互相欣赏,才能让夫妻之间的爱情永葆新鲜。当爱情趋于平淡,生活趋于无趣时,不妨想一想,当初那个他(她)是怎样走进你的生活,让你眼前一亮的,再想一想他(她)曾经让你心动的那些瞬间,也许能够找回两个人的初心。

2014年,中国老年学学会选出了第五届中国十大百岁夫妻,记者采访这十对百岁夫妻后发现,他们都是"百年好合"的最佳诠释。如河南省禹州市的平木虎和张新妞,年龄总和215岁,夫妻携手近90载,恩爱如初,丈夫昵称妻子为"虎妞";夫妻俩一直务农,待人宽厚,不怕吃亏。海南省万宁市的吴廷亿和梁金容,年龄总和210岁,夫妻俩眼不花、耳不聋,生活全自理,丈夫吴廷亿甚至还能劈柴,俩人童心未泯,"吵架"是他们最喜欢的调侃方式。感情和谐,喜爱聊天。这些夫妻的长寿秘诀都说明,夫妻好合,相伴百年。

四、健康中国 长寿梦圆

健康是人人的需求,长寿是人人的梦想;健康是生命质量,长寿是生命长度。好的生活状态为获得理想的人生长度提供最基本的物质保障。

十八大以来,以习近平总书记为核心的党中央坚持以人民为中心,把人民健康放在优先发展的战略地位,树立"大健康、大卫生"理念,提出了新时期卫生健康工作方针,发布了《"健康中国2030"规划纲要》,将健康中国上升为国家战略。党的十九大报告倡导健康生活方式,国家层面大力发展健康事业,为百姓的健康提供基础保障,随着民众的健康素养不断提升,健康中国发展规划,为国人健康长寿之梦提供了全面保障。

我们的国家已经为全民健康构建了美好蓝图,蓝图的支点在于每个公民,公民的健康生活方式是健康中国最基本的保证;生活行为方式是影响健康最重要的因素,是从小慢慢形成的。世界卫生组织明确指出,生活方式和行为对健康与寿命的影响占60%,而且健康的生活方式和行为可以预防大部分慢性病。当前我国由慢性病造成的死亡人数已经占死亡人数的85%以上。我们每个公民努力把影响健康和寿命60%的事情做好了,就能极大减少慢病发生率,进而减少死亡几率,从而实现健康长寿。

　　作为一名中医人，笔者更为关注的是传统健康文明的生活方式，用最小的生活成本，收益更持久的健康长寿。传统健康生活方式是亲近自然、顺应四时的生活。

　　首先是适应四时寒温，四时，一年四季是四时，一天也分四时。春温、夏热、秋凉、冬寒冷，四季变化最为明显的是寒温；顺四时，首要顺应四季的寒温变化，现在的普遍现象恰恰背道而驰，空调、暖气的普及造成夏日"伤于寒"、冬季"病于温"。其次要顺应一日四时的正常作息，我们祖先一直过着"日出而作，日入而息"的生活模式；2017年诺贝尔生理学或医学奖授予3名美国科学家，以奖励他们在有关生物钟分子机制方面的发现，全球公认的最健康的作息时间是：早上七点迎着清晨的阳光起床、中午午饭后小睡、晚上十点半前睡觉。再者是饮食衣服的寒温也要适中，生活好了，冰箱进入千家万户，为食物保鲜做出贡献的同时，也造就了许多"寒冷的胃"，胃是喜温畏寒，脾胃受损，百病丛生。

　　其次是安居乐业，掌控情绪，安居乐业是千百年来人们向往的生活模式，时至今天也是如此。我们要做情绪的主人，坦然面对纷繁复杂的大千世界，内心安，身心健。居求安，要求居住的地方在安全的情况下适当安静些，现在很多人都只是一味贪图出行方便，一窝蜂把房屋建造在国道、省道、县道两旁，整日车水马龙，清静何来？安全何来？

　　再者是选择适当运动，人类的进化是一步一步走出来的，步行就是最好的运动方式，不需要刻意的运动，只需随心步行，就能够保证刚柔相济。阴阳协调，身体内部脏腑阴阳的协调，躯体与自然的协调，身心与社会的协调，人与自然、社会相适应。

　　医因健康而在，但健康不能完全依赖于医，"良医者，常治无病之病，故无病"，预防是最经济最有效的健康策略；中华民族历来强调健康养生、祛病强身，过度依赖医生，过度依赖检查设备，这本身就是一种病态的医疗模式。还医于民，从小抓起，实施健康教育、普及科学文明实用的健康知识与方法，促使民众树立正确的健康观。

　　真正的个体健康是躯体完整、身心协调、与人与社会与自然都和谐的状态；通俗来说就是：吃得香、睡得安、二便畅，与外界和谐相处。每个人都是自己健康的第一责任人，要为自己的健康负责，医生、社会有责任为大众健康做好榜样、做好引导，用大众听得到、听得懂、听得进的方式方法普及健康知识和技能，做好监督，让健康知识深入人心，尤其要让中医药健康养生文化被当前国人普遍接受、吸收并较好地运用到生活中去。促使以非药物、非侵入性为主的中医药健康养生方法，如食疗、推拿、艾灸、刮痧、导引、音乐等进入千家万户，为民众的健康保驾护航。

中医药是中华文明的瑰宝,大中医,大健康,我们应传承好、发展好、利用好中医药,为实现健康中国的中国梦贡献力量!

第六节　品味经典　智慧长寿

所谓经典,就是经过历史选择出来的最有价值的,最能表现本行业的精髓,最具代表性及最完美的作品。为了更好地汲取治未病养生长寿的智慧,本节将品味的经典是《黄帝内经》。那么《黄帝内经》是一部什么样的书呢?《黄帝内经》(简称《内经》)成书大约在两千多年以前的战国时期,它总结了秦汉以前的医学成就。《内经》的作者不是出自一人之手,是集体之作,经整理而成,个别篇章是后世补上去的。古人假托是黄帝之作来说明该书的重要性,以引起人们的重视。该书主要以黄帝与岐伯、雷公等的对话的形式来阐述医学知识。《内经》包括《素问》和《灵枢》两部分,这两部分各有 81 篇文章。

《内经》奠定了中医的理论基础,对人体的生理、疾病发生、病理变化、治疗原则、治法等做了系统论述。养生也是《内经》的重要内容。在《素问》的第一篇"上古天真论"就是一篇专门论述养生的文章,足以说明《内经》对养生的重视。预防疾病是养生的目的之一,《内经》重视疾病的预防,提出了著名的"治未病"理论。

总之,《黄帝内经》是中医学最早的经典著作之一,包涵丰富的养生治未病、健康长寿的大道之论、最高法则、成熟之术、可行之路;深入研读《黄帝内经》,全面挖掘内经中养生智慧,根植内经思维实现健康长寿。

一、《黄帝内经》的长寿之道

(一)道——永恒的规律

说起"道",脑海里即刻浮现出老子的《道德经》:"道可道,非常道。""道"给人们的印象总是说不清、道不明的感觉,但自然万物谁也离不可天地之道、自然之道。在先秦两汉的大文明背景下诞生的《黄帝内经》与《道德经》,一脉相承,甚至可以说《黄帝内经》完全传承了《道德经》"道"的思想,并在阐释生命现象过程中发展了"道"的应用。

那么,《黄帝内经》中的道怎么理解呢? 在《内经》中"道"简单来说就是万世不变的自然规律、生命规律;具体到每个人体就是生命生成、生长、成熟、衰老、死亡规律;《内经》的生命观是:"人以天地之气生,四时之法成""人生于地,悬命于天,天地气合,命之曰人"(《素问·宝命全形论》)。人生于天地之间,是天地之子、是自然之子,天人相应是内经生命规律的高度概括。

《上古天真论》是《内经·素问》的第一篇文章,也可以默认为是《内经》的开篇之作。《素问》全书谈论的很大篇幅,不是疾病治疗而是生命医道;其开篇就是天真上古的健康长寿宣言:"上古之人,春秋皆度百岁,而动作不衰",百岁是理想的长寿人生;形与神俱承载天年,百岁人生能够动作不衰,是健康长寿的最美境界。

《黄帝内经》虽然成书久远,我们耕读《内经》,能够认识生命规律,遵循不同的养生方法,守护我们的天年,成就不一样的健康长寿人生。《上古天真论》描述了:上古真人、中古至人,现世圣人与现世贤人等四个层次养生法则及其能实现天年的极限;真人与至人是理想中的道生之境界,可仰望之,圣人与贤人是现世百姓可学可行的养生之道。

生命的生、长、壮、老是有一定规律的。女子以七岁为一期,二七、三七……七七,一共七个阶段构成女子生命的生、长、壮、老的完整周期;男子以八岁为一期,二八、三八……八八,一共八个阶段构成男子生命的生、长、壮、老的完整周期。女七男八,是男女的生理区别,生长壮老的生命规律是一致的,要遵循的养生法则也是一致的,优生、善长、强壮、老终,形神协同,远离过早病死、追求健康长寿是炎黄子孙永恒的生命渴望。

《上古天真论》就是易行的养生要道,就是最美的养生经,念好此经,胜过万千保健药。

(二)长寿的标准

长寿是生命长度相对较长,每个年代、每个国家对老年的划定不一样,人们对长寿的理解也有所差别。我国历来称 60 岁为花甲、过了 60 岁即进入老年,"七十古来稀",新中国成立以前能够活到七十岁都是长寿的人;据世界银行数据:1960 年中国人均预期寿命为 43.35 岁、1980 年为 66.52 岁、2000 年为 71.73 岁,按照国家卫健委公开的信息,2019 年我国人口平均预期寿命提高至 77.3 岁。我们理解长寿的年限,应该因时、因地正确认识,而不是简单划定年龄界限。

(三)生活之路、长寿之道

"四时阴阳者,万物之根本"(《素问·四气调神大论》),春夏秋冬为一年的四时,春生、夏长、秋收、冬藏是一年四季的基本规律,世间万物都需要顺从其道则不为过,不生灾害;百姓从之则不起苛疾。具体到每一季节又还有其生、长、收、藏的不同要求;最后要落实到适应每天的阴阳变化,四季中的每日阴阳变化又有一定的不同。顺应阴阳四时就是"得道";如此则能健康长寿。

生活之路即长寿之道,生活要遵从天道、顺应地理、和合人事。遵从天道变化:长寿生活要顺应一年四季变化,适应冬夏寒温变化、远离风雨雷电,安居乐业,稳定舒适居家与工作环境,每年冬季许多北方的老人远离寒冷的故土飞到温暖如春的南方过候鸟式生活,看似是温暖美好的生活方式,却违背了"冬藏"的自然规律,偶尔一次两次,对生活、健康影响不大,反复这样会损耗人体本该潜藏的阳气,"逆之则伤肾…奉生者少"(《素问·四气调神大论》)。和合人事,正如"通于人气之变化者,人事也。"(《素问·气交变大论》),是指能够明白人体气血变化,相当于现在的临床医生明白人体生理变化,依照正常的自然规律去生活。

(四) 管理"未病"、健康终老

病有千千万,很多疾病现代医学都难以把握准确,更何况没有具体表象的"未病"。笔者认为"未病"不是没有疾病,而是由"平人"到"患者"的病邪累积过程,简单说就是疾病还在功能性量积的过程,没有达到躯体器质性病变阶段,没有达到平常的医者能够识别出问题的状态,而高明的"上医"已经能够感知出其异常的病态了。治未病的"治",理解为治理、管理更为合适些;面对未病,更多的是要从生活工作中做好日常的健康管理,顺应四时阴阳,过好当下每一天。治未病不需要名方贵药,而是要管理好将病之人的日常生活起居。认识何为"未病",才能够更好地管理"未病";不识已病、不会治已病的人,谈何"治未病"呢?

二、《黄帝内经》的长寿之法

(一) 长寿有道亦有法

长寿有道,遵循天地;长寿有法,法于阴阳。养生长寿,心安神健。"心者,君主之官也,神明出焉……"(《素问·灵兰秘典论》)。人体自身的各个脏腑构建出了自身类似社会系统的整体系统,各脏腑的分工协作实现人体自身的健康生命体现,其中心有类似君主的"相使",在人体生命中有其重要的主导作用。"主明则下安,主不明则十二官危",足见心者在人体中的主导地位。心主明则养生寿,主不明则养生殃;由此可见欲求养生康寿,唯有从心养开始,养生先养心,心清神自明。养生,养的是一份内心的清静;躁动不安的心养不出华丽悦目的容颜,离健康长寿就更远了。

(二) 生活有序　适度为要

欲求健康长寿,生活起居要遵循自然规律,日出而作日入而息,"熬夜"是很多人生活常态,熬夜玩手机更是年轻人习以为常之事,是对健康极其不好的生活方式,导致许多人年纪轻轻就颈椎退行性变,提早步入老年病态人生。在物质生活极为丰富、信息高速发展的时代,更需要我们做到:"虚邪贼风,避之有时,恬淡虚无,真气从之,精神内守,病安从来"。

春秋冬夏,四时阴阳,生病起于过用,此为常也。一年四季,四时阴阳变化,人体疾病的产生始于五脏六腑的使用太过,时下常出现过劳猝死的新闻,过劳死是过用的极端,其实现实生活中有许多"过用"的行为,虽不致人卒死,久了依然会给人体带来可以预见的疾苦。人体各部久用即为劳损所伤:久视伤血,智能手机时代,放眼所见无论男女老幼都是手不离机、目不离屏,低头专注更重伤颈椎,如今的久视不再单暗耗精血,更直接的损伤是伤颈、损脑,久视不可取,久坐也是一大危害,时代在发展、人们的生活工作模式也发生了翻天覆地的变化,久坐成了人生常态,久坐伤肉、进而损伤脾胃系统;肉伤、脾更伤,脾伤则百病生,久坐伤肉损脾所造成的病症更多为虚劳损伤为病,临证开方应该是偏于温中补虚、温通经脉为主,而不是一味苦寒攻伐重伤脾胃。虚弱的脾胃,真的再伤不起! 中医是中道、和合的医学,中医养生更是遵循中道、和合的生命法则;过犹不及,过则为疾、为灾、甚至衰亡。

(三) 肠寿长寿 寿靠饮食

饮食救命,命靠饮食,饮食之重,不容疑虑;食物要转化为人体生命所需的五味全赖脾胃功能的正常协调运转才能够顺利完成。常人要重视脾胃,医者更要重视脾胃,时刻要顾及胃气的正常生化,而万不可有半点损伤脾胃之举。有胃气则生,无胃气则死,生生化化及生死全在胃气。胃气之重要不容再疑,唯一可做的就是时时刻刻都要保护胃气。

养生长寿之要,食饮尤重,民以食为天,寿靠饮食,时下的病很多是吃出来的。人生在世须臾不离饮食,吃得好是养命,胡吃瞎喝是养病;吃得太多、吃得太好,"高粱之变,足生大丁"。

该如何食饮?《黄帝内经·脏气法时论》就明确指出:"毒药攻邪,五谷为养,五果为助,五畜为益,五菜为充,气味合而服之,以补精益气";这是千百年来中国人食养的准则。随着人们生活水平的提高,物质资源日益丰富,可食用的食物越来越多,问题也愈来愈多,值得反思。毒药—泛指药物,是用来攻邪祛病用的物品,有病得用药救命,如今很多人却靠药物来养命,过分强调药物的作用,过度依赖药物来保命,还有甚者过多依赖所谓的"保健药物";从不反思自己的生活模式、饮食习惯是否正确。现在人群中高血压、高血糖、高血脂、高尿酸的慢性病患者特别多,很多是"四高"并存,药吃一大把,照样是大鱼大肉、烟酒不离,实是堪忧。

"所谓阳者,胃脘之阳也"(《素问·阴阳别论》),胃脘不只有阳,但胃脘之阳尤为重要,饮食不可损伤胃脘之阳,治疗更不可损伤胃脘之阳;胃脘之阳说通俗点就是"胃气","有胃气则生、无胃气则死",顾护胃气是养生保健、疾病防治的首要任务。有胃气的具体表现在于脾胃系统的:受纳、消排、转化、利用四个层次上的协调、有序的动态平衡。民以食为天,脾胃为后天之本,后天的根本在于饮食,不论是吃出健康还是病从口入,都关乎饮食。食物、胃气、健康

生命，三者之间胃气又是其中枢，胃脘之阳、胃气在健康养生中的重要地位务必牢记于心，善识善用，须臾不忘其本。健康长寿，肠道的寿命尤为重要，好的肠胃运化，定能为生命健康长寿提供动力保障。

（四）大法虽多　以平为期

《黄帝内经》中有关法的记载较为丰富。如《素问·阴阳应象大论》曰："形不足者，温之以气；精不足者，补之以味。其高者，因而越之；其下者，引而竭之。中满者，泻之于内。其有邪者，渍形以为汗。"《素问·至真要大论》曰："寒者热之，热者寒之，微者逆之，甚者从之，坚者削之，客者除之，劳者温之，结者散之，留者攻之，燥者濡之，急者缓之，散者收之，损者益之，逸者行之，惊者平之，上之下之，摩之浴之，薄之劫之，开之发之。"总结出来的大法是："汗、吐、下、和、清、温、消、补"八法、"虚则补之，实则泻之""虚则补其母，实则泻其子"，运用好了这些大法，可以使人体自身的阴阳平衡，可以促使人身与心、人和人、人和环境以及人和大自然的和谐。

和是在哲学上最大的圣度，和是包括对立的双方，一方要升，另一方要降；一方要收，另一方要散；一方要上，另一方要下，而且是一种动态的平衡。打个比方：心火要下行，肾水要上行，心肾要相交，水火既济；胃要降浊，脾要升清，也要动态平衡；肺要肃降，肝要宣发，还要动态平衡。这都是要在大法的基础上进行调和，进行动态平衡。从人的身、心、灵，从人的生、长、壮、老、已，从横向到纵向，从生到死，从内到外，从无形到有形，都要"法于阴阳，和于术数"。

总之，大法虽多，以平为期，只有这样才能"阴平阳秘""尽享天年"。

三、《黄帝内经》的长寿之术

所谓术，就是技艺和具体方法。长寿是全人类的美好生存愿望，美好愿望的实现，不但需要知"道"，掌握天地之道，人的生命之道，要掌握养生调理以及治疗的大法，还要进一步地掌握养生长寿的技艺和具体的方法即长寿之术。

（一）长寿有术、养阳为要

对寿命我们先祖还有一个常用词语叫"阳寿"，"阳气"与"寿命"融合为一体变成阳寿，"阳气者，若天与日，失其所，则折寿而不彰"（《素问·生气通天论》）。长寿靠养生，养生首要顾护身体阳气，养生即养阳；长寿的实现就是不断存储更多的阳气与减少阳气的耗散，最好的养阳方式是阳光下生活。

"四肢者，诸阳之本也"（《素问·阳明脉解》），随着社会的发展，人们的工作生活模式也发生了巨大变化，尤其是四肢的活动强度慢慢降低，久坐、以车代步、机械化生产、人工智能等渐渐使四肢的运动量显著减少，四肢少动，阳气不足的人愈来愈多。四肢可以反映阳气充足与否，阳气不足可以通过四肢运动与调理阳明胃土而治之；体现出脾胃功能与四肢运动的重要性，饮食与运动

是生阳之本,也是养生之本。

（二）早起阳光、生命健康

俗话说:"一年之计在于春,一天之计在于晨",早晨是阳气升发的时候,万物随着太阳升起开始复苏,如欲拥抱清晨的阳光,早起是唯一的选择;《素问·四气调神论》中春、夏、秋一年三个季节都是要求"早起",冬三月是"晚起",但要"必待阳光",早起与阳光对生命健康长寿的重要性不言而喻。

在人类漫长的进化历程中,千百年来农耕时代的老百姓一直都是过着日出而作、日入而息的生活模式。《素问·生气通天论》曰:"阳气者,一日而主外,平旦人气生,日中而阳气隆,日西而阳气已虚,气门乃闭……",中医学以"阳气"解读早起的好处。现代生理学从生命激素的角度阐释了早起的功效:肾上腺从黎明开始分泌"肾上腺素"和"肾上腺皮质激素",到早上7点左右分泌达到高峰期。清晨是大脑细胞最活跃的时间段,这时的一个小时可以做白天3个小时才可能完成的事。

"沐浴阳光的人,能够克服一切试炼和困难",意大利的民谣是这样说的,意大利人也认为:如果坚持每天早晨阳光下散步30分钟左右,抑郁的心情也就会消失。现代医学也认识到:人体只有早上才能制造血清素,沐浴早上的阳光对激活血清素最有效。血清素是制造褪黑素的原料,如果一个人白天没有制造出足够的血清素,晚上就没有足够的褪黑素,褪黑素的缺乏,就注定会失眠。太阳不仅能够孕育万物,还能帮助人体调节生物规律。

《周易》曰:"与天地合其德,与日月合其明,与四时合其序。"早起与沐浴阳光就是最好的与天地、日月、四时相合的生活模式;早起定会带来好的睡眠,阳光能够使人拥有更多积极的心理能量——阳气,生命会因早起与阳光而更加健康与快乐! 国学大师季羡林就是早起健康长寿的杰出代表,季老在他的书中多次提到他在40多岁功成名就后的四五十年里一直是早上4点起床开始研读与写作。

（三）养阳小草、艾灸是好

阳光下生活是最健康的生活方式,太阳光是宇宙赐予人类最好的养生良方,艾草是大自然赠予人们最好的养阳小草,艾灸有温度,这种温度让人感到温暖、舒畅! 近年来,随着老百姓养生意识的日益增强,国家的大力支持,艾灸又回到百姓的日常生活,成为人们养生保健、治疗疾病的重要方法之一,是中医之幸,百姓之福。

"艾叶苦辛,生温,熟热,纯阳之性,能回垂绝之阳气,通十二经,走三阴,理气血,逐寒湿,暖子宫,止诸血,温中开郁,调经安胎……以之灸火,能透诸经除百病"。清代吴仪洛在其《本草从新》中详细论述了艾与灸的功效。艾草容易燃烧,具有温经散寒作用,成为灸疗的主要材料。灸法是用艾叶为原料,制成

艾绒,在穴位上直接或间接施以适当的温热刺激,通过经络的传导达到养生保健和治疗疾病的作用。艾叶易得,物美价廉,灸法易学,古老的艾灸在当下焕发出更加明亮的慧光。艾灸治疗适应证广泛、疗效显著、操作简便、成本低廉。

刺有师乃行,而灸可自灸,灸法容易推广,艾灸的普及能够让大众以较小的经济代价获得更长久的健康成果,坚持艾灸会有意想不到的健康收益。笔者曾治疗一位中风偏瘫的患者,在常规中药、按摩、电针治疗的基础上艾灸治疗,不仅加速了康复进程,而且有不少意外的收获;患者发病将近 5 个月,比较明显的变化:一是偏瘫肢体功能渐渐康复,实现基本生活能够自理;二是腹部胀满感明显缓解,体重也减轻了近 20 斤;三是苍白的头发也慢慢长出许多黑发来,四是患者自觉食物口感明显改善、从食之无味到食之香甜……上述的疗效是以往常规治疗不曾见到的奇效,足见艾灸的神奇。

(四)长寿术多 酌情选用

保养身体的方法有许多,例如:导引、吐纳、针灸、膏摩、远离禽畜伤害、房室勿令竭乏、饮食节其冷热苦酸辛甘、情志平和安宁。生活起居有节、有洁、劳逸适度等等都是保养身体和生命长寿之方法。方法都在平常生活日用中。太极拳、五禽戏、易筋经、气功等等都是练气练神的方法。只要方法得当,都可以延年益寿。

四、《黄帝内经》的长寿之行

对于治未病养生长寿,我们首先要知"道",然后要依"法",接着要有"术",然而,最关键的是要"知行合一"。

(一)《内经》21 世纪的耕读

关于《黄帝内经》,人们虽然把它归类为医学经典,但更为重要的,它首先是一部教人们不生病的"养生宝典",《上古天真论》《四气调神大论》《生气通天论》等等都能引导黎民百姓"法天则地""春夏养阳、秋冬养阴""谨和五味,骨正筋柔,气血以流,腠理以密,如是则骨气以精,谨道如法,长有天命",满满都是养生真经,养生长寿为其的第一要义。

笔者在耕读《素问·骨空论》时遇到"督脉生病治督脉,治在骨上,甚者在脐下营"不甚了解,后不久遇到一位中风患者,在常规辨证论治的康复治疗中加入"脐下"(关元穴)重灸,患者腹胀满逐日减轻,肢体肌力逐日好转,饮食、睡眠、气色也渐渐改善。这是在以往的常规治疗中不曾有过的神效,从患者的笑脸上我收获了内心的愉悦;这也许是"学而乐"的最好注解了,但愿在今后的耕读过程中收获更多的心灵愉悦!

(二)古不欺今、确实可信

国医大师李士懋经常说:"我们后辈只要能够悟透《黄帝内经》中的一点

就能够成就一代名医,张仲景、李东垣、叶天士等历代名医都是如此。"

《通评虚实论》最后一句是"头痛、耳鸣、九窍不利,肠胃之所生也",笔者近10多年的临证经历,治疗许多头窍问题,都是由调理肠胃开始,每每能够获得佳效;此与当前比较时髦的观点是:肠道是"第二大脑"不谋而合。"脑-肠轴"信息传递有其物质基础,肠道中含有大量的神经细胞,其总数与大脑相近,从肠胃到大脑的神经束比大脑到肠胃的神经束还要多,肠胃不断向大脑传递信息,形成了"肠-脑轴"。现代人体生理功能的研究也证实了:头病治胃肠的正确性。经典需要我们发自内心的笃信,虽然很多经典里的观点现在还无法很好地去解读,但其正确性终有一天会被后人研究清楚的。深耕经典,必定能够收获健康人生。

(三)古不欺今、现实可行

天变、地变、人也变,不变的是太阳日出日落,"四时阴阳,万物之根本",也是人生之根本,更是养生长寿之根本;养生最重要的是顺应阴阳四时,"从阴阳则生,逆之则死,从之则治,逆之则乱。"

2020年暴发的新冠肺炎给人类的深远影响还在持续;坐在发热诊室再读《素问·热论》又是感慨万千……文章第一句就是:"今夫热病者,皆伤寒之类也"。热病因寒,很多发热性疾病是由于感受寒邪引起的,古人感受的寒邪主要是自然界的寒凉之邪,《伤寒论》有"冬时严寒,万类深藏,君子固密,则不伤于寒。触冒之者,乃名伤寒耳""以伤寒为毒者,以其最成杀厉之气也";在农耕时代,人们感受自然界邪气以寒邪为最,寒邪伤人为重、为广,而又有"寒毒"之称,而当今人们感受的寒邪不仅有来源于自然界的冬日寒风,还有人为的夏日空调冷气;更为可怕的是冰箱进入百姓家,百姓大量食用寒凉食物,"人之伤于寒也,则为病热,热虽甚不死;其两感于寒而病者,必不免于死"(《素问·热论》),现代所谓的文明生活是外受寒风冷气,内食冰镇寒饮,说其必死是有点过了,但病痛不离身是必然的。

关于"热病"的康复,《素问·热论》又言:"病热少愈,食肉则复,多食则遗,此其禁也",此句是说:在热病的康复期,多食肉则容易引起疾病的复发,饮食过多则可以导致疾病遗留反复,这些都是治疗疾病必须注意的事情,也是患者必须牢记、遵守的禁忌。当前诸多疾病反复发作,与其说是治不得法,不如说是食不得当;当下的很多医患都一味强调治疗的重要性,而不关心饮食是否得当。

(四)古不欺今、长寿可行

《黄帝内经》成书年代久远,书写的都是"大道真言",被后世奉为经典;古代因为纸贵,只有富贵人家才能购买收藏书本,民众望而生畏,更不用说学以致用;科技发达的今天拥有一本《黄帝内经》是件轻而易举的事情,只要我们用心体会，都能够从书中找到各自所需的养生要诀，长寿答案。只要人人都能践行内经养生治未病思想与方法，必定能够健康常在，长寿梦圆！

在大家的潜意识里，养生是中老年人的事情，与年轻人无关，更不用说是青少年朋友了！其实养生是一辈子的终生大事，需要全民共同参与，从娃娃抓起，坚持一生才是真正的养生。善养者健康，善养者长寿。

经典的耕读，就是要从经典中找到健康长寿的根源、根本；养生防病，唯有见病知源，从根而治才是正确的出路。天人相应、古今相合、人己同感，身为医者，欲知病源，必须置身于天地间，从古今中思考，由己及人，方能正确认识生命，认知疾病，寻找到正确的生命规律，遵从正确的养生法则，坚守正确的生活方式，持之以恒，从而实现生命的健康长寿、快乐人生！

五、《黄帝内经》长寿智慧的先行者

孔子被世人尊称为"孔圣人"，是儒家学说的创始人，是我国闻名于世界的教育家、政治家和大思想家，他不仅是"仁者"的化身，而且是一个名副其实的长寿者，在春秋末期社会动荡不安、颠沛流离、饱受苦难的乱世生活中活到 73 岁，远超当时 30 岁左右的平均寿命，孔子在《论语·雍也》中提出"仁者寿"，他是当之无愧的仁寿者。

（一）仁者化身、大德长寿

仁是古代中国道德观念的高度概括，其核心是人与人互亲互爱，是孔子倡导的最高道德标准。仁者爱人，孔圣人不仅仅是"仁"的倡导者，更是"仁"的践行者。他非常注重自身仁德的修养，他说"仁者无忧"，能做到"君子固穷""夫仁者，己欲立而立人，己欲达而达人""己所不欲，勿施于人"，并力求"老者安之，少者怀之"，崇尚尊老爱幼；孔子能在动乱的时代坎坷生活中比平均寿命多活三四十年，正是"大德者必得其寿"的最好应验。

（二）居无求安、食饮有道

在世道不安的时代，安居乐业更是百姓最为期盼的生活；以孔子的能力和声望，让自己过安稳的生活是件容易的事情，但为了天下百姓的幸福安稳，他 55 岁还带领学生周游列国，宣扬"仁政"14 年，虽不能得到各国君主的信任和重用，但也能泰然处世，还盛赞颜回"一箪食，一瓢饮，在陋巷，人不堪其忧，回也不改其乐"。俗话说"半部《论语》治天下"，我们对孔子认识大多数只看到他远大的政治抱负，全然遗忘了他还是个食养专家，主张节俭的同时还非常注意饮食卫生，在《论语·乡党》中明确提出"八不食"，即：①霉米馊饭、坏肉烂鱼，不吃；②颜色变难看的，不吃；③气味发臭难闻的，不吃；④烹调不当的，不吃；⑤不合时令的，不吃；⑥肉切割得不合规矩的，不吃；⑦调料味道不恰当的，不吃；⑧集市上买的酒和熟肉，不吃。还有：吃肉不可以超过主食，饮酒不能喝醉,不放生姜不多吃。"食不言"(吃饭的时候不能说话),因为每当在吞咽食物时,呼吸动作是暂时停止的;如果在吃饭时说话谈笑,呼吸和吞咽食物必然会同时进行,这样一来,容易使食物误入气道或鼻腔中,由此会发生呛咳、喷嚏、流泪等不良现象;若是豆米、鱼刺、骨碎之类一旦误入气管,后果就更加危险。

(三)修身健体、安享天年

在人们惯性思维里,"老夫子"都是四体不勤、五谷不分、肩不能挑、手不能提的文弱书生,而孔夫子是个例外,据《史记·孔子世家》记载:"孔子长九尺有六寸,人皆谓之'长人'而异之。"折合现在的计量标准,孔子身高应该在1.80米以上,是个身材魁梧的山东汉子。他却能存"三畏"(畏天命、畏大人、畏圣人言),坚守"三戒"(少时戒色、壮时戒斗、老时戒得),通过体育锻炼增强体魄,在逆境中得享古稀之龄。

孔子学说以仁为中心,《黄帝内经》吸收了孔子儒家的仁爱思想,奠定了中医为仁术的典范;医者仁心,中医人也以"仁者爱人"的慈爱胸怀悬壶济世;孔子是仁寿的典范,内经长寿智慧的先行者,历代名老中医也是仁寿的忠实践行者,身体力行,在施展"仁术"的过程中,实现"仁者寿"的长寿梦。

一、什么是健康素养

健康素养是指人们具有获取、理解和处理基本的健康信息和服务,并运用这些信息和服务做出正确判断和决定,维持和促进健康的能力。提升健康素养是增进全民健康的前提,是全面提升中华民族健康素质、实现人民健康与经济社会协调发展的国家战略。

人民健康是国家富强和民族昌盛的重要标志。提高全民健康素养水平是中共中央、国务院《"健康中国 2030" 规划纲要》和《国务院关于实施健康中国行动的意见》的重要内容;是实现中国梦、构建和谐社会、促进社会幸福和健康发展的基本保证;是社会文明与进步的重要标志。

为提高全民健康水平,指导人们享有科学健康的生活,我国大力开展健康素养促进行动,国家卫生健康部门先后发布了《中国公民健康素养——基本知识与技能》《母婴健康素养—基本知识与技能(试行)》《中国公民中医养生保健素养》。这三大健康素养界定了现阶段我国公民健康素养的基本内容,对普及健康生活方式应具备的基本知识和技能进行了规范,有利于全民健康生活方式的普及,有利于全民健康素养水平的提升。

二、中国公民健康素养——基本知识与技能(2015 年)

(一) 基本知识和理念

1. 健康不仅仅是没有疾病或虚弱,而是身体、心理和社会适应的完好状态。

2. 每个人都有维护自身和他人健康的责任,健康的生活方式能够维护和促进自身健康。

3. 环境与健康息息相关,保护环境,促进健康。

4. 无偿献血,助人利己。

5. 每个人都应当关爱、帮助、不歧视病残人员。

6. 定期进行健康体检。

7. 成年人的正常血压为收缩压 ≥90mmHg 且 <140mmHg，舒张压 ≥60mmHg 且 <90mmHg；腋下体温 36~37℃；平静呼吸 16~20 次 / 分；心率 60~100 次 / 分。

8. 接种疫苗是预防一些传染病最有效、最经济的措施，儿童出生后应当按照免疫程序接种疫苗。

9. 在流感流行季节前接种流感疫苗可减少患流感的机会或减轻患流感后的症状。

10. 艾滋病、乙肝和丙肝通过血液、性接触和母婴 3 种途径传播，日常生活和工作接触不会传播。

11. 肺结核主要通过病人咳嗽、打喷嚏、大声说话等产生的飞沫传播；出现咳嗽、咳痰 2 周以上，或痰中带血，应当及时检查是否得了肺结核。

12. 坚持规范治疗，大部分肺结核患者能够治愈，并能有效预防耐药结核的产生。

13. 在血吸虫病流行区，应当尽量避免接触疫水；接触疫水后，应当及时进行检查或接受预防性治疗。

14. 家养犬、猫应当接种兽用狂犬病疫苗；人被犬、猫抓伤、咬伤后，应当立即冲洗伤口，并尽快注射抗狂犬病免疫球蛋白（或血清）和人用狂犬病疫苗。

15. 蚊子、苍蝇、老鼠、蟑螂等会传播疾病。

16. 发现病死禽畜要报告，不加工、不食用病死禽畜，不食用野生动物。

17. 关注血压变化，控制高血压危险因素，高血压患者要学会自我健康管理。

18. 关注血糖变化，控制糖尿病危险因素，糖尿病患者应当加强自我健康管理。

19. 积极参加癌症筛查，及早发现癌症和癌前病变。

20. 每个人都可能出现抑郁和焦虑情绪，正确认识抑郁症和焦虑症。

21. 关爱老年人，预防老年人跌倒，识别老年期痴呆。

22. 选择安全、高效的避孕措施，减少人工流产，关爱妇女生殖健康。

23. 保健食品不是药品，正确选用保健食品。

24. 劳动者要了解工作岗位和工作环境中存在的危害因素，遵守操作规程，注意个人防护，避免职业伤害。

25. 从事有毒有害工种的劳动者享有职业保护的权利。

（二）健康生活方式与行为

26. 健康生活方式主要包括合理膳食、适量运动、戒烟限酒、心理平衡四个方面。

27. 保持正常体重,避免超重与肥胖。

28. 膳食应当以谷类为主,多吃蔬菜、水果和薯类,注意荤素、粗细搭配。

29. 提倡每天食用奶类、豆类及其制品。

30. 膳食要清淡,要少油、少盐、少糖,食用合格碘盐。

31. 讲究饮水卫生,每天适量饮水。

32. 生、熟食品要分开存放和加工,生吃蔬菜水果要洗净,不吃变质、超过保质期的食品。

33. 成年人每日应当进行 6~10 千步当量的身体活动,动则有益,贵在坚持。

34. 吸烟和二手烟暴露会导致癌症、心血管疾病、呼吸系统疾病等多种疾病。

35. "低焦油卷烟""中草药卷烟"不能降低吸烟带来的危害。

36. 任何年龄戒烟均可获益,戒烟越早越好,戒烟门诊可提供专业戒烟服务。

37. 少饮酒,不酗酒。

38. 遵医嘱使用镇静催眠药和镇痛药等成瘾性药物,预防药物依赖。

39. 拒绝毒品。

40. 劳逸结合,每天保证 7~8 小时睡眠。

41. 重视和维护心理健康,遇到心理问题时应当主动寻求帮助。

42. 勤洗手、常洗澡、早晚刷牙、饭后漱口,不共用毛巾和洗漱用品。

43. 根据天气变化和空气质量,适时开窗通风,保持室内空气流通。

44. 不在公共场所吸烟、吐痰,咳嗽、打喷嚏时遮掩口鼻。

45. 农村使用卫生厕所,管理好人畜粪便。

46. 科学就医,及时就诊,遵医嘱治疗,理性对待诊疗结果。

47. 合理用药,能口服不肌注,能肌注不输液,在医生指导下使用抗生素。

48. 戴头盔、系安全带,不超速、不酒驾、不疲劳驾驶,减少道路交通伤害。

49. 加强看护和教育,避免儿童接近危险水域,预防溺水。

50. 冬季取暖注意通风,谨防煤气中毒。

51. 主动接受婚前和孕前保健,孕期应当至少接受 5 次产前检查并住院分娩。

52. 孩子出生后应当尽早开始母乳喂养,满 6 个月时合理添加辅食。

53. 通过亲子交流、玩耍促进儿童早期发展,发现心理行为发育问题要尽早干预。

54. 青少年处于身心发展的关键时期,要培养健康的行为生活方式,预防近视、超重与肥胖,避免网络成瘾和过早性行为。

（三）基本技能

55．关注健康信息，能够获取、理解、甄别、应用健康信息。

56．能看懂食品、药品、保健品的标签和说明书。

57．会识别常见的危险标识，如高压、易燃、易爆、剧毒、放射性、生物安全等，远离危险物。

58．会测量脉搏和腋下体温。

59．会正确使用安全套，减少感染艾滋病、性病的危险，防止意外怀孕。

60．妥善存放和正确使用农药等有毒物品，谨防儿童接触。

61．寻求紧急医疗救助时拨打 120，寻求健康咨询服务时拨打 12320。

62．发生创伤出血量较多时，应当立即止血、包扎；对怀疑骨折的伤员不要轻易搬动。

63．遇到呼吸、心跳骤停的伤病员，会进行心肺复苏。

64．抢救触电者时，要首先切断电源，不要直接接触触电者。

65．发生火灾时，用湿毛巾捂住口鼻、低姿逃生；拨打火警电话 119。

66．发生地震时，选择正确避震方式，震后立即开展自救互救。

三、中国公民中医养生保健素养（2014 年）

（一）基本理念和知识

1．中医养生保健，是指在中医理论指导下，通过各种方法达到增强体质、预防疾病、延年益寿目的的保健活动。

2．中医养生的理念是顺应自然、阴阳平衡、因人而异。

3．情志、饮食、起居、运动是中医养生的四大基石。

4．中医养生保健强调全面保养、调理，从青少年做起，持之以恒。

5．中医治未病思想涵盖健康与疾病的全程，主要包括三个阶段：一是"未病先防"，预防疾病的发生；二是"既病防变"，防止疾病的发展；三是"瘥后防复"，防止疾病的复发。

6．中药保健是利用中药天然的偏性调理人体气血阴阳的盛衰。服用中药应注意年龄、体质、季节的差异。

7．药食同源。常用药食两用的中药有：蜂蜜、山药、莲子、大枣、龙眼肉、枸杞子、核桃仁、茯苓、生姜、菊花、绿豆、芝麻、大蒜、花椒、山楂等。

8．中医保健五大要穴是膻中、三阴交、足三里、涌泉、关元。

9．自我穴位按压的基本方法有：点压、按揉、掐按、拿捏、搓擦、叩击、捶打。

10．刮痧可以活血、舒筋、通络、解郁、散邪。

11．拔罐可以散寒湿、除瘀滞、止肿痛、祛毒热。

12. 艾灸可以行气活血、温通经络。

13. 煎服中药避免使用铝、铁质煎煮容器。

（二）健康生活方式与行为

14. 保持心态平和，适应社会状态，积极乐观地生活与工作。

15. 起居有常，顺应自然界晨昏昼夜和春夏秋冬的变化规律，并持之以恒。

16. 四季起居要点：春季、夏季宜晚睡早起，秋季宜早睡早起，冬季宜早睡晚起。

17. 饮食要注意谷类、蔬菜、水果、禽肉等营养要素的均衡搭配，不要偏食偏嗜。

18. 饮食宜细嚼慢咽，勿暴饮暴食，用餐时应专心，并保持心情愉快。

19. 早餐要好，午餐要饱，晚餐要少。

20. 饭前洗手，饭后漱口。

21. 妇女有月经期、妊娠期、哺乳期和更年期等生理周期，养生保健各有特点。

22. 不抽烟，慎饮酒，可减少相关疾病的发生。

23. 人老脚先老，足浴有较好的养生保健功效。

24. 节制房事，欲不可禁，亦不可纵。

25. 体质虚弱者可在冬季适当进补。

26. 小儿喂养不要过饱。

（三）常用养生保健内容

27. **情志养生**　通过控制和调节情绪以达到身心安宁、情绪愉快的养生方法。

28. **饮食养生**　根据个人体质类型，通过改变饮食方式，选择合适的食物，从而获得健康的养生方法。

29. **运动养生**　通过练习中医传统保健项目的方式来维护健康、增强体质、延长寿命、延缓衰老的养生方法，常见的养生保健项目有太极拳、八段锦、五禽戏、六字诀等。

30. **时令养生**　按照春夏秋冬四时节令的变化，采用相应的养生方法。

31. **经穴养生**　根据中医经络理论，按照中医经络和腧穴的功效主治，采取针、灸、推拿、按摩、运动等方式，达到疏通经络、调和阴阳的养生方法。

32. **体质养生**　根据不同体质的特征制定适合自己的日常养生方法，常见的体质类型有平和质、阳虚质、阴虚质、气虚质、痰湿质、湿热质、血瘀质、气郁质、特禀质九种。

（四）常用养生保健简易方法

33. 叩齿法　每天清晨睡醒之时,把牙齿上下叩合,先叩臼齿 30 次,再叩前齿 30 次。有助于牙齿坚固。

34. 闭口调息法　经常闭口调整呼吸,保持呼吸的均匀、和缓。

35. 咽津法　每日清晨,用舌头抵住上颚,或用舌尖舔动上颚,等唾液满口时,分数次咽下。有助于消化。

36. 搓面法　每天清晨,搓热双手,以中指沿鼻部两侧自下而上,到额部两手向两侧分开,经颊而下,可反复 10 余次,至面部轻轻发热为度。可以使面部红润光泽,消除疲劳。

37. 梳发　用双手十指插入发间,用手指梳头,从前到后按搓头部,每次梳头 50—100 次。有助于疏通气血,清醒头脑。

38. 运目法　将眼球自左至右转动 10 余次,再自右至左转动 10 余次,然后闭目休息片刻,每日可做 4~5 次。可以清肝明目。

39. 凝耳法　两手掩耳,低头、仰头 5~7 次。可使头脑清净,驱除杂念。

40. 提气法　在吸气时,稍用力提肛门连同会阴上升,稍后,在缓缓呼气放下,每日可做 5~7 次。有利于气的运行。

41. 摩腹法　每次饭后,用掌心在以肚脐为中心的腹部顺时针方向按摩 30 次左右。可帮助消化,消除腹胀。

42. 足心按摩法　每日临睡前,以拇指按摩足心,顺时针方向按摩 100 次。有强腰固肾的作用。

四、母婴健康素养（2012 年）

（一）基本知识和理念

1. 促进母亲和婴儿健康,提高出生人口素质,是每一位公民的社会责任。

2. 准备结婚的男女双方应当到医疗保健机构接受婚前保健服务。

3. 怀孕和分娩是人类繁衍的生理过程,应当做到有计划、有准备。准备生育的夫妇,应当到医疗保健机构接受孕前保健服务。

4. 吸烟与被动吸烟会导致流产、死胎、早产、低出生体重。

5. 准备怀孕的妇女和孕妇,应当避免接触生活及职业环境中的有毒有害物质,避免密切接触宠物。

6. 孕前 3 个月至孕早期 3 个月补服叶酸可预防胎儿神经管缺陷。

7. 产前检查内容主要包括测量血压、体重、宫高、胎位、胎心率,血、尿化验和 B 超检查等。

8. 首次产前检查应当做乙肝、梅毒和艾滋病检查。

9. 产前诊断可发现胎儿某些先天性缺陷和遗传性疾病。35 岁以上的孕

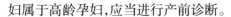

妇属于高龄孕妇,应当进行产前诊断。

10. 孕妇正常血压为收缩压低于 140mmHg,舒张压低于 90mmHg。

11. 孕妇血红蛋白应当不低于 110g/L。

12. 怀孕期间,如果出现高热、头晕、头痛、呕吐、视物不清、阴道出血、腹痛、胎膜破裂(破水)、胎动异常等情况,应当立即去医疗保健机构就诊。

13. 怀孕 24~28 周,建议做妊娠期糖尿病筛查。

14. 足月产是指怀孕 37~42 周之间分娩。

15. 自然分娩是对母婴损伤最小、最理想的分娩方式。

16. 临产的征兆为:出现规律、伴有疼痛且逐渐增强的子宫收缩,每次持续 30 秒或以上,间隔 5~6 分钟。

17. 在孕产期各阶段,孕产妇都可能出现不同程度的心理变化,放松心情有助于预防孕期和产后抑郁。

18. 母乳是婴儿最理想的天然食物,提倡纯母乳喂养 6 个月。1 岁以下婴儿不宜食用鲜奶。

19. 正常足月新生儿的出生体重在 2 500~4 000 克之间,超过 4 000 克为巨大儿,不足 2 500 克为低出生体重儿。

20. 新生儿出生后应当进行新生儿疾病筛查。

21. 新生儿可出现生理性体重下降,一般不超过出生体重的 10%,出生后 7—10 天恢复至出生体重。

22. 新生儿生理性黄疸一般在出生后 2~3 天出现,第 7~10 天开始逐渐消退。

23. 新生儿脐带脱落的时间一般在出生后 1~2 周。

24. 新生儿满月时,体重至少应当比出生时增加 600 克。

25. 应当保证新生儿睡眠充足,一天睡眠时间一般为 16~20 小时。

26. 婴儿从出生开始,应当在医生指导下每天补充维生素 D 400~800 国际单位。正常足月新生儿出生后 6 个月内一般不用补充钙剂。

27. 父母或看护人应当经常与婴儿交流,及时满足婴儿的各种需要。

28. 婴儿乳牙一般在出生后 4~10 个月之间萌出。

29. 婴儿出生后要按照免疫规划程序进行预防接种。

30. 婴幼儿的前囟一般在出生后 12~18 个月闭合。

(二)健康生活方式和行为

31. 孕妇应当坚持早晚刷牙、餐后漱口。

32. 孕妇应当禁烟禁酒,最好不穿高跟鞋、不染发、少化妆,服装以舒适为宜。

33. 孕妇每天应当进行 30 分钟以上的适宜运动。

34. 孕妇应当至少接受 5 次产前检查并住院分娩。首次产前检查应当在怀孕 12 周以前。

35. 孕妇应当保证合理膳食,均衡营养,在医生指导下适量补充铁、钙等营养素。

36. 孕中期钙的适宜摄入量为每天 1 000 毫克,孕晚期及哺乳期均为每天 1 200 毫克。

37. 孕妇应当维持体重的适宜增长。孕前体重正常的孕妇,孕期增重值为 12 千克左右。

38. 产妇在哺乳期应当适量增加鱼、禽、蛋、肉及新鲜蔬菜和水果的摄入。

39. 产妇应当养成良好的个人卫生习惯,提倡开窗通风、刷牙、洗澡等。

40. 应当在新生儿出生后 1 小时内开始喂奶,早接触、早吸吮、早开奶,按需哺乳。

41. 从出生后 6 个月开始,需要逐渐给婴儿补充富含铁的泥糊状食物。

42. 婴儿添加辅食后可继续母乳喂养至 2 岁或 2 岁以上。

43. 产后 42 天左右,母亲和婴儿均应当接受一次健康检查。

44. 婴儿在 3、6、8、12 月龄时,应当接受健康检查。

45. 有不满 1 周岁婴儿的女职工,在每班劳动时间内可以享受两次哺乳(含人工喂养)时间,每次 30 分钟。

(三) 基本技能

46. 记住末次月经,学会计算预产期。

47. 孕妇一般在怀孕 18~20 周开始自觉胎动,在孕晚期应当学会胎动计数的方法。

48. 孕产妇患病应当及时就诊,在医生指导下服用药物。需要紧急医疗救助时,拨打 120 急救电话。

49. 哺乳期妇女应当采取有效的避孕措施。

50. 给婴儿添加的非乳类食物应当多样化,注意少糖、无盐、不加调味品。

51. 婴儿的咀嚼能力应当从出生后 7~8 个月开始锻炼,10~12 个月可以培养婴儿自己用勺进食。

52. 婴儿体温超过 38.5℃,需要在医生指导下采取适当的降温措施。

53. 婴儿发生腹泻,不需要禁食,可以继续母乳喂养,及时补充液体,避免发生脱水。

54. 数呼吸次数可早期识别肺炎。在安静状态下,出生后 2 天至 2 个月的婴儿呼吸次数不超过 60 次 / 分,2~12 个月不超过 50 次 / 分。

55. 避免婴儿发生摔伤、烧烫伤、窒息、中毒、触电、溺水等意外伤害。